AF844409

Edinger

Therapie-Tools
Selbstverletzendes Verhalten

E-Book inside auf psychotherapie.tools

Mit dem untenstehenden Download-Code erhalten Sie dieses Buch als E-Book im PDF-Format. Hierfür ist eine Registrierung auf www.psychotherapie.tools notwendig:

1. www.psychotherapie.tools/e-book-inside öffnen.
2. Code eingeben.
3. Auf »Freischalt-Code einlösen« klicken. Der Code ist einmal gültig.
4. Im Warenkorb auf »Zur Kasse« klicken und Vorgang nach Login abschließen.

Das E-Book steht Ihnen in Ihrem Kundenkonto unter »Mein Material« zur Verfügung. Es ist ausschließlich für den persönlichen Gebrauch einer einzelnen Person bestimmt.

Für Institutionen und Teams bieten wir gestaffelte Mehrplatz-Lizenzen an, die sich an der Zahl Ihrer Nutzer:innen orientieren. Kontaktieren Sie uns unter vertrieb-psychotherapie.tools@beltz.de und sichern Sie sich Ihre Mehrplatz-Lizenz!

DZKLZFP9T5

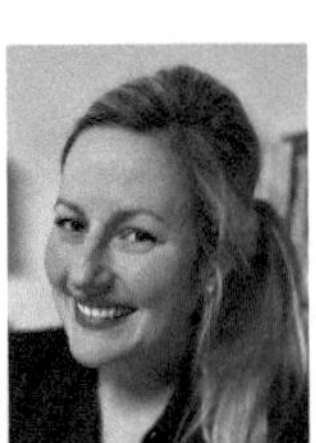

© privat

Dr. Alexandra Edinger, M.Sc., ist Anleitende Psychotherapeutin an der Heidelberger Akademie für Psychotherapie. Sie ist Psychologische Psychotherapeutin für Kinder, Jugendliche und Erwachsene und DBT-A-Therapeutin.

Alexandra Edinger

Therapie-Tools Selbstverletzendes Verhalten

Mit E-Book inside und Arbeitsmaterial

BELTZ

Dr. Alexandra Edinger
SRH Hochschule Heidelberg
Heidelberger Akademie für Psychotherapie
Maaßstr. 32/1
69123 Heidelberg
E-Mail: alexandra.edinger@srh.de

MIX
Papier | Fördert gute Waldnutzung
FSC® C089473
FSC www.fsc.org

Dieses Buch ist erhältlich als:
ISBN 978-3-621-29140-8 Print
ISBN 978-3-621-29141-5 E-Book (PDF)

1. Auflage 2025

Beltz Verlagsgruppe GmbH & Co. KG
Werderstraße 10, 69469 Weinheim
service@beltz.de

Lektorat: Karin Ohms
Illustrationen: Sylvain Mérot, Frankfurt
Umschlagbild: Lina-Marie Oberdorfer
Herstellung: Myriam Frericks
Satz: WMTP Wendt-Media Text-Processing GmbH, Birkenau
Druck und Bindung: Beltz Grafische Betriebe, Bad Langensalza
Beltz Grafische Betriebe ist ein Unternehmen mit finanziellem Klimabeitrag (ID 15985-2104-1001).
Printed in Germany

Weitere Informationen zu unseren Autor:innen und Titeln finden Sie unter: www.beltz.de

Inhalt

Verzeichnis der Arbeits- und Informationsblätter 6

Vorwort 9

Einführung 10

1 Störungsbild und Psychoedukation 12

2 Anamnese und Diagnostik 32

3 Therapeutische Haltung und Commitmentarbeit 47

4 Achtsamkeit und Stresstoleranz 60

5 Emotionsregulation 93

6 Aufbau funktionaler Verhaltensweisen 152

7 Umgang mit Suizidalität 169

8 Rückfallprophylaxe 185

9 Eltern- bzw. Angehörigenarbeit 196

10 Psychohygiene und Selbstfürsorge für Therapeut:innen 234

Literatur 249

Verzeichnis der Arbeits- und Informationsblätter

1 Störungsbild und Psychoedukation 12

INFO 1 Was ist selbstverletzendes Verhalten? 15
INFO 2 Ätiologiemodell des selbstverletzenden Verhaltens nach Nock (2009) 16
INFO 3 Funktionen selbstverletzenden Verhaltens 17
INFO 4 Warum selbstverletzendes Verhalten? 21
AB 1 Betroffene berichten 22
AB 2 Meine Gründe für selbstverletzendes Verhalten 26
INFO 5 Kognitive Verhaltenstherapie 27
AB 3 Entstehung meines selbstverletzenden Verhaltens 28
AB 4 Mein Weg 31

2 Anamnese und Diagnostik 32

INFO 6 Therapeutische Haltung 35
INFO 7 Diagnostikinstrumente zur Erfassung selbstverletzenden Verhaltens 36
AB 5 Anamnesebogen 39
AB 6 An welchen Stellen verletze ich mich selbst? 42
AB 7 Verhaltensanalyse 43
AB 8 Meine Beziehungen 46

3 Therapeutische Haltung und Commitmentarbeit 47

AB 9 Eigene Haltung 49
INFO 8 Grundannahmen 51
INFO 9 Validierungsstrategien 53
INFO 10 Commitmentstrategien 54
AB 10 Problem- und Zielanalyse 56
INFO 11 Hinweise zur Therapiezielformulierung nach der SMART-Methode 57
AB 11 Pro-und Kontra-Liste Selbstverletzendes Verhalten 58

4 Achtsamkeit und Stresstoleranz 60

INFO 12 Was ist Achtsamkeit? 63
INFO 13 Achtsamkeitsstrategien 64
AB 12 Achtsamkeitsstrategien – Übungen 65
INFO 14 Hochstress 66
INFO 15 Anspannungsbereiche 67
AB 13 Anspannung erkennen und einschätzen 68
AB 14 Meine ganz persönliche Anspannung 70
AB 15 Anspannungsbogen für einen Tag 73
INFO 16 Was sind Skills? 74
AB 16 Stresstoleranz – kurzfristig wirksame Skills 75
AB 17 Stresstoleranz – langfristig wirksame Skills 82
INFO 17 Anspannungsbereiche und Handlungsstrategien 87
AB 18 Skills richtig anwenden 88
AB 19 Meine Strategien – Skillskette 90

AB 20	Mein Notfallkoffer	91
AB 21	Diary Card	92

5 Emotionsregulation 93

INFO 18	Warum sind Gefühle wichtig?	97
INFO 19	Woher kommen Gefühle?	98
INFO 20	Was beeinflusst unsere Gefühle? Grundannahmen & Co.	100
INFO 21	Automatische Gedanken	101
AB 22	Denkfallen	102
AB 23	Meine Grundannahmen	105
AB 24	Gefühlsliste	107
AB 25	Haus der Gefühle	110
AB 26	Welche Gefühle vermeide ich?	111
AB 27	Teufelskreis der Vermeidung von Gefühlen	113
AB 28	Wozu »schlechte« Gefühle?	116
INFO 22	Scham	118
INFO 23	Schuld	121
AB 29	Gedanken, Gefühle, Verhalten	124
INFO 24	Primär- und Sekundäremotionen	127
INFO 25	Folgegefühle – was ist das?	128
AB 30	Folgegefühle	129
INFO 26	Strategien der Emotionsregulation	131
AB 31	Wie gehe ich mit meinen Gefühlen um?	133
INFO 27	Einen guten Umgang mit Gefühlen finden	134
AB 32	Problematische automatische Gedanken hinterfragen	136
AB 33	Held des Alltags	139
AB 34	Grundannahmen verändern	140
AB 35	Verhalten verändern	142
INFO 28	Emotionstoleranz	145
AB 36	Emotionsexposition	146
AB 37	Was steckt hinter dem Gefühl?	150

6 Aufbau funktionaler Verhaltensweisen 152

AB 38	Angenehme Aktivitäten	154
AB 39	Meine angenehmen Aktivitäten	156
AB 40	Die Balance finden	157
AB 41	Verantwortung übernehmen	158
AB 42	Mein bester Freund bin ich	159
AB 43	Mich selbst im Blick haben	161
AB 44	Nein!	162
AB 45	Um Hilfe bitten	164
AB 46	Probleme lösen	166
AB 47	Sich selbst behaupten	168

7 Umgang mit Suizidalität 169

AB 48	Haltung zu Suizidalität	171
INFO 29	How to Suizidalität	173
AB 49	Leitfaden Exploration Suizidalität	175
AB 50	Notfallplan	178

AB 51	Non-Suizid-Vertrag	180
INFO 30	Non-Suizid-Entschluss	181
AB 52	Einen Non-Suizid-Entschluss fassen	182
AB 53	Metapher – Abgrenzung von Suizidalität	184

8 Rückfallprophylaxe 185

AB 54	Meine Erfolge	186
AB 55	Selbstverletzendes Verhalten in der Zukunft	188
AB 56	Wie gehe ich künftig mit einer Krise um?	189
AB 57	Künftige Krisen vermeiden	190
AB 58	Meine Ressourcen	192
AB 59	Über den Tellerrand blicken	195

9 Eltern- bzw. Angehörigenarbeit 196

INFO 31	Elterliche Gefühle in Bezug auf selbstverletzendes Verhalten	199
INFO 32	Was ist selbstverletzendes Verhalten und warum verletzt mein Kind sich selbst?	200
INFO 33	Ideen für eine hilfreiche Kommunikation	201
INFO 34	Dos und Don'ts für Eltern bzw. Angehörige	202
INFO 35	Was ist Kognitive Verhaltenstherapie?	203
AB 60	ABC-Modell	204
AB 61	Störungsmodell aus Elternsicht	205
AB 62	Meine Stärken als Elternteil	207
AB 63	Pro- und Kontra-Liste	208
AB 64	Verhaltensanalyse	209
AB 65	Meine Gefühle	212
AB 66	Positive Aspekte von Gefühlen	214
INFO 36	Primäre und sekundäre Gefühle	216
AB 67	Automatische negative Gedanken	217
AB 68	Gedanken, Gefühle und Verhalten	219
INFO 37	Denkfallen	221
AB 69	Gedanken herausfordern	222
AB 70	Positive Aktivitäten	224
INFO 38	Verstärkerprinzipien	225
AB 71	Probleme lösen	226
AB 72	Selbstbehauptung	228
INFO 39	Achtsamkeit	229
AB 73	In den geordneten Gemütszustand übergehen	230
INFO 40	Skills	231
AB 74	Notfallkoffer	233

10 Psychohygiene und Selbstfürsorge für Therapeut:innen 234

INFO 41	Typische Fallen in der Behandlung	236
AB 75	Frustrationen im therapeutischen Prozess	237
AB 76	Meine therapeutischen Stärken und Schwächen	240
INFO 42	Selbstfürsorge	243
AB 77	Meine Selbstfürsorge	244
AB 78	Protokoll Selbstfürsorge	247

Vorwort

Selbstverletzendes Verhalten – ein Begriff, der vieles auslösen kann. Trauer, Wut, Verzweiflung, Erleichterung, Überraschung, Ohnmacht, Hoffnungslosigkeit. Nur eines fast nie: Gleichgültigkeit.

Dass Sie dieses Buch in den Händen halten, zeigt, dass auch Ihnen das Thema nicht gleichgültig ist. Vielleicht haben Sie aus verschiedenen der oben genannten Gefühle hierzu gegriffen, vielleicht nur aus reinem Interesse. Egal wie der Fall bei Ihnen liegt, ich hoffe, dass Sie Antworten finden, Antworten auf Ihre Fragen, Antworten auf die Fragen Ihrer Patient:innen und im besten Falle eines: ein Quäntchen Mehr an Sicherheit im Umgang mit diesem oft aufwühlenden Thema.

Danken möchte ich dem Beltz Verlag sowie insbesondere Frau Dipl.-Psych. Karin Ohms, die das Manuskript seitens des Lektorats betreut hat. Auch ihnen war das Thema nicht gleichgültig.

Widmen möchte ich dieses Buch allen Betroffenen von selbstverletzendem Verhalten, egal ob selbst betroffen oder als Angehörige, Freund:innen, Bekannte.

Heidelberg, im Juli 2024 *Alexandra Edinger*

Einführung

Das vorliegende Buch bietet eine Übersicht über Ansätze zur Behandlung von selbstverletzendem Verhalten. Insbesondere im Jugend- und jungen Erwachsenenalter tritt dieses Phänomen häufig auf. Die Weltgesundheitsorganisation (WHO) zählt das Verhalten zu den Top-5-Gesundheitsrisiken.

2013 wurde das »Nichtsuizidale selbstverletzende Verhalten« als eigenständige diagnostische Entität in die 5. Auflage des Diagnostischen und Statistischen Manuals Psychischer Störungen (DSM-5, American Psychiatric Association, 2018) in die Sektion 3 für Störungen, die weiterer Forschung bedürfen, aufgenommen. Dennoch existieren diverse Begrifflichkeiten und Definitionen, weshalb der Begriff des »selbstverletzenden Verhaltens« weiterhin uneindeutig bleibt. Daher soll an dieser Stelle eine Definition gegeben werden, auf welche sich dieses Buch bezieht. Petermann und Nitkowski (2016) greifen das Konzept der nichtsuizidalen Selbstverletzung auf und definieren selbstverletzendes Verhalten wie folgt:

Definition

Selbstverletzendes Verhalten ist gleichbedeutend mit einer funktionell motivierten Verletzung oder Beschädigung des eigenen Körpers, die in direkter und offener Form geschieht, sozial nicht akzeptiert ist und nicht mit suizidalen Absichten einhergeht.

Trotz der klinischen Relevanz des selbstverletzenden Verhaltens, die sich unter anderem in einer hohen Assoziation zu diversen komorbiden Störungen (Brunner et al., 2014) sowie Suizidalität (Koenig et al., 2017) zeigt, besteht bis heute keine allgemeingültige Best Practice zur Behandlung des Phänomens (Ougrin et al., 2015). Klar ist, dass Psychotherapie das Mittel der Wahl bei der Behandlung des selbstverletzenden Verhaltens darstellt. Leitliniengerechte Empfehlungen für eine First-Line-Psychopharmakotherapie gibt es nicht (Plener et al., 2016). Im psychotherapeutischen Bereich existieren zwar wirksame, wissenschaftlich evaluierte Therapieansätze (Ougrin et al., 2015), dennoch gibt die Mehrheit der betroffenen Jugendlichen an, noch keine Behandlung erhalten zu haben (Ystgaard et al., 2009). Diese Diskrepanz illustriert, dass die reine Existenz wirksamer Therapieoptionen nicht die Zugänglichkeit, die Nutzung oder gar die gelungene Implementierung dieser gewährleistet (Grol et al., 2013).

Dialektisch-behaviorale Therapie (DBT). Eine der prominentesten Therapieformen in diesem Zusammenhang stellt sicherlich die Dialektisch-behaviorale Therapie (DBT) nach Linehan (Linehan, 1993, 1994) dar. Diese besteht aus Elementen der Verhaltenstherapie, der Kognitiven Therapie, der Gestalttherapie und des Zen-Buddhismus. In den 1990er-Jahren wurde die Dialektisch-behaviorale Therapie für Adoleszente (DBT-A) aufgrund fehlender spezifischer und evaluierter Behandlungsansätze für sich selbstverletzende und suizidale Jugendliche entwickelt (Rathus & Miller, 2002). Die DBT stellt den aktuell meist genutzten und am besten beforschten Therapieansatz dar, wenn es um die Behandlung von sich selbstverletzenden und suizidalen Patient:innen im Kontext einer emotional-instabilen Persönlichkeitsstörung vom Borderline-Typ geht. Die Wirksamkeit der DBT konnte in vielen Untersuchungen nachgewiesen werden (Bohus & Schmahl, 2006; O'Connell & Dowling, 2014). Darüber hinaus erwiesen sich Effekte, welche im Rahmen der DBT erzielt wurden, auch langfristig in Follow-up-Untersuchungen als stabil (Linehan et al., 2006; McMain et al., 2012). Auch für das Kindes- und Jugendalter liegen mittlerweile positive Wirksamkeitsnachweise in Bezug auf das selbstverletzende Verhalten vor (Buerger et al., 2019; McCauley et al., 2018; Mehlum et al., 2014). Diese erwiesen sich ebenfalls im Rahmen von Follow-up-Untersuchungen als langfristig stabil (Mehlum et al., 2016). Das Problem an solchen und ähnlich wirksamen Verfahren besteht jedoch darin, dass sie zwar helfen, dass selbstverletzende Verhalten zu reduzieren, allerdings nicht speziell für selbstverletzendes Verhalten, sondern für die Behandlung von Symptomen der Borderline-Persönlichkeitsstörung entwickelt wurden. Dementsprechend umfangreich gestalten sich die Therapien und fokussieren Themenbereiche, die weit über die reine Behandlung des selbstverletzenden Verhaltens hinausgehen.

Cutting Down Programm. Um diesem Umstand zu begegnen, wurde eine Kurzzeittherapie über zwölf Sitzungen speziell für selbstverletzendes Verhalten bei Jugendlichen entwickelt und untersucht, das sogenannte *Cutting Down Programm* (Taylor et al., 2011, 2015). Das auf Elementen der Kognitiven Verhaltenstherapie basierende Programm erwies sich in der Reduktion des selbstverletzenden Verhaltens kurz- sowie langfristig als wirksam (Kaess et al., 2019; Rockstroh et al., 2023).

Eine weitere große Hürde hinsichtlich der Behandlung selbstverletzenden Verhaltens besteht sicherlich in zwei Aspekten. Einerseits ist das Hilfesuchverhalten auf Betroffenenseite eher gering ausgeprägt, da die Offenbarung des Verhaltens immer noch mit einem hohen Stigmatisierungsgrad assoziiert ist (Doyle et al., 2015; Pumpa & Martin, 2015). Andererseits weist auch medizinisches Personal Vorbehalte gegenüber sich selbstverletzenden Betroffenen auf (Craven, 2016).

Das vorliegende Buch möchte daher aufseiten der Behandler:innen eine gewisse Sicherheit im Umgang mit Betroffenen vermitteln sowie konkrete Interventionen zur effektiven Behandlung des Verhaltens zur Verfügung stellen. Die Materialien beziehen deshalb auch alle an der Behandlung Beteiligten gleichermaßen mit ein. In erster Linie werden natürlich die Patient:innen selbst angesprochen. Daneben aber auch Angehörige und nicht zuletzt Therapeut:innen. Somit stehen Interventionen für alle drei Personengruppen zur Verfügung, um das selbstverletzende Verhalten möglichst umfassend und nachhaltig zu behandeln und Therapeut:innen hierin bestmöglich zu unterstützen.

Aufbau des Buches

Gestaltung und Einsatz der Arbeitsmaterialien. Die vorliegende Materialsammlung bezieht sich so konkret wie möglich auf die Behandlung des selbstverletzenden Verhaltens und stellt wirksame Elemente aus verschiedenen Therapieansätzen zusammen. Aufgrund des transdiagnostischen Charakters des selbstverletzenden Verhaltens können die Materialien jedoch auch darüber hinaus, wo passend, zum Einsatz kommen.

Weiterhin ist das Buch nicht dazu gedacht, komplett von vorne bis hinten im Sinne eines Therapiemanuals durchgearbeitet zu werden. Vielmehr geht es um den punktuellen Einsatz ausgewählter Materialien, um Patient:innen im Therapieverlauf optimal zu unterstützen. Daher werden für den adäquaten Einsatz der Materialien aufseiten der Anwender:innen theoretische sowie praktische Kenntnisse vorausgesetzt. Zwar werden die Materialien immer in einen Kontext gebettet und eingeordnet, jedoch kann in diesem Rahmen kein ausführliches theoretisches Hintergrundwissen vermittelt werden. Zur vertieften Literatur empfiehlt sich daher die Lektüre von Kaess und Edinger (2019).

Zur schnellen Übersicht befinden sich auf allen Arbeitsblättern Icons, anhand welcher die Zielgruppe sofort identifiziert werden kann. Dabei werden Ihnen die folgenden Zeichen begegnen:

T **Therapeut:in:** Dieses Icon kennzeichnet Arbeitsmaterialien, die ausschließlich für Therapeut:innen gedacht sind.

P **Patient:in:** Dieses Icon kennzeichnet Arbeitsmaterialien, die für Patient:innen gedacht sind.

E **Eltern:** Dieses Icon kennzeichnet Arbeitsmaterialien, die für Eltern oder Angehörige von Patient:innen gedacht sind.

Weitere Hinweise. Beim Lesen des Buches sollen sich alle Geschlechter gleichermaßen angesprochen fühlen. Daher wird die gegenderte Form verwendet. Um die Lesbarkeit jedoch nicht zu sehr zu beeinträchtigen, wird, wo möglich, versucht, geschlechtsspezifische Formulierungen zu vermeiden.

1 Störungsbild und Psychoedukation

Selbstverletzendes Verhalten tritt vor dem Hintergrund diverser psychischer Störungen auf. Dieser transdiagnostische Charakter führt dazu, dass das Verhalten Praktiker:innen häufig, zum Teil in ganz unterschiedlichen Gewändern, begegnet. Darüber hinaus kann das selbstverletzende Verhalten auch ohne weitere Diagnose bestehen. Mit einer Prävalenz von ca. 18 % bis 22 % in der Allgemeinbevölkerung weltweit stellt das selbstverletzende Verhalten ein verbreitetes Phänomen dar (Swannell et al., 2014; Lim et al., 2019; Ose et al., 2021). Dennoch kann das Verhalten nicht im Rahmen einer eigenständigen Diagnose codiert werden. In der ICD-10 (International Statistical Classification of Diseases and Related Health Problems) konnte es bisher unter dem Schlüssel X84.9 (Absichtliche Selbstbeschädigung) zusätzlich zu einer weiteren F-Diagnose vergeben werden. Darüber hinaus sind selbstverletzende Verhaltensweisen als Symptom der emotional-instabilen Persönlichkeitsstörung vom Borderline-Typ unter dem Schlüssel F60.31 verortet. Lediglich im *Diagnostischen und Statistischen Manual Psychischer Störungen* (DSM-5, American Psychiatric Association, 2018) wurde das »Nichtsuizidale selbstverletzende Verhalten« (NSSV) als Forschungsdiagnose aufgenommen und beinhaltet die folgenden Kriterien:

Diagnosekriterien der Nichtsuizidalen Selbstverletzung

Vorgeschlagene DSM-5 Kriterien für die Diagnose »Nichtsuizidale Selbstverletzungen«:

(A) Absichtliche Selbstverletzungen an Körpergewebe an fünf oder mehr Tagen im vergangenen Jahr (z. B. durch Schneiden oder Verbrennen). Es besteht hierbei keine suizidale Absicht.

(B) Das selbstverletzende Verhalten wird ausgeführt, um:
   (1) eine Entlastung von negativ empfundenen Gefühlen oder Kognitionen zu erreichen
   (2) Probleme im zwischenmenschlichen Bereich zu lösen
   (3) positive Gefühle herbeizuführen

   Die Entlastung wird während oder kurz nach dem selbstverletzenden Verhalten erlebt. Das Verhaltensmuster kann dabei einen Abhängigkeitscharakter in Bezug auf wiederholte Selbstverletzungen aufweisen.

(C) Mindestens eines der folgenden Merkmale tritt im Zusammenhang mit dem selbstverletzenden Verhalten auf:
   (1) Probleme im zwischenmenschlichen Bereich, negativ empfundene Gefühle oder Gedanken (z. B. Ängste, Wut, Anspannung, depressive Zustände, Leid oder Selbstkritik) direkt vor dem selbstverletzenden Verhalten
   (2) unmittelbar vor der Ausführung des Verhaltens gedankliche Verhaftung mit dem selbstverletzenden Verhalten, die nur schwer kontrolliert werden kann
   (3) häufiges Nachdenken über selbstverletzendes Verhalten, das nicht unbedingt zu tatsächlichem selbstverletzendem Verhalten führt

(D) Das Verhalten ist sozial nicht akzeptiert (z. B. Tätowierungen, Piercings oder religiöse bzw. kulturelle Rituale). Das Verhalten umfasst nicht ausschließlich das Aufkratzen von Wundschorf oder Nägelkauen.

(E) Das selbstverletzende Verhalten führt zu klinisch bedeutsamem Leiden bzw. deutlichen Einschränkungen in relevanten Lebensbereichen (z. B. soziales Umfeld, Ausbildungskontext etc.).

(F) Das selbstverletzende Verhalten kann nicht besser durch das Auftreten einer anderen psychischen oder medizinischen Störung (Psychose, Delir, Substanzintoxikation, Autismus-Spektrum-Störungen, intellektuelle Beeinträchtigungen etc.) erklärt werden.

In der ICD-11 werden Selbstverletzungen in nichtsuizidaler Absicht unter dem Schlüssel MB23.E verortet und zu Selbstverletzungen in suizidaler Absicht (MB23.R) klar abgegrenzt.

Alter. Der Beginn des selbstverletzenden Verhaltens liegt meist zwischen dem 12. und 14. Lebensjahr (Lloyd-Richardson et al., 2007). Zwischen dem 15. und 30. Lebensjahr kann eine abnehmende Häufigkeit beobachtet werden (Moran et al., 2012). Wichtig zu erwähnen hierbei ist, dass sich die Problematik des selbstverletzenden Verhaltens mit der Zeit nicht von selbst löst, wie die Daten es vielleicht suggerieren. Vielmehr kann es mit zunehmendem Alter zu einem Symptom-Shift kommen, da der Zugang zu anderen dysfunktionalen Emotionsregulationsstrategien, wie Alkohol oder Drogen, erleichtert wird. Daher sollte in der Behandlung Betroffener bei einer scheinbaren Spontanremission unbedingt auf diesen Umstand geachtet werden. Jüngere Studien deuten außerdem darauf hin, dass ein zweiter Peak im Alter zwischen 20 und 24 Jahren zu beobachten ist (Gandhi et al., 2018).

Aufgrund dessen wurden die Materialien so gestaltet, dass sie sowohl Jugendliche als auch junge Erwachsene ansprechen.

Arbeits- und Informationsmaterial

INFO 1 Was ist selbstverletzendes Verhalten?
Die für Patient:innen aufbereiteten Informationen dienen dem niederschwelligen Einstieg in die Thematik sowie der Psychoedukation. Fragen Sie Ihre Patient:innen ruhig vorab, was sie bereits zu selbstverletzendem Verhalten wissen, und knüpfen Sie hieran an. Es ist wichtig, die Patient:innen bei diesem sensiblen Thema dort abzuholen, wo sie stehen, und eine dozierende Haltung zu vermeiden.

INFO 2 Ätiologiemodell des selbstverletzenden Verhaltens nach Nock (2009)
Das Informationsblatt gibt Therapeut:innen einen Überblick zu ätiologischen Faktoren des selbstverletzenden Verhaltens und sensibilisiert für individuelle Risikofaktoren bei Patient:innen (nach Nock, 2009).

INFO 3 Funktionen selbstverletzenden Verhaltens
Dieses Informationsblatt fasst die Funktionen selbstverletzenden Verhaltens für Therapeut:innen zusammen und gibt einen ausführlichen theoretischen Hintergrund (nach Klonsky, 2007; nach Nock, 2004). Die genannten wissenschaftlichen Befunde werden anschließend in ein Fazit für die Praxis übersetzt. Es ist von großer Bedeutung, dass sich Therapeut:innen der Hintergründe des selbstverletzenden Verhaltens bewusst sind, um einerseits adäquate Behandlungsmethoden ableiten und andererseits eigene mögliche Vorbehalte gegenüber Betroffenen abbauen zu können.

INFO 4 Warum selbstverletzendes Verhalten?
Dieses Informationsblatt für Patient:innen führt die häufigsten Gründe für selbstverletzendes Verhalten auf. Dabei wurde auf eine patientengerechte Aufbereitung der Funktionen selbstverletzenden Verhaltens geachtet.

AB 1 Betroffene berichten
Diese fingierten Fallvignetten enthalten Berichte von Jugendlichen und jungen Erwachsenen über ihr selbstverletzendes Verhalten. Die prominenten Funktionen selbstverletzenden Verhaltens sind hierin verarbeitet. Patient:innen können sich dieses Arbeitsblatt gemeinsam mit Therapeut:innen ansehen und die genannten Informationen diskutieren. Fragen Sie auch, womit sich Ihr Patient bzw. Ihre Patientin identifizieren kann und womit nicht. So kann ein erstes Gespräch über selbstverletzendes Verhalten stattfinden, ohne dass sich Patient:innen direkt öffnen müssen.

AB 2 Meine Gründe für selbstverletzendes Verhalten
Das Arbeitsblatt ermöglicht es Patient:innen, die Gründe für ihr selbstverletzendes Verhalten zu identifizieren und zu notieren.

INFO 5 Kognitive Verhaltenstherapie

Das Informationsblatt dient der Psychoedukation zur Kognitiven Verhaltenstherapie für Patient:innen. Außerdem wird durch die Erläuterung des Zusammenhangs zwischen Gedanken, Gefühlen und Verhalten bereits die Möglichkeit zur Einflussnahme auf individuelle Gefühlszustände vorweggenommen.

AB 3 Entstehung meines selbstverletzenden Verhaltens

Das Arbeitsblatt zielt auf die Erarbeitung eines individuellen Störungsmodells gemeinsam mit Patient:innen ab. Zunächst erfolgt die bildliche Erläuterung des Diathese-Stress-Modells (Bild vom Wasserglas). Diese Veranschaulichung können Sie natürlich auch mit einem echten Wasserglas darstellen. Im nächsten Schritt sollen individuelle Faktoren der Patient:innen eruiert und zusammengetragen werden, die zur Entstehung des selbstverletzenden Verhaltens beigetragen haben.

AB 4 Mein Weg

Im Sinne einer Lebenslinie sollen Patient:innen angeleitet werden, wichtige Lebensereignisse zu verorten. Sammeln Sie dabei sowohl negative als auch positive Meilensteine. Sie können hierfür auch Steine oder andere Gegenstände zur Visualisierung nutzen. Selbstverständlich kann die Lebenslinie auch unabhängig von diesem Arbeitsblatt mit einem Seil oder Stock auf dem Boden dargestellt werden. Achten Sie in diesem Fall aber darauf, Ihre Ergebnisse anderweitig zu dokumentieren, um eine lückenlose Weiterarbeit zu gewährleisten. Die Erarbeitung einer Lebenslinie benötigt meist mehr Zeit, als in einer Therapiestunde zur Verfügung steht. Unterstützen Sie Patient:innen dabei, die Ereignisse in Zusammenhang mit dem Verlauf des selbstverletzenden Verhaltens zu betrachten.

Was ist selbstverletzendes Verhalten?

Selbstverletzendes Verhalten bedeutet, dass man absichtlich seinen eigenen Körper verletzt und diesem Schmerzen zufügt. In der Regel geht es dabei nicht darum, sein Leben beenden zu wollen. Die Gründe für selbstverletzendes Verhalten sind jedoch sehr individuell und vielfältig. In den meisten Fällen ist es ein Ausdruck von Problemen und Verzweiflung. Oftmals entsteht selbstverletzendes Verhalten, weil es Betroffenen nicht gutgeht und sie intensive Gefühle von Traurigkeit, Wut oder Leid erleben.

Selbstverletzendes Verhalten kann als eigenständiges Krankheitsbild oder im Rahmen anderer psychischer Erkrankungen, wie einer Depression oder Borderline-Persönlichkeitsstörung, auftreten. In einigen Fällen kann das selbstverletzende Verhalten auch ohne Krankheitswert auftreten.

Wie verletzen sich Betroffene selbst?

- ▶ sich selbst schneiden (»Ritzen«)
- ▶ sich selbst verbrennen (z. B. mit einer Zigarette)
- ▶ sich selbst schlagen
- ▶ den Kopf gegen die Wand schlagen
- ▶ die Haut aufkratzen oder Wunden nicht abheilen lassen
- ▶ sich selbst die Haare ausreißen
- ▶ und einiges mehr

Wer ist betroffen?

Selbstverletzendes Verhalten kann jeden betreffen und tatsächlich tritt das Verhalten sehr häufig auf. Insbesondere im Jugend- und jungen Erwachsenenalter kommt selbstverletzendes Verhalten häufig vor. Betroffene haben oft noch weitere psychische Probleme, wie Depressionen, Angstzustände, eine Borderline-Persönlichkeitsstörung, oder wurden Opfer von Traumatisierungen. Dies alles muss aber nicht zutreffen. Das selbstverletzende Verhalten kann auch ohne eine psychische Störung auftreten.

Wie fühlen sich Betroffene?

Betroffene fühlen sich oft traurig, wütend, einsam oder verzweifelt. Der Zeitraum vor einer Selbstverletzung ist meist durch große Anspannung gekennzeichnet. Häufig fühlt es sich an, als gäbe es keine anderen Lösungsmöglichkeiten. Diese Gefühle können dann dazu führen, dass eine Selbstverletzung stattfindet. Danach fühlen sich viele Betroffene erleichtert. Das Gefühl der Erleichterung hält aber oft nur sehr kurz an. Anschließend schämen sich viele oder fühlen sich schuldig.

Ätiologiemodell des selbstverletzenden Verhaltens nach Nock (2009)

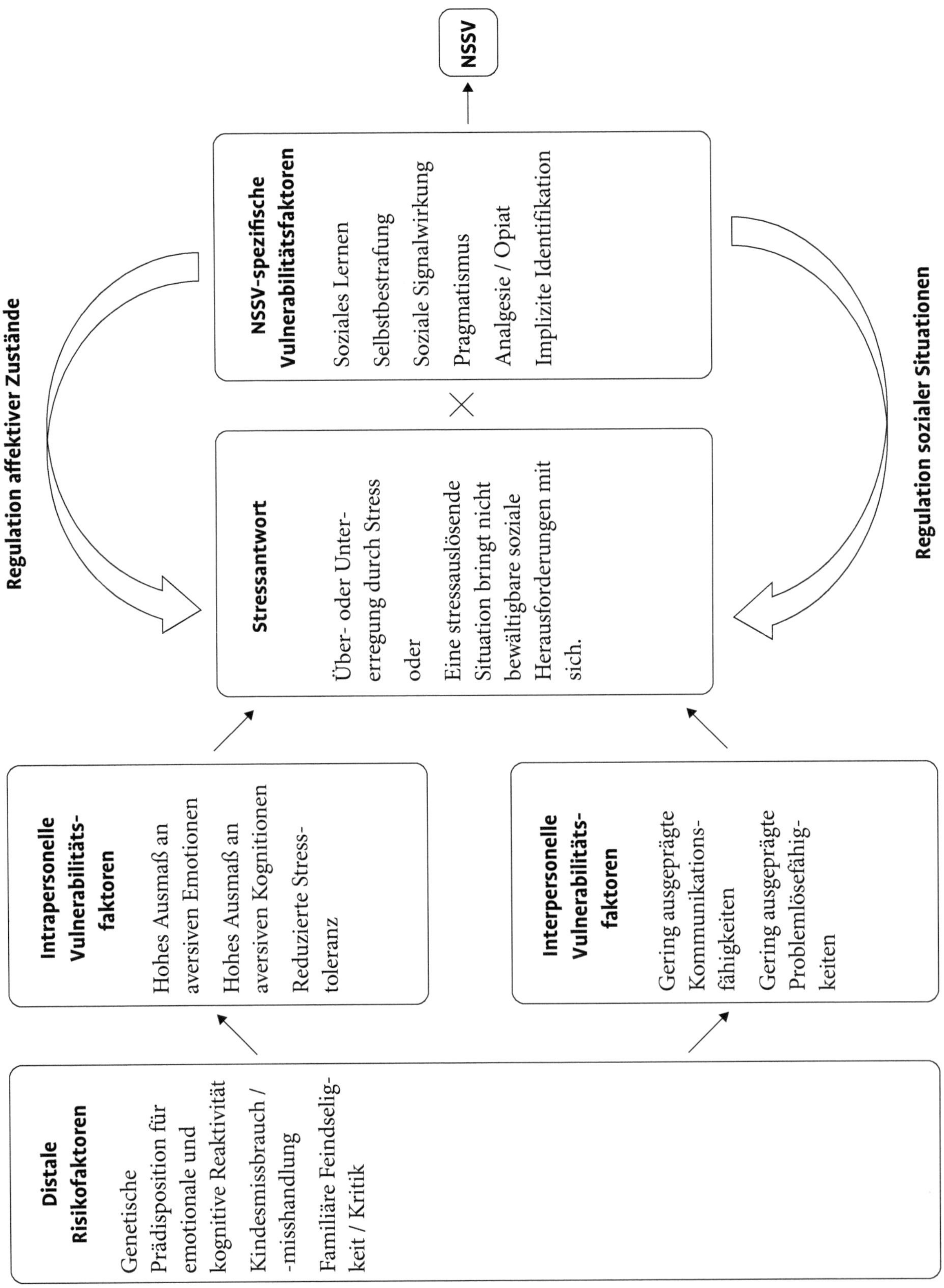

Funktionen selbstverletzenden Verhaltens

Selbstverletzendes Verhalten erscheint auf den ersten Blick nicht nachvollziehbar und dem menschlichen Selbsterhaltungstrieb entgegengesetzt. Daher ist es für die weitere Behandlung für alle Parteien grundlegend wichtig, die Funktionen des Verhaltens zu verstehen. Im Folgenden sind daher zwei prominente Modelle der Funktionen des selbstverletzenden Verhaltens aufgeführt.

Sieben Funktionen des selbstverletzenden Verhaltens nach Klonsky (2007)

(1) Affektregulation. Das selbstverletzende Verhalten wird zur Spannungsreduktion bzw. zur Reduktion negativer Affekte eingesetzt. Stark negativ gefärbte Affekte können entweder durch akute Lebensereignisse oder aber im Kontext komorbider psychischer Störungen, wie Depressionen oder einer Borderline-Persönlichkeitsstörung, entstehen. Betroffene, die sich mit dem Ziel der Affektregulation selbst verletzen, weisen zumeist ein signifikantes Defizit hinsichtlich ihrer Emotionsregulationsfähigkeiten auf (Brausch & Woods, 2019; Linehan, 1993). Das selbstverletzende Verhalten stellt also eine maladaptive Strategie zur Regulation eigener Gefühle dar. Durch die kurzfristige Reduktion negativ empfundener Emotionen stabilisiert sich das selbstverletzende Verhalten im Sinne einer Verstärkung langfristig.

Interessanterweise scheint es ebenfalls den anders gerichteten Zusammenhang zu geben. Gering ausgeprägte Emotionsregulationsstrategien waren somit nicht nur mit künftigem selbstverletzendem Verhalten assoziiert, sondern das selbstverletzende Verhalten hing ebenfalls mit einer Reduktion der Emotionsregulationsfähigkeiten zusammen (Robinson et al., 2019). Durch seine hohe Effektivität wirkt das selbstverletzende Verhalten äußerst verstärkend, weshalb andere, niedrigpotentere Strategien weniger häufig oder gar nicht eingesetzt werden. Weiterhin beeinflusst das selbstverletzende Verhalten die Selbstwirksamkeitserwartung der Betroffenen in Bezug auf die eigenen Emotionsregulationsfähigkeiten negativ. Patient:innen sehen also keine anderen Möglichkeiten der Emotionsregulation abgesehen von selbstverletzendem Verhalten. Und zuletzt bewirkt das selbstverletzende Verhalten eine Reduktion der sozialen Unterstützung, weshalb das Erlernen adäquater Strategien im Kontext eines Modelllernens erschwert ist (Robinson et al., 2019).

Fazit

Diese Erkenntnisse betonen, wie wichtig der Fokus in der Behandlung des selbstverletzenden Verhaltens auf den Ausbau funktionaler Emotionsregulationsfähigkeiten ist.

Funktionen selbstverletzenden Verhaltens

(2) Selbstbestrafung. Das selbstverletzende Verhalten dient als Ausdruck von Wut gegen sich selbst, Scham und Schuld. Schuld- und Schamgefühle treten im Kontext des selbstverletzenden Verhaltens häufig auf, insbesondere vor dem Hintergrund elterlicher Invalidierung oder kindlicher Missbrauchserfahrungen (Mahtani et al., 2018). Daher kann das Motiv der Selbstbestrafung häufig im Zusammenhang mit Posttraumatischen Belastungsstörungen oder Essstörungen gefunden werden. Vor dem Hintergrund der Selbstbestrafung besteht wohl insbesondere ein Zusammenhang zur Ausprägung der Selbstkritik. Dabei trug der Schmerz der Selbstverletzung bei Betroffenen mit einem hohen Maß an Selbstkritik zu einer deutlichen Stimmungsverbesserung bei, wohingegen diese bei Patient:innen mit nur gering ausgeprägter Selbstkritik nicht einsetzte (Fox et al., 2018). Bereits frühere Untersuchungen postulierten einen Zusammenhang zwischen Selbstkritik und Selbstbestrafungsmotiven im Kontext des selbstverletzenden Verhaltens (Glassman et al., 2007). Studien konnten Betroffenen daher folgende Merkmale zuweisen: gegen sich selbst gerichtete Wut, geringes Selbstwertgefühl sowie selbstabwertendes Verhalten (Herpertz et al., 1997; Klonsky et al., 2003; Lundh et al., 2007; Soloff et al., 1994). Es wird davon ausgegangen, dass die Selbstbestrafung durch das Umfeld erlernt wurde und im späteren Alter eine ich-syntone Copingstrategie darstellt (Klonsky, 2007).

Fazit

Auch diese Befunde zeigen, dass die Arbeit an funktionalen Emotionsregulationsstrategien sowie am Aufbau eines adäquaten Selbstwerts von großer Bedeutung in der Behandlung des selbstverletzenden Verhaltens ist.

(3) Interpersonelle Beeinflussung. Das selbstverletzende Verhalten stellt eine Möglichkeit der Kommunikation mit anderen dar. Es generiert Aufmerksamkeit und Unterstützung durch das soziale Umfeld, Freund:innen können gebunden und aversive Situationen vermieden werden (Chowanec et al., 1991; Podvoll, 1969). Insbesondere das Umfeld sieht den Grund für das selbstverletzende Verhalten der Betroffenen häufig in der sozialen Manipulation, was wiederum zu Gefühlen wie Wut führen kann. Selbst medizinisches Personal und Lehrkräfte gaben negative Gefühle gegenüber Betroffenen an (Heath et al., 2011; Saunders et al., 2012). Die Literatur deutet jedoch darauf hin, dass die interpersonelle Funktion des selbstverletzenden Verhaltens eher ein seltenes Motiv darstellt und primär intrapersonelle Funktionen im Vordergrund stehen (Vega et al., 2017). Sicherlich sind diese Befunde jedoch auch kritisch zu betrachten, berücksichtigt man den Einfluss sozialer Erwünschtheit und die Tatsache, dass ein solches Motiv häufig erst nach Aufbau einer tragfähigen therapeutischen Beziehung ehrlich besprochen werden kann.

Fazit

Die Befunde legen nahe, dass die Thematisierung sozialer Kompetenzen, insbesondere der Kommunikationsfähigkeiten, im Verlauf der Behandlung des selbstverletzenden Verhaltens wichtig ist, um dieses langfristig zu beenden. Darüber hinaus sollten eigene, möglicherweise vorbehaltliche und stigmatisierende Perspektiven auf Betroffene kritisch reflektiert werden.

Funktionen selbstverletzenden Verhaltens

(4) Interpersonelle Beziehungen. Das selbstverletzende Verhalten dient der Abgrenzung von anderen bzw. zum Ausdruck eigener Autonomie. Selbstverletzendes Verhalten kann insbesondere in Peergruppen zur Identitätsstiftung und Kohäsion beitragen. Neben der Ausbildung von Gruppenkohäsion kann das selbstverletzende Verhalten aber auch zur Abgrenzung von anderen dienen. Das Verhalten an sich sowie die resultierenden Verletzungen und Narben stellen einen signifikanten Unterschied zur Outgroup dar und können ein Gefühl von Autonomie vermitteln.

Fazit

Aufgrund der Befunde lässt sich für die Behandlung ableiten, dass alternative identitätsstiftende Aktivitäten gefördert sowie funktionalere Möglichkeiten zum Ausleben der eigenen Autonomie identifiziert werden sollten.

(5) Anti-Dissoziation. Dissoziative Zustände sollen durch selbstverletzendes Verhalten beendet werden. Ein antidissoziativer Effekt des selbstverletzenden Verhaltens wird insbesondere im Kontext Posttraumatischer Belastungsstörungen sowie der Borderline-Persönlichkeitsstörung beschrieben. Die Dissoziation wird im Rahmen des selbstverletzenden Verhaltens häufig als ein Gefühl, sich fremd zu sein oder nichts mehr zu spüren, beschrieben und als negativ erlebt. Die Selbstverletzungen sollen diesen aversiv erlebten Zustand beenden (Gunderson, 1984; Simpson, 1975). Auch aktuellere Arbeiten bestätigen eine deutliche Assoziation zwischen selbstverletzendem Verhalten und dissoziativen Zuständen (Franzke et al., 2015).

Fazit

Die Exploration möglicher dissoziativer Zustände sollte in Bezug auf das selbstverletzende Verhalten unbedingt erfolgen. Entsprechend können emotionsregulierende Strategien erarbeitet werden, um einen funktionaleren Umgang hiermit zu etablieren.

(6) Anti-Suizid. Das selbstverletzende Verhalten führt zu einer Beendigung von Suizidgedanken und suizidalen Impulsen. Hierbei spricht man von einem anti-suizidalen Effekt des selbstverletzenden Verhaltens (Klonsky & Muehlenkamp, 2007).

Fazit

Aufgrund der bestehenden Assoziation zwischen selbstverletzendem Verhalten und Suizidalität sollte in jedem Fall eine Suizidalitätsabklärung stattfinden.

Funktionen selbstverletzenden Verhaltens

(7) Sensation Seeking. Das selbstverletzende Verhalten dient der Generierung positiver Affekte. Die Motive ähneln also denjenigen, die weiteren Risikoverhaltensweisen, wie Extremsport oder der Einnahme von Drogen, zugrunde liegen. Entsprechend ist der Zusammenhang zwischen selbstverletzendem Verhalten und Sensation Seeking auch in der Literatur zu finden (Jenkins et al., 2011; Knorr et al., 2013).

Fazit

Es ist wichtig, ebenfalls die Möglichkeit zu betrachten, dass durch das selbstverletzende Verhalten nicht nur aversive Affekte reguliert, sondern auch positive Affekte generiert werden sollen. Berücksichtigen Sie diesen Umstand daher in Ihrer Exploration.

Das 4-Funktionen-Modell der nichtsuizidalen Selbstverletzung nach Nock (2004)

	automatisch	sozial
positive Verstärkung	Generierung positiver Zustände	Auftretenswahrscheinlichkeit eines externen Ereignisses erhöhen
negative Verstärkung	Milderung aversiver Zustände	Beeinflussung aversiver externer Umstände

Das Modell postuliert, dass das selbstverletzende Verhalten durch unterschiedliche Verstärkungsprozesse aufrechterhalten wird (Bentley et al., 2014; Nock & Prinstein, 2004). Zugrunde liegen die Prinzipien der positiven und negativen Verstärkung. Daneben beinhaltet das Modell »automatische« (intrapersonale) und »soziale« (interpersonale) Funktionen (Nock & Prinstein, 2004). Bezüglich der automatischen, also intrapersonalen Funktionen können durch das selbstverletzende Verhalten emotionale Zustände dergestalt beeinflusst werden, dass durch eine negative Verstärkung aversive Zustände beendet oder positive Gefühlszustände im Sinne einer positiven Verstärkung erzeugt werden. Die automatische negative Verstärkung des Modells weist einen engen theoretischen Bezug zum »Experiential Avoidance«-Modell auf, welches die Aversion eines Individuums beschreibt, negativ empfundene Gefühle, Wahrnehmungen und Gedanken zu erleben (Hayes et al., 1996). Das Konstrukt der »Experiential Avoidance« wurde ebenfalls häufig mit der Entwicklung und Aufrechterhaltung selbstverletzenden Verhaltens in Verbindung gebracht (Chawla & Ostafin, 2007).

Im Einklang mit diesen Befunden wurde die automatische negative Verstärkung als die prävalenteste Funktion des selbstverletzenden Verhaltens identifiziert (Bentley et al., 2014; Groschwitz et al., 2015; Nock et al., 2009; Zetterqvist et al., 2013). So zeigen Studien, dass das selbstverletzende Verhalten häufig eingesetzt wird, um aversiven Affekten, wie Angst, Traurigkeit und Ärger, sowie aversiven kognitiven Zuständen zu entfliehen (Nock et al., 2009). In Übereinstimmung mit diesen Befunden konnte gezeigt werden, dass die Induktion von Schmerz mit einer Reduktion negativer Affekte einherging (Hamza & Willoughby, 2015).

Die sozialen, also interpersonalen Funktionen des selbstverletzenden Verhaltens ermöglichen es Betroffenen, unangenehme Situationen zu vermeiden oder das soziale Umfeld zu positiven Reaktionen, wie Aufmerksamkeit, Zuwendung und Mitgefühl zu bewegen.

Warum selbstverletzendes Verhalten?

Die Gründe, warum sich Menschen selbst verletzen, sind vielfältig und sehr persönlich. Hier findest du die häufigsten Gründe für selbstverletzendes Verhalten, die Betroffene angeben. Vielleicht kommt dir der ein oder andere bekannt vor. Andere Gründe sind dir möglicherweise sehr fremd. Markiere diejenigen Punkte, mit welchen du dich identifizieren kannst.

Besprich die Punkte mit deiner Therapeutin oder deinem Therapeuten.

Selbstverletzendes Verhalten ...

- kann durch schwierige Gefühle, wie Traurigkeit, ausgelöst werden
- kann dabei helfen, im Hier und Jetzt zu bleiben
- erleichtert von schwierigen Gedanken und Gefühlen
- kann helfen, sich sichtbar von anderen abzugrenzen
- kann ein Ausdruck von Schuld sein
- kann ein Gefühl von Anspannung verringern
- kann dabei helfen, ein Gefühl von Kontrolle zu erlangen
- kann helfen, sich oder andere zu bestrafen
- kann helfen, anderen zu zeigen, wie schlecht es einem geht
- kann dabei helfen, sich von Suizidgedanken abzulenken
- kann dabei helfen, überhaupt etwas zu fühlen
- kann Ausdruck von Wut (gegen sich selbst) sein
- kann das Gefühl eines Kicks auslösen
- kann beruhigen
- kann helfen, andere Menschen zu binden

Betroffene berichten

Schaue dir an, was andere Betroffene über ihr selbstverletzendes Verhalten zu berichten haben. Was denkst du darüber? Welche Aussagen sprechen dich direkt an? Schaue dir auf den folgenden Seiten auch die ausführlicheren Berichte der Betroffenen an. Mit welchen Aussagen kannst du dich identifizieren und warum?

Leon, 20 Jahre: »Oft verletze ich mich selbst, wenn ich mal wieder was verbockt habe, egal ob bei der Arbeit, zu Hause oder bei Freunden. Ich denke dann, dass ich das verdient habe.«

Noreen, 16 Jahre: »Die Selbstverletzung hilft mir dabei, überhaupt etwas zu fühlen. Manchmal bin ich so angespannt, dass ich mich selbst nicht mehr spüre.«

Julia, 21 Jahre: »Ich glaube, ohne mein selbstverletzendes Verhalten hätte mein Freund mich schon längst verlassen. So kann ich ihm zeigen, wie schlecht es mir geht.«

Aaron, 14 Jahre: »Abends bin ich oft traurig und wütend. Dann verletze ich mich selbst und fühle mich kurz besser.«

Tom, 18 Jahre: »Manchmal gibt mir das selbstverletzende Verhalten einen richtigen Kick, vor allem wenn ich sehe, wie das Blut meinen Arm hinunterläuft.«

Ava, 17 Jahre: »Mir gefallen meine Narben mittlerweile fast schon. Sie zeigen, wer ich bin und was ich durchmache, sodass auch andere es sehen können.«

Betroffene berichten

Noreen, 16 Jahre
»Häufig überkommt mich ein Gefühl der Leere. Ich fühle dann gar nichts mehr. Manchmal geht es so weit, dass ich regelrecht neben mir stehe und mich von außen beobachten kann. Ich bin dann kaum mehr ansprechbar und muss richtig wachgerüttelt werden. In solchen Momenten kriege ich gar nichts mehr mit und bin in meinem ganz eigenen Film. Sobald ich merke, dass mir das passiert, hilft mir die Selbstverletzung dabei, nicht abzudriften und im Hier und Jetzt zu bleiben. Außerdem kann ich so überhaupt etwas spüren.«

Welche Gründe nennt Noreen für ihr selbstverletzendes Verhalten?

....

....

....

Gibt es Aspekte, mit denen du dich identifizieren kannst?

....

....

Leon, 20 Jahre
»Bei mir läuft es gerade nicht gut. Meine Freundin hat Schluss gemacht und bei der Arbeit finde ich mich auch nicht richtig zurecht. Jetzt möchte mein Chef ein Gespräch mit mir. Ich fühle mich daher oft als Versager, der nichts auf die Reihe bekommt. Ich habe dann den Eindruck, mich regelrecht bestrafen zu müssen. Das mache ich, indem ich mich selbst verletze. Die Schmerzen, die ich dabei empfinde, fühlen sich dann richtig verdient an. Ich kann auch erst aufhören, wenn ich den Eindruck habe, dass ich genug gebüßt habe. Besser kann ich es nicht erklären.«

Welche Gründe nennt Leon für sein selbstverletzendes Verhalten?

....

....

....

Gibt es Aspekte, mit denen du dich identifizieren kannst?

....

....

Betroffene berichten

Aaron, 14 Jahre
»Tagsüber funktioniere ich nur. Abends komme ich dann runter und merke erst einmal, wie schlecht es mir oft geht. Manchmal bin ich unendlich wütend, ohne dass ich eigentlich genau sagen kann, warum. Ich denke, da kommt dann alles zusammen: Stress in der Schule, mit meinen Eltern und was sonst noch so am Tag war. Andere Male bin ich einfach nur todtraurig. Die Selbstverletzung hilft mir dann, diese Gefühle zu beenden. Naja, zumindest kurz. Die Gefühle kommen dann natürlich irgendwann wieder. Aber erstmal ist es wie ein kurzes Aufatmen.«

Welche Gründe nennt Aaron für sein selbstverletzendes Verhalten?

....

....

....

Gibt es Aspekte, mit denen du dich identifizieren kannst?

....

....

Julia, 21 Jahre
»Mit meinem Freund läuft es nicht immer gut. Wir streiten uns häufiger mal. Ich möchte ihn aber unter keinen Umständen verlieren. Ich habe das Gefühl, ohne ihn nicht zurechtzukommen. Mir fällt es sehr schwer zu sagen, dass es mir schlecht geht oder um Hilfe zu bitten. Vor allem dann, wenn wir uns mal wieder streiten. Wenn er dann meine frischen Wunden sieht oder sogar noch Blut an meinen Armen, weiß er sofort, dass es mir schlecht geht, und kümmert sich liebevoll um mich. Manchmal reicht es schon, wenn ich nur länger im Bad bin, dass er sich Sorgen macht und nach mir schaut. Ich würde das gerne alles anders regeln, aber meine Anspannung ist so hoch, wenn wir uns streiten, dass nur noch die Selbstverletzung hilft. Manchmal habe ich den Eindruck, dass sie meinen Freund und mich zusammenhält. Ich weiß gar nicht, ob es uns als Paar noch geben würde, wenn ich mich nicht selbst verletzen würde.«

Welche Gründe nennt Julia für ihr selbstverletzendes Verhalten?

....

....

....

Betroffene berichten

Gibt es Aspekte, mit denen du dich identifizieren kannst?

....

....

Ava, 17 Jahre
»Oft betrachte ich die Narben meiner Selbstverletzungen und kann ein Muster darin erkennen. Wie sie sich über meinen Unterarm schlängeln und im Winter, wenn es kalt ist, bläulich schimmern – das gefällt mir fast schon. Ich weiß, dass andere ihre Narben am liebsten verstecken wollen. Ich denke dann aber, dass es ja auch ein Zeichen dessen ist, was ich durchmache. Außerdem hat nicht jeder solche Narben. Ich fühle mich dann anders als der Rest und das gibt mir ein gutes Gefühl.«

Welche Gründe nennt Ava für ihr selbstverletzendes Verhalten?

....

....

....

Gibt es Aspekte, mit denen du dich identifizieren kannst?

....

....

Tom, 18 Jahre
»Ich hab schon viel ausprobiert. Ich bin eigentlich immer auf der Suche nach dem nächsten Kick. Ich fühle mich dann einfach lebendig. Wenn ich mich selbst verletze und sehe, wie das Blut an meinem Arm hinunterläuft, löst das manchmal ein richtig euphorisches Gefühl aus, so als wäre ich high. Das hält zwar leider nur kurz an, aber es ist gut, dass ich dieses Gefühl überhaupt noch haben kann.«

Welche Gründe nennt Tom für sein selbstverletzendes Verhalten?

....

....

....

Gibt es Aspekte, mit denen du dich identifizieren kannst?

....

....

AB 2 • P

Meine Gründe für selbstverletzendes Verhalten

Bitte sammle und notiere hier die Gründe, warum du dich selbst verletzt. Selbstverständlich kannst du noch Kästchen ergänzen oder leer lassen.

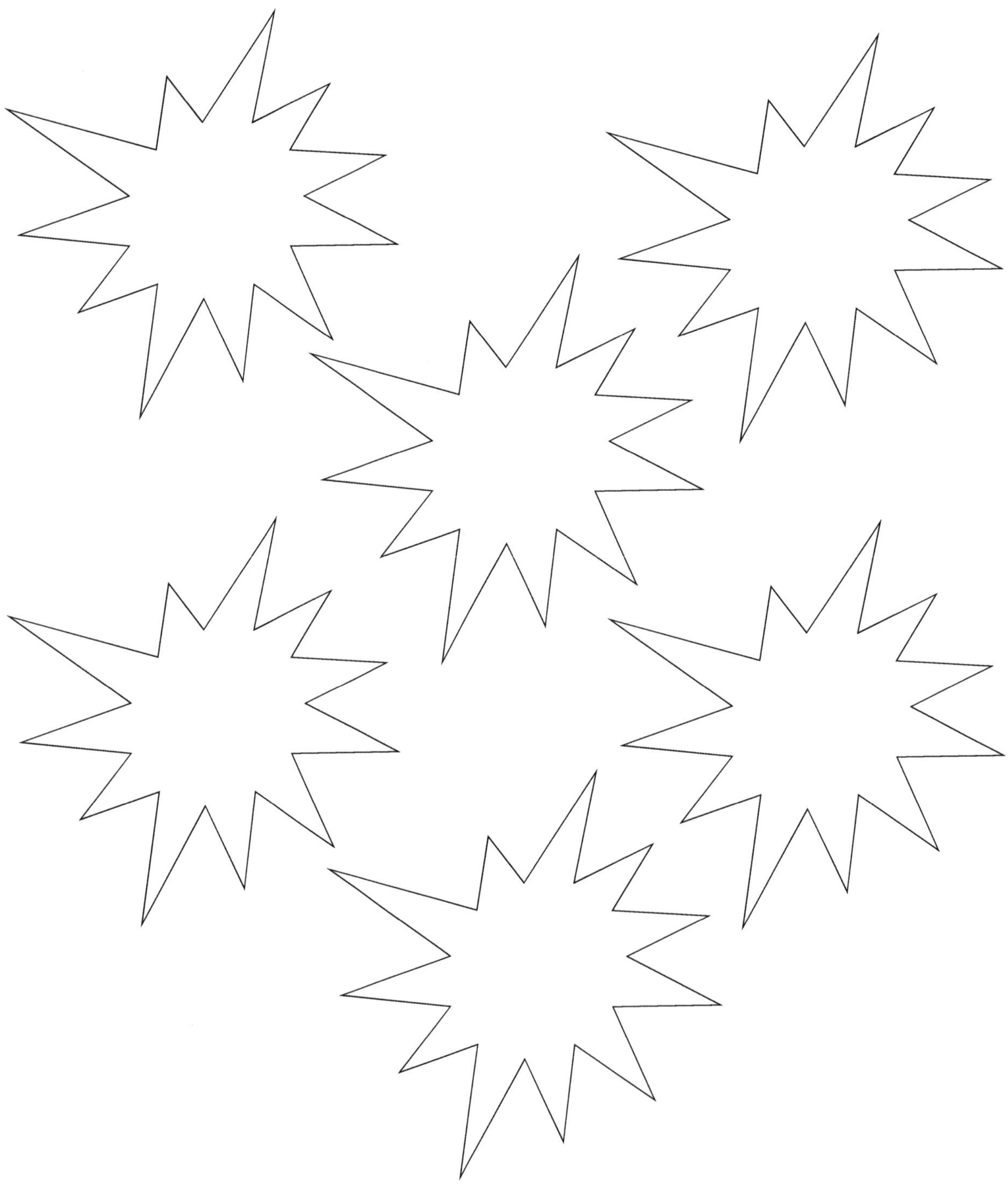

Kognitive Verhaltenstherapie

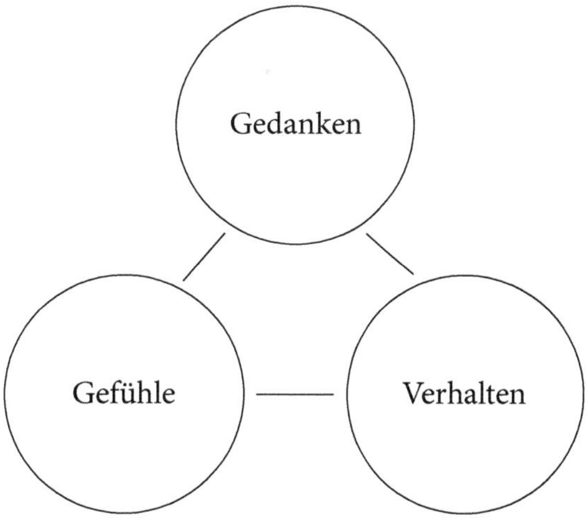

Die Kognitive Verhaltenstherapie hilft Menschen dabei, gut mit ihren Problemen umzugehen. Sie fußt auf der Idee, dass Gedanken, Gefühle und Verhalten zusammenhängen. So haben unsere Gedanken und Gefühle einen starken Einfluss darauf, wie wir uns verhalten.

Wenn wir z. B. eifersüchtig sind und denken, dass wir betrogen werden, spionieren wir vielleicht unserer Freundin oder unserem Freund hinterher oder sprechen sie bzw. ihn darauf an.

Aber auch unser Verhalten nimmt Einfluss auf unsere Gedanken und Gefühle. Wenn wir nur zu Hause rumsitzen und nichts machen, kann es nach einer Weile passieren, dass wir uns träge oder einsam fühlen und denken, dass niemand etwas mit uns zu tun haben will. Wenn wir z. B. Sport treiben, fühlen wir uns oft auch besser. Alles hängt also zusammen.

Das bedeutet, dass wir unsere Gefühle beeinflussen können. Dies können wir nicht direkt tun. Vielleicht hast du auch schon einmal den gut gemeinten Rat gehört: »Sei doch nicht so schlecht drauf!«, und dir gedacht: »Leichter gesagt als getan!« Tatsächlich können wir unsere Gefühle nicht direkt beeinflussen, indem wir uns vornehmen, uns einfach anders zu fühlen. Aber aufgrund des Zusammenhangs zu Gedanken und Verhalten können wir über diese beiden Punkte unsere Gefühle sozusagen indirekt beeinflussen. Wenn wir uns also traurig fühlen, haben wir die Möglichkeit, über unser Verhalten dieses Gefühl zu verändern, indem wir zum Beispiel unseren besten Freund anrufen. Oder aber wir hinterfragen unsere Gedanken kritisch, die zu diesem traurigen Gefühl führen, und verändern diese. Eine weitere Möglichkeit, über das Verhalten unsere Gefühle zu verändern, ist rauszugehen, Freunde zu treffen, Sport zu treiben usw. Das geht natürlich auch in die andere Richtung. Wenn wir uns so richtig schlecht und traurig fühlen wollen, bleiben wir am besten alleine zu Hause, dunkeln alles ab und hören nur noch traurige Musik.

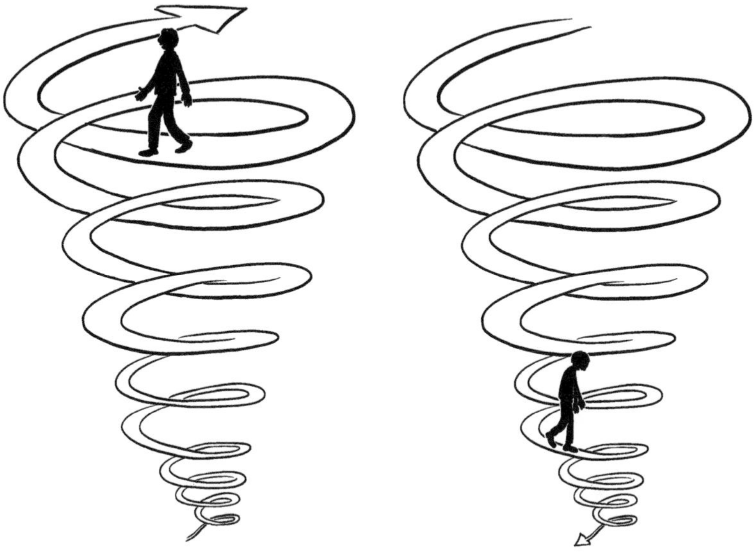

Entstehung meines selbstverletzenden Verhaltens

Vielleicht hast du dir schon häufiger die Frage gestellt: »Warum gerade ich?« Diese Frage lässt sich zwar nicht ganz genau beantworten, du kannst aber gemeinsam mit deiner Therapeutin oder deinem Therapeuten deinem selbstverletzenden Verhalten auf die Spur kommen. Welche Belastungen hast du erlebt? Welche Erfahrungen gemacht? Welche Bausteine gibt es in deinem Leben, die möglicherweise zur Entstehung des selbstverletzenden Verhaltens beigetragen haben?

Stelle dir zunächst das folgende Bild vor:
Jeder Mensch kommt mit einem Wasserglas auf die Welt. Bei manchen Menschen ist das Glas nur mit einem winzigen Schluck Wasser gefüllt, andere bringen bereits ein halb volles Glas mit. Das bedeutet, dass in das Glas, in welchem sich nur wenig Wasser befindet, noch jede Menge Platz für weiteres Wasser ist, bevor das Glas überläuft. In das halb volle Glas passt entsprechend weniger Wasser, bevor das Glas an seine Grenzen stößt.

Stelle dir nun vor, dass das Wasser, das neu in die Gläser gefüllt wird, Stress ist. Jeder Mensch erlebt Stress und hat mehr oder weniger Kapazitäten dafür. Das heißt, dass Menschen, die bereits mehr Wasser im Glas mitbringen, also bereits belasteter sind, nicht mehr so viel Stress aushalten wie Menschen, die nur einen kleinen Schluck Wasser in ihrem Glas haben. Trotzdem gilt für beide Menschen, dass das Glas irgendwann überlaufen wird und es so zu einer Überlastung und möglicherweise der Ausbildung einer psychischen Krise kommen kann. Beide Menschen müssen also aufpassen, dass ihr Glas nicht überläuft.

Aber wie geht das?
Jeder Mensch muss dafür sorgen, Wasser aus seinem Glas und damit Stress regelmäßig abfließen zu lassen, bevor es überläuft. Das funktioniert durch ausreichend Entspannung, angenehme Aktivitäten, einen guten Umgang mit Gefühlen usw. Es gibt also Ventile, um das überflüssige Wasser und damit den Stress einfach abfließen zu lassen.

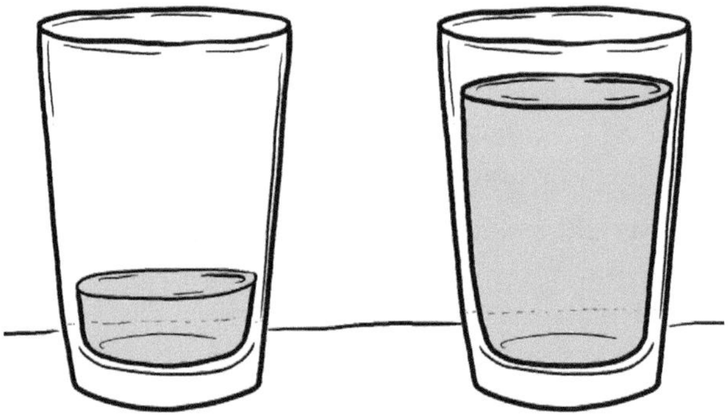

Zuerst geht es aber darum, herauszufinden, was du bereits mitbringst. Aus was besteht das Wasser, das sich bereits in deinem Glas befindet? Beantworte hierzu die nachfolgenden Fragen mit deiner Therapeutin oder deinem Therapeuten.

Entstehung meines selbstverletzenden Verhaltens

Biologische Faktoren: Was bringe ich bereits von Natur aus mit?
z. B. Meine Tante leidet unter einer Depression …

……

……

……

Meine Eigenschaften: Welche Eigenschaften bringe ich mit?
z. B. hohe Sensibilität, Schwierigkeiten im Umgang mit Gefühlen, nicht gut um Hilfe bitten können …

……

……

……

Eigenschaften meines Umfeldes: Welche Eigenschaften hat mein Umfeld?
z. B. Meine Mutter ist häufig gereizt, mein Vater kann nicht gut mit Stress umgehen …

……

……

……

Belastungen: Was habe ich bereits erlebt?
z. B. Traumatisierungen, Mobbing …

……

……

……

Verhalten: Wie verhalte ich mich aktuell?
z. B. Ich verletze mich regelmäßig selbst, wenn mir alles zu viel wird.

……

……

……

Entstehung meines selbstverletzenden Verhaltens

Führe nun deine gesammelten Erkenntnisse im folgenden Schaubild zusammen und sieh dir an, wie alles zusammenhängt. Besprich auch die durch die Pfeile eingezeichneten Zusammenhänge zwischen den einzelnen Feldern und deren Bedeutung mit deiner Therapeutin oder deinem Therapeuten.

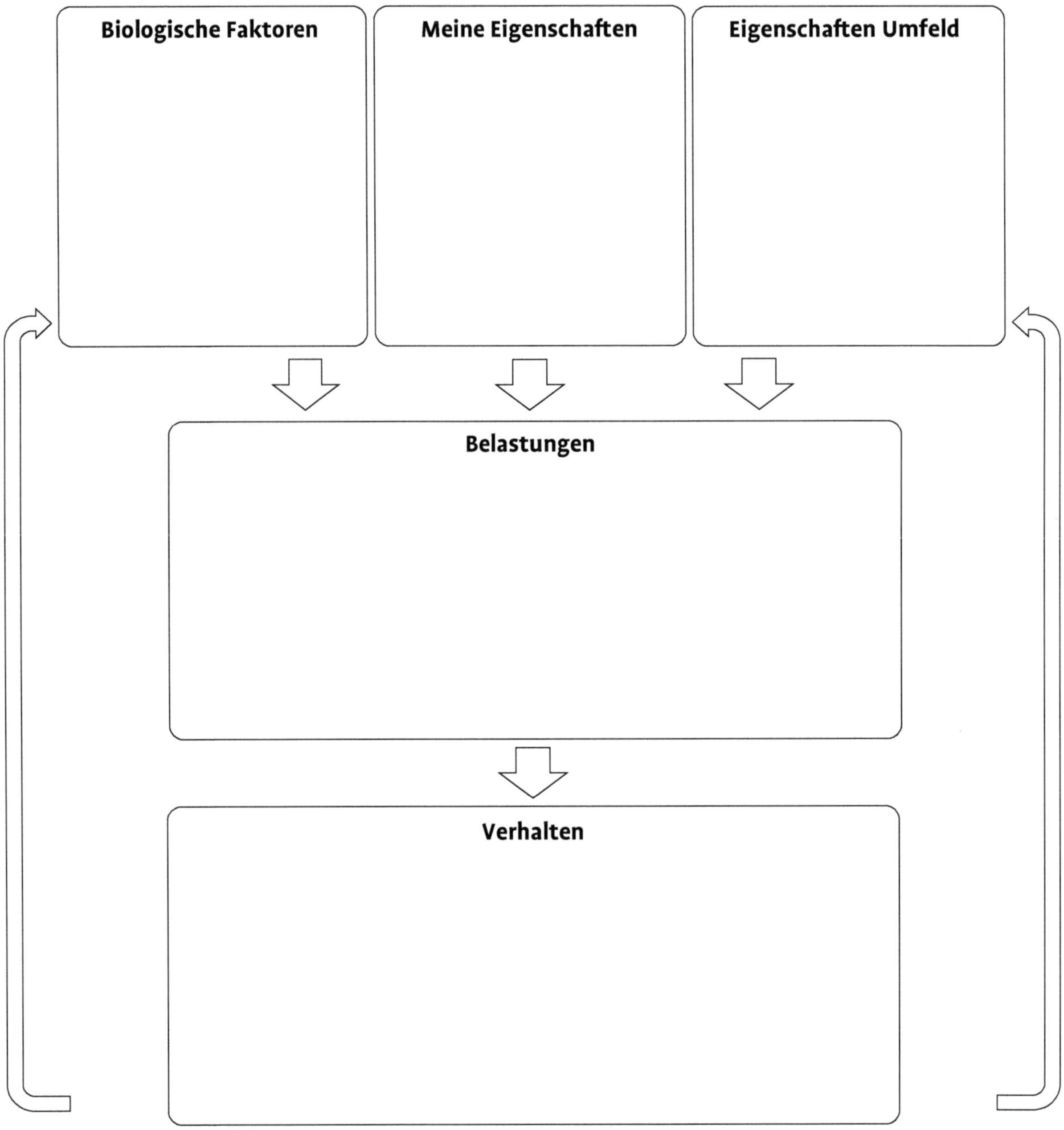

Mein Weg

Das selbstverletzende Verhalten begleitet dich vielleicht schon eine ganze Weile. Dennoch war es nicht immer da, auch wenn es sich so anfühlt. Wie ist dein Weg bis hierher verlaufen? Welche Erfahrungen hast du gesammelt und wie bist du hierhergekommen? Die nachfolgende Übung soll dir dabei helfen, deinen bisherigen Weg nachzuvollziehen und die Ereignisse in deinem Leben zu sortieren.

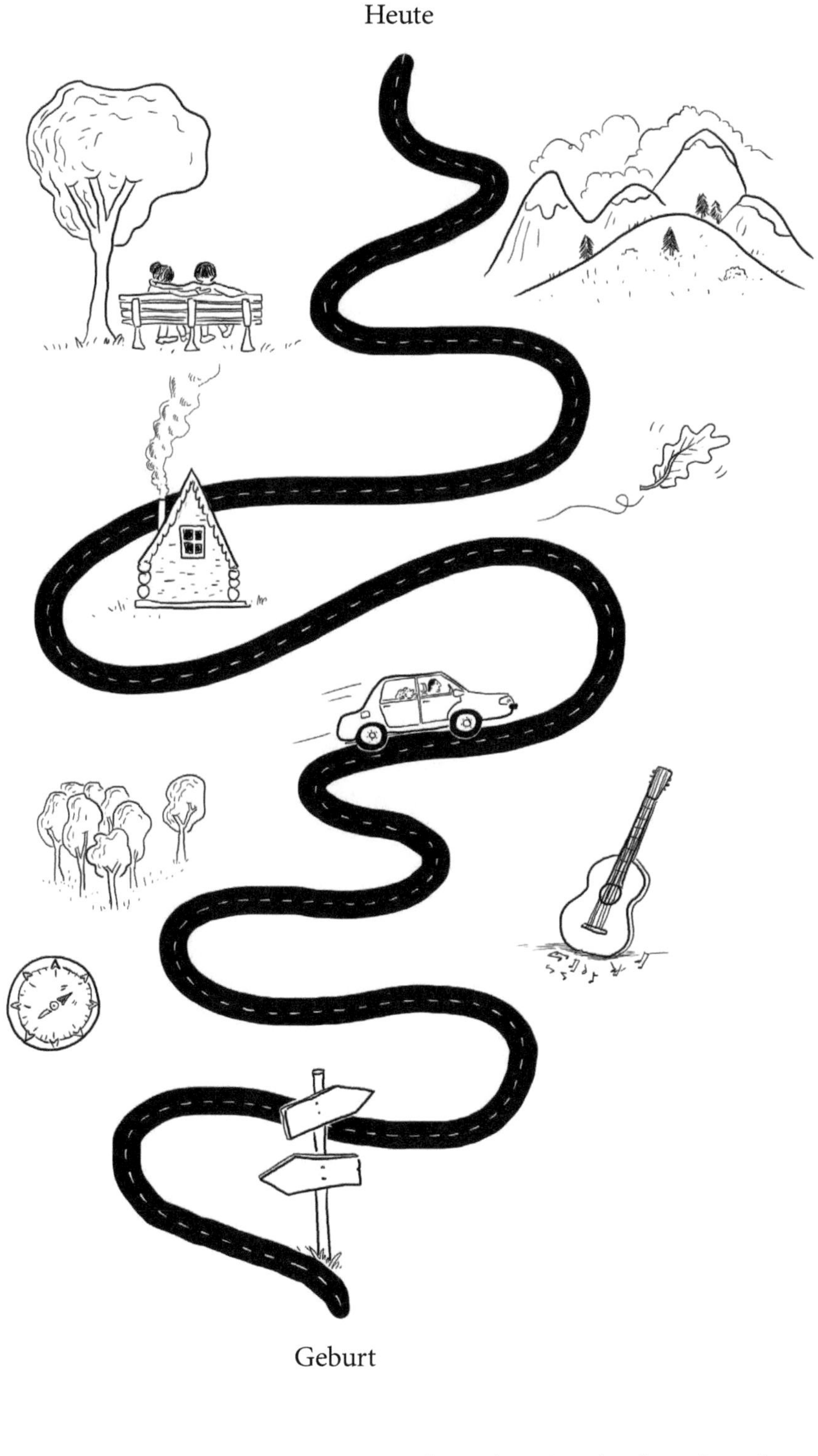

2 Anamnese und Diagnostik

Da es sich bei selbstverletzendem Verhalten um ein sensibles Thema handelt, sollte die Diagnostik mit dem entsprechenden Fingerspitzengefühl durchgeführt werden. Nehmen Sie eine emotional neutrale Grundhaltung ein und strahlen Sie Ruhe aus. Selbstverständlich existieren standardisierte Fragebögen und Interviews zur Erfassung des Verhaltens, über welche Sie hier eine Übersicht erhalten werden. Es soll aber die besondere Bedeutung der Anamnese hervorgehoben werden. Die Anamnese sollte die folgenden Bausteine umfassen:

Übersicht • Bausteine der Anamnese bei selbstverletzendem Verhalten

- Beginn des selbstverletzenden Verhaltens / Zeitraum der Selbstverletzung
- Häufigkeit des selbstverletzenden Verhaltens
- Formen der Selbstverletzung (z. B. schneiden, schlagen, verbrennen etc.)
- Lokalisationen der Selbstverletzung (z. B. Unterarm, Oberschenkel, Bauch etc.)
- Ausmaß und Schwere der Selbstverletzung
- Intention der Selbstverletzung (Ausschluss von Suizidalität)
- direkte Auslöser der Selbstverletzung
- Ablauf der Selbstverletzung
- Wundversorgung nach der Selbstverletzung
- Funktionen der Selbstverletzung

Zusätzliche Inhalte der Anamnese

- aktuelle und problematische Lebensereignisse (aus den Bereichen Familie, Peergruppe und Schule)
- andere psychische Probleme bzw. Erkrankungen
- weitere Risikoverhaltensweisen (Alkoholkonsum, Substanzmissbrauch, sexuelles Risikoverhalten)
- bestimmte Persönlichkeitsmerkmale (z. B. Impulsivität, emotionale Instabilität etc.)
- Familienanamnese bezüglich psychischer Erkrankungen
- Umfeldanamnese bezüglich selbstverletzendem Verhalten und Suizidalität
- eigene Ressourcen und unterstützende Personen im Leben der Jugendlichen
- bereits erhaltene Hilfen oder Behandlungen

Körperliche Untersuchung

Eine körperliche Untersuchung dient der Abschätzung des Ausmaßes und der Schwere der Selbstverletzungen, die wiederum einen Schluss auf den klinischen Leidensdruck zulassen. Selbstverständlich sollte beim Vorliegen selbstverletzenden Verhaltens vorab immer eine körperliche Untersuchung durch eine:n somatische:n Ärzt:in stattfinden, um weiterführende körperliche Komplikationen, wie z. B. Wundinfektionen oder Narbenbildung, einzudämmen.

Grundsätzlich liegt es natürlich im Ermessen jedes Einzelnen, Selbstverletzungen zu untersuchen. Es ergibt jedoch Sinn, sich als Therapeut:in auch einige Selbstverletzungen, z. B. an den Unterarmen zeigen zu lassen.

Wichtig • Grundsätzlich sollten die folgenden Körperstellen (ärztlich) untersucht werden:

- Unterarm / Handgelenk
- Oberarm / Ellenbogen
- Unterschenkel / Knöchel
- Oberschenkel / Knie
- Hände / Finger
- Bauch

Bei Verdacht auf Selbstverletzungen an Brüsten oder Geschlechtsorganen sollte die körperliche Untersuchung in jedem Fall durch eine:n außenstehende:n Untersucher:in, am besten durch eine Gynäkologin erfolgen.

Fremdanamnese

Die Erfassung der Eigenanamnese funktioniert ab dem Alter von zwölf Jahren ähnlich gut wie bei Erwachsenen (Harrington, 2001). Dennoch ergibt die Erhebung der Fremdanamnese sowie die Einbeziehung Angehöriger, wie Eltern oder Sorgeberechtigter, im Behandlungsverlauf Sinn. Die Fremdanamnese dient dabei sowohl der Ergänzung der Eigenanamnese, der Überprüfung deren Wahrheitsgehalts sowie der Ermittlung familiärer Faktoren bezüglich des selbstverletzenden Verhaltens.

Arbeits- und Informationsmaterial

INFO 6 Therapeutische Haltung

Die therapeutische Haltung in der Diagnostikphase stellt in vielerlei Hinsicht einen wichtigen Faktor dar. Einerseits geht es darum, durch eine emotional neutrale Haltung möglichst viele Informationen zu sammeln, andererseits trägt die initiale Haltung einen erheblichen Teil zur Gestaltung eines Vertrauensverhältnisses und damit zu einer späteren tragfähigen therapeutischen Beziehung bei. Daher enthält das vorliegende Informationsblatt wertvolle Hinweise zur Etablierung eines hilfreichen therapeutischen Kontakts.

INFO 7 Diagnostikinstrumente zur Erfassung selbstverletzenden Verhaltens

Die Übersicht beinhaltet standardisierte Diagnostikinstrumente zur strukturierten Erfassung selbstverletzenden Verhaltens.

AB 5 Anamnesebogen

Der Anamnesebogen hilft, strukturiert alle relevanten Bereiche im Gespräch mit Betroffenen explorieren zu können. Bedenken Sie an dieser Stelle noch einmal, dass die Anamnese gegenüber standardisierten Verfahren immer vorzuziehen ist und diese ausschließlich zusätzlich eingesetzt werden sollten.

AB 6 An welchen Stellen verletze ich mich selbst?

Anhand des Schaubildes können Patient:innen kennzeichnen, an welchen Körperstellen sie sich selbst verletzen, ohne eine ausführliche verbale Beschreibung vornehmen zu müssen. Insbesondere für den Beginn der Behandlung, zu welchem die diagnostische Erfassung stattfindet, stellt dies eine wichtige Niedrigschwelligkeit für Patient:innen dar. Dies gilt im Besonderen dann, wenn sich die Lokalisationen der Selbstverletzungen an nicht sichtbaren Stellen (z. B. Bauch, Intimbereich, Oberschenkel) befinden.

AB 7 Verhaltensanalyse

Um ein problematisches Verhalten, wie das selbstverletzende Verhalten, verändern zu können, ist es wichtig, in einem ersten Schritt zu verstehen, wie es überhaupt dazu kommen konnte. Dazu sollte gemeinsam mit der Patientin bzw. dem Patienten eine konkrete Situation analysiert werden. Die aufgeführten Fragen helfen dabei. Bei wiederkehrend auftretenden Selbstverletzungen kann die Verhaltensanalyse wiederholt angewandt werden. Der/Die Therapeut:in sollte diese zu Beginn jedoch gut einführen und so lange die Bearbeitung begleiten, bis der/die Patient:in diese selbständig beherrscht. Anschließend kann die Bearbeitung der Verhaltensanalyse nach einer Selbstverletzung auch alleine zu Hause durch Patient:innen stattfinden und das ausgefüllte Blatt zum nächsten Therapietermin mitgebracht werden.

Wichtiger Hinweis: Da die ausführliche Auseinandersetzung mit selbstverletzendem Verhalten für viele Patient:innen etwas Aversives darstellt, verdeutlichen Sie bitte direkt zu Beginn, dass es hierbei nicht um eine Strafe für eine stattgefundene Selbstverletzung geht, sondern darum zu verstehen, wie es zu der Selbstverletzung gekommen ist, um diese künftig besser verhindern zu können.

AB 8 Meine Beziehungen

Dieses Arbeitsblatt ermöglicht die bildliche Darstellung der aktuellen Beziehungen der Patient:innen. Prüfen Sie gemeinsam das Verhältnis und inwiefern die genannten Personen Ressourcen darstellen.

INFO 6 • T

Therapeutische Haltung

Das Hilfesuchverhalten bei Betroffenen von selbstverletzendem Verhalten ist nur gering ausgeprägt: 50 % der Betroffenen suchten keine Hilfen auf (Rowe et al., 2014). Wenn Hilfe aufgesucht wurde, unterlag dies einer Verzögerung von ein bis zwei Jahren, je nach Schweregrad der Psychopathologie (Lustig et al., 2021). Häufig dauert es lange, bis sich Betroffene an Freund:innen oder Familie wenden. Noch schwieriger ist es, sich in das professionelle Helfersystem zu begeben. Die Offenbarung des selbstverletzenden Verhaltens bringt häufig eine große Angst vor Stigmatisierung mit sich.

Entsprechend gilt es, im Kontakt mit Betroffenen die folgenden Aspekte zu beachten.

- Die Anamnese bei Patient:innen mit selbstverletzenden Verhaltensweisen sollte in ruhiger und vertrauensvoller Atmosphäre erhoben werden. Nur wenn sich Betroffene angenommen fühlen und bereit sind, Auskunft zu geben, kann eine ehrliche Anamnese erfolgen. Laut aktueller S2k-Leitlinie sollte die Anamnese daher auch ohne das Beisein der Eltern oder weiterer Bezugspersonen durchgeführt werden. Die Fremdanamnese ergänzt die klinische Exploration im Weiteren (Plener et al., 2016).

- Es ist zwar wichtig, dass Therapeut:innen bei der Anamnese strukturiert vorgehen, jedoch sollte immer eine offene Haltung gegenüber Aspekten eingenommen werden, die Betroffene selbst einbringen möchten. Diese Haltung begünstigt den Aufbau eines vertrauensvollen Verhältnisses.

- Therapeut:innen sollten sich emotional neutral zeigen. Häufig haben selbstverletzende Verhaltensweisen einen ausgeprägten Alarmcharakter, der insbesondere das nähere Umfeld in Panik versetzt. Lassen Sie sich davon nicht anstecken. Es handelt sich zunächst um ein Symptom und Ausdruck dessen, dass es Ihrem Gegenüber nicht gut geht.

- Sprechen Sie die Dinge konkret an. Reden Sie nicht um den heißen Brei herum, sondern benennen alles. Tabuthemen sollte es nicht geben. Das entlastet Ihr Gegenüber und unterstreicht Ihre Professionalität.

- Gehen Sie Schritt für Schritt vor. Lassen Sie sich von außen nicht unter Druck setzen oder zu bestimmten Versprechungen hinreißen. Das selbstverletzende Verhalten wird nicht von heute auf morgen aus dem Leben der Betroffenen verschwinden. Es wird sie noch eine Weile begleiten und auch im späteren Verlauf können Rückfälle auftreten. Das ist ganz normal.

Diagnostikinstrumente zur Erfassung selbstverletzenden Verhaltens

Die folgende Übersicht zeigt standardisierte Fragebogeninventare sowie strukturierte bzw. semistrukturierte Interviews zur Erfassung selbstverletzenden Verhaltens. Die Übersicht enthält sowohl Inventare, die laut aktueller S2k-Leitlinie zu nichtsuizidalem selbstverletzendem Verhalten im Kindes- und Jugendalter empfohlen werden, als auch weiterführende Instrumente.

Standardisierte Fragebögen

Instrument	Anwendung und psychometrische Angaben
Deliberate Self-Harm Inventory (DSHI) (Gratz, 2001; dt. Fassung: Fliege et al. 2006) → enthalten in aktueller S2k-Leitlinie	Erfassung der Methoden des selbstverletzenden Verhaltens mit 17 Items (Anwendungsdauer ca. 4 Minuten). Daher auch als Screening-Instrument geeignet. Konkret erfasst werden direkte Verletzungsmethoden, Beginn, Auftretenshäufigkeit, Zeitdauer und Notwendigkeit medizinischer Versorgung. Suizidversuche werden explizit ausgeschlossen. Hohe interne Konsistenz (Cronbachs α = .82), adäquate Test-Retest-Reliabilität für einen Zeitraum von zwei bis vier Wochen (r = .68; Gratz, 2001). In deutscher Stichprobe: hohe interne Konsistenz (Cronbachs α = .81), sowie hohe Test-Retest-Reliabilität nach 10 Wochen (r = .91; Fliege et al., 2006).
Self-Harm Inventory (SHI) (Sansone et al., 1998; dt. Fassung: Fegert et al., 2005) → enthalten in aktueller S2k-Leitlinie	Erfassung direkter und indirekter Selbstbeschädigungsmethoden über die Lebenszeit mit 22 Items. Suizidabsichten werden nicht explizit ausgeschlossen. Gute Differenzierung zwischen Patient:innen mit Borderline-Persönlichkeitsstörung und solchen ohne (κ = .33; Sansone et al., 1998; Sansone & Wiederman, 2015).
Self-Harm Behavior Questionnaire (SHBQ) (Gutierrez et al., 2001; dt. Fassung: Fliege et al., 2006) → enthalten in aktueller S2k-Leitlinie	Erfassung von nichtsuizidalem selbstverletzendem Verhalten, Suizidversuchen, Suizidandrohungen und Suizidgedanken mit 32 Items (Anwendungsdauer ca. 6 Minuten). Bei Bejahung der Eingangsfrage weitere Exploration der Bereiche bezüglich Frequenz, Beginn, Kommunikation, Inanspruchnahme medizinischer Leistungen etc. (Fliege et al., 2006). Empfehlung als Beschreibungs- und Screening-Instrument im Jugendlichenbereich (Cloutier & Humphreys, 2009). Hohe interne Konsistenz der vier Faktoren (Cronbachs α = .89 – .96; Gutierrez et al., 2001). In deutscher Stichprobe: ebenfalls hohe interne Konsistenz der vier Faktoren (Selbstverletzung: Cronbachs α = .96; Suizidversuche: Cronbachs α = .96; Suiziddrohung: Cronbachs α = .90; suizidale Gedanken: Cronbachs α = .87; Fliege et al., 2006). Test-Retest-Reliabilität der einzelnen Skalen moderat bis gut (r = .65 – .90; Fliege et al., 2006).

Diagnostikinstrumente zur Erfassung selbstverletzenden Verhaltens

Instrument	Anwendung und psychometrische Angaben
Functional Assessment of Self-Mutilation (FASM) (Lloyd et al., 1997) → enthalten in aktueller S2k-Leitlinie	Erfassung zweier Bereiche (Methoden und Funktionen selbstverletzenden Verhaltens) mit 42 Items (Anwendungsdauer ca. 5–7 Minuten). Betrachtungszeitraum: vergangenes Jahr. Die erfassten Funktionen basieren auf einer Einteilung nach den vier Funktionen nach Nock und Prinstein (2004). Gute Beschreibung des selbstverletzenden Verhaltens möglich. Befriedigende interne Konsistenz für mittelgradige und schwere Formen selbstverletzenden Verhaltens (Cronbachs α = .65–.66; Guertin et al., 2001). Vier Funktionen der Selbstverletzung (APR, ANR, SPR, SNR): befriedigende bis gute interne Konsistenz (Cronbachs α = .62–.85; Nock & Prinstein, 2004).
Modifiziertes Ottawa / Ulm Selbstverletzungs-Inventar (MOUSI) (Originalversion: Ottawa Self-Injury Inventory; Cloutier & Nixon, 2003; dt. Fassung: Plener et al., 2013) → enthalten in aktueller S2k-Leitlinie	Modifikation des *Ottawa Self-Injury Inventory* (Cloutier & Nixon, 2003). Deskriptive Beschreibung des selbstverletzenden Verhaltens (Dauer, Häufigkeit, Suizidabsichten, Lokalisation, Methoden, Wirksamkeit des selbstverletzenden Verhaltens, Rolle von Blut und Schmerz, dissoziative Symptome, mögliche Alternativen, Notwendigkeit medizinischer Behandlungen, Suchtcharakter des selbstverletzenden Verhaltens sowie mögliche Gründe) mit 36 Items (Anwendungsdauer ca. 15 Minuten). Betrachtungszeitraum: vergangener Monat, letzte sechs Monate. Aufgrund der Komplexität und Informationsfülle insbesondere für die individuelle Therapieplanung geeignet (Heath & Nixon, 2009). Angesichts der qualitativen Auswertung des MOUSI liegen keine psychometrischen Angaben vor.
Non-Suicidal Self-Injury Expectancy Questionnaire (NEQ) (Hasking & Boyes, 2018)	Erfasst die Erwartungen bezüglich des selbstverletzenden Verhaltens in fünf Kategorien (Affektregulation, Kommunikation, negative Selbstüberzeugungen, Negative soziale Outcomes, Schmerz) mit 25 Items (Hasking & Boyes, 2018). Interne Konsistenz befriedigend bis gut (Cronbachs α = .71–.86; Hasking & Boyes, 2018).
Ottawa Self-Injury Inventory (OSI) (Cloutier & Nixon, 2003)	Erfassung diverser Aspekte selbstverletzenden Verhaltens (Frequenz, Beginn, Dauer, Lokalisation) sowie deren Funktionen mit 22 Hauptitems (Anwendungsdauer ca. 25 Minuten). Ein besonderer Fokus liegt auf der Erfassung des Suchtcharakters des selbstverletzenden Verhaltens. Aufgrund der qualitativen Auswertung des OSI liegen keine psychometrischen Angaben vor. Jedoch bereits Einsatz in wissenschaftlichen Studien (Martin et al., 2013; Nixon et al., 2015; Guérin-Marion et al., 2018).

Diagnostikinstrumente zur Erfassung selbstverletzenden Verhaltens

Instrument	Anwendung und psychometrische Angaben
Inventory of Statements about Self-Injury (ISAS) (Glenn & Klonsky, 2011)	Detaillierte Erfassung von Formen und Ablauf des selbstverletzenden Verhaltens (Sektion 1: Verhaltensweisen) sowie Funktionen selbstverletzenden Verhaltens (Sektion 2: Funktionen). Die Anwendungsdauer beträgt ca. 15 Minuten. Korrelationskoeffizienten für die Test-Retest-Reliabilität der Sektion 1 (Verhaltensweisen) rangieren zwischen r = .52 und r = .83. Für Sektion 2 (Funktionen) werden diese von r = .35 bis r = .89 angegeben (Glenn & Klonsky, 2011).
Motivations Underlying Self-Harm Questionnaire (Laye-Gindhu & Schonert-Reichl, 2005)	Erfassung verschiedener Motive, welche dem selbstverletzenden Verhalten zugrunde liegen, mit 29 Items (Anwendungsdauer ca. 5 Minuten). Hohe interne Konsistenz (Cronbachs α = .90; Laye-Gindhu & Schonert-Reichl, 2005).
NSSV Schweregrad Fragebogen (NSSV-SG) (In-Albon et al., 2017)	Erfassung der Häufigkeit und Art selbstverletzenden Verhaltens innerhalb der letzten drei Monate. Befriedigende interne Konsistenz (Cronbach α = .73), moderate Test-Retest-Reliabilität (r = .77; In-Albon et al., 2017).

Interviews

Instrument	Anwendung und psychometrische Angaben
Self-Injurious Thoughts and Behaviors Interview (SITBI) (Nock et al., 2007; dt. Fassung: Fischer et al., 2014)	Strukturiertes Interview (Langfassung: 169 Items; Kurzfassung: 72 Items) zur Erfassung der Frequenz und Eigenschaften selbstverletzender Gedanken bzw. Verhaltensweisen (Suizidgedanken, Suizidplan, Suizidgesten, Suizidversuche, Gedanken an selbstverletzendes Verhalten, nichtsuizidales selbstverletzendes Verhalten). Inter-Rater-Reliabilität ausgezeichnet (κs = .77–1.00), Test-Retest-Reliabilität adäquat (κs = .52–.64), Konstruktvalidität hinsichtlich selbstverletzenden Verhaltens und Suizidversuchen gut (κ = .89; κ = .86; Fischer et al., 2014).
Parasuicide History Interview (PHI) (Wagner & Linehan, 1994)	Semistrukturiertes Interview zur Erfassung selbstverletzender Verhaltensweisen sowie suizidaler Intention. Besonderer Fokus: Unterscheidung Intention und Funktion des selbstverletzenden Verhaltens.
Suicide Attempt Self-Injury Interview (SASII) (Linehan et al., 2006)	Weiterentwicklung des PHI. Fokus: Unterscheidung sowie Überlappung nichtsuizidalen und suizidalen selbstverletzenden Verhaltens. Erhoben werden der Ablauf der Selbstverletzungen, Kontextfaktoren sowie Intentionen und Funktionen. Gute Inter-Rater-Reliabilität (r = .87-.98).

Anamnesebogen

Um deine Situation besser verstehen zu können, möchte ich dir jetzt einige Fragen rund um dein selbstverletzendes Verhalten stellen. Wenn es dir zu viel wird oder du eine Pause brauchst, gib mir bitte jederzeit Bescheid.

Wann hast du begonnen, dich selbst zu verletzen, und wie lange verletzt du dich schon selbst?

....

....

Wie oft verletzt du dich selbst? (Hilfestellung: Denke z. B. an die letzte Woche oder gestern.)

....

....

Was tust du, um dich selbst zu verletzen? Welche Methoden wendest du an (z. B. schneiden, schlagen, verbrennen, Wunden aufkratzen etc.)?

....

....

An welchen Körperstellen verletzt du dich selbst (z. B. linker Unterarm)? Wie schwerwiegend schätzt du deine Selbstverletzungen selbst ein? (ggf. Selbstverletzungen zeigen lassen)

....

....

Was möchtest du mit deinem selbstverletzenden Verhalten erreichen?

....

....

Was führt zu deinem selbstverletzenden Verhalten? Was muss passieren, damit du dich selbst verletzt?

....

....

Anamnesebogen

Wie genau läuft deine Selbstverletzung ab? Was passiert zuerst? (Ablauf beschreiben lassen)

....

....

Versorgst du deine Wunden nach der Selbstverletzung? Wenn ja, wie?

....

....

Warum verletzt du dich selbst? Bei was hilft dir deine Selbstverletzung?

....

....

Wichtig

Führen Sie in diesem Zuge unbedingt auch eine suizidale Abklärung durch!

Geht es manchmal über das reine selbstverletzende Verhalten hinaus? Hast du manchmal den Wunsch, an deinen Selbstverletzungen zu sterben? Führst du das selbstverletzende Verhalten mit dem Gedanken aus, daran zu sterben?

....

....

Weiterführende Fragen im Rahmen der Anamnese

Gibt es aktuelle Belastungen in deinem Leben? Denke dabei an die Bereiche Arbeit, Schule, Familie und Freunde.

....

....

Sind bei dir bereits psychische Erkrankungen bekannt? Wenn ja, welche?

....

....

Anamnesebogen

Gibt es andere Verhaltensweisen, die dir bei schwierigen Gefühlen und Gedanken helfen, obwohl du weißt, dass sie eigentlich nicht gut für dich sind (z. B. Konsum von Alkohol oder Drogen, sexuell riskantes Verhalten etc.)?

....

....

Bestehen in deiner Familie psychische Erkrankungen, die bekannt sind? Wenn ja, welche und bei wem? Denke nicht nur an deine Eltern, sondern auch an Geschwister, Großeltern, Tanten, Onkeln, Cousins, Cousinen etc.

....

....

Kennst du selbst andere Betroffene von selbstverletzendem Verhalten? Wenn ja, wen (z. B. Freunde, Klassenkameraden, Arbeitskollegen etc.)?

....

....

Warst du schon einmal in Behandlung aufgrund des selbstverletzenden Verhaltens oder hast dir anderweitig Hilfe hierfür gesucht? Wenn ja, was hast du unternommen?

....

....

Gibt es Dinge, die gerade richtig gut laufen? Gibt es Menschen, die dich unterstützen und dir guttun? Erzähle mir hiervon.

....

....

AB 6 • P

An welchen Stellen verletze ich mich selbst?

Markiere diejenigen Körperstellen auf der Abbildung, an welchen du dich selbst verletzt.

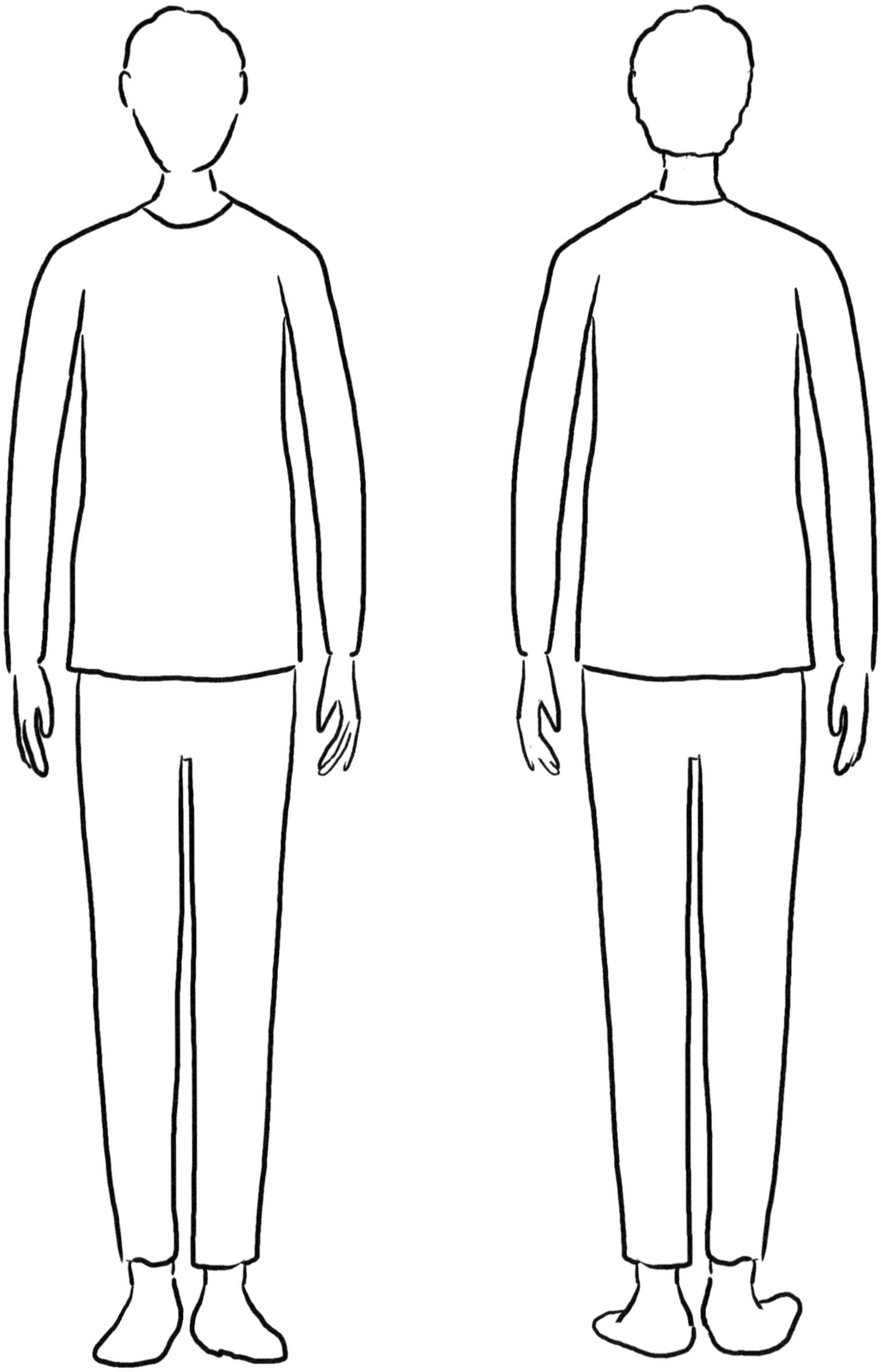

Verhaltensanalyse

Welche Verhaltensweise möchtest du genauer betrachten?

....

Was genau hast du getan? Wo? Wer war außer dir mit einbezogen (z. B. Selbstverletzendes Verhalten gestern Abend)?

....

....

....

Was war die Situation, die direkt vor dem problematischen Verhalten so schwierig war?

Äußere Situation: ....

Gefühle: ....

Gedanken: ....

Stimmung: ....

Körperliche Verfassung: ....

Welches Ereignis ging dem Verhalten voraus? Was hast du vor dem Verhalten getan, gedacht und gefühlt? Welche Körperempfindungen hast du wahrgenommen?

....

....

....

Durch welches eigene Verhalten hast du die Situation mit herbeigeführt?

....

....

....

Verhaltensanalyse

Was hast du selbst getan, damit es überhaupt zu der Situation kam?

....

....

....

Welche Faktoren haben dich für das Verhalten anfällig gemacht (Unausgewogene Ernährung? Gestörter Schlaf? Stress, psychische Verletzungen, intensive Gefühle? Körperliche Erkrankungen? Gebrauch von Alkohol und Drogen? Missbrauch von Medikamenten?)?

....

....

....

Was waren die Folgen deines Verhaltens?

Was waren die kurzfristigen positiven Folgen deines Verhaltens?

....

....

....

Was waren die langfristigen negativen Folgen deines Verhaltens?

....

....

....

Was hat es ermöglicht, das problematische Verhalten zu beenden?

....

....

....

Verhaltensanalyse

An welcher Stelle hättest du etwas anders machen können?

Welche Skills (Fertigkeiten) hättest du anwenden können? Was hat das Nutzen der Skills verhindert? Wie hättest du deine Anfälligkeitsfaktoren verhindern können? Welche Konsequenzen könnten dir helfen, dein Verhalten zukünftig besser zu kontrollieren?

....

....

....

Was kannst du tun, um eventuellen Schaden wieder zu reparieren?

Was kannst du für andere tun, falls sie mit betroffen waren?

....

....

....

AB 8 • P

Meine Beziehungen

Nutze die Kreise, um alle Personen einzuzeichnen, mit denen du in mehr oder weniger engem Kontakt stehst. Hierunter fallen Eltern, Großeltern, Verwandte, Freunde etc.

Fange damit an, dich selbst in einen Kreis zu schreiben oder malen und füge dann nach und nach die Personen in deinem Umfeld hinzu. Manche stehen dir vielleicht näher als andere. Dies kannst du über Abstände zu deinem Kreis berücksichtigen. Du kannst natürlich noch weitere Kreise ergänzen oder Kreise leer lassen.

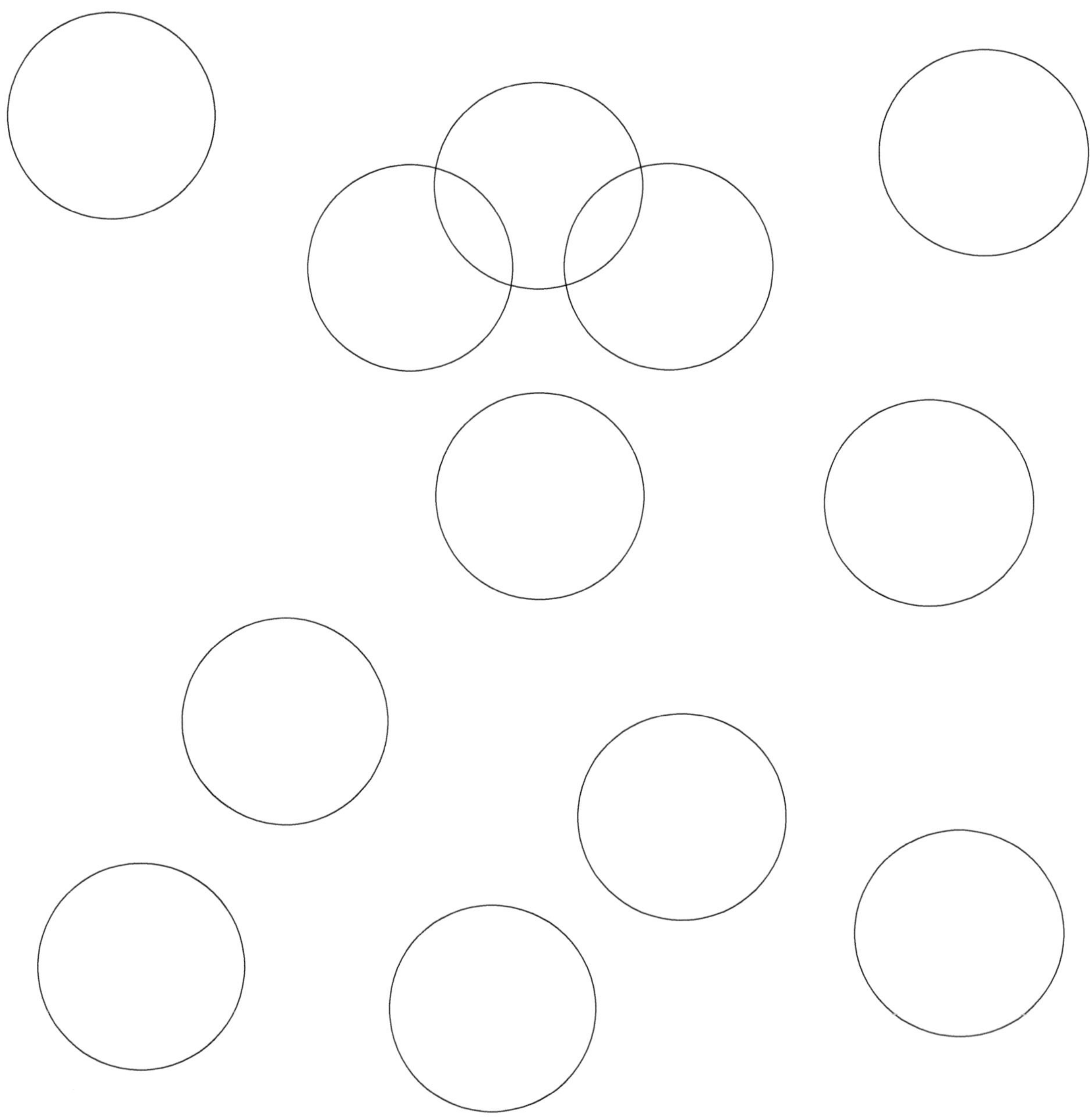

3 Therapeutische Haltung und Commitmentarbeit

Die therapeutische Haltung

Psychische Störungen, die aktive Verhaltensweisen beinhalten, wie z. B. das Konsumieren von Alkohol oder Drogen, die Restriktion von Essen oder eben auch das selbstverletzende Verhalten, führen häufig zu dem Stereotyp, bei entsprechendem Willen unterbunden werden zu können. Sätze wie »Sie könnten aufhören, wenn sie nur wollten« stigmatisieren Betroffene ungemein und führen häufig zu einer Verheimlichung des Verhaltens. Nicht zuletzt deshalb weisen Betroffene von selbstverletzendem Verhalten ein nur gering ausgeprägtes Hilfesuchverhalten auf. Schaffen es diese dennoch ins Helfersystem, gilt es, einen sensiblen Umgang mit der Thematik zu finden.

Darüber hinaus existieren häufig Ängste in der Arbeit mit sich selbstverletzenden Jugendlichen und jungen Erwachsenen aufseiten der Behandler:innen. Diese beziehen sich auf die assoziierte Suizidalität, aber auch auf das mögliche Zugrundeliegen einer emotional-instabilen Persönlichkeitsstörung vom Borderline-Typ. Befürchtungen bestehen dann häufig in Bezug auf impulsives Verhalten, wiederholte Kriseninterventionen im Kliniksetting, Suizidversuche oder -ankündigungen. Grundsätzlich steckt dahinter meist die Sorge, Fehlentscheidungen zu treffen, wichtige Hinweise zu übersehen und daraus resultierend die Konfrontation mit juristischen Konsequenzen.

Die therapeutische Haltung stellt also insbesondere in der Arbeit mit sich selbstverletzenden Patient:innen eine zentrale Komponente dar. Selbstverletzendes Verhalten widerspricht auf den ersten Blick dem Selbsterhaltungstrieb des Menschen und löst daher nicht nur in Angehörigen, sondern auch in Therapeut:innen diverse Emotionen aus. Diese gilt es kritisch zu reflektieren. So führen insbesondere häufig wiederkehrende Selbstverletzungen im Therapieprozess möglicherweise zu Ohnmacht, Wut und Hilflosigkeit auf Therapeutenseite. Um den Therapieprozess nicht zu gefährden und sich immer wieder empathisch auf Patient:innen einzuschwingen, kann der folgende Gedanke helfen:

»Niemand verhält sich unlogisch.«

Sollte Ihnen das Verhalten einer Patientin oder eines Patienten nicht nachvollziehbar erscheinen, erinnern Sie sich an diese Prämisse. Erscheint uns ein Verhalten unlogisch, so haben wir nur noch nicht verstanden, warum sich unser Gegenüber so verhält. Es ist also an uns, das zugrunde liegende Motiv herauszufinden. Sobald wir verstehen, warum sich eine Patientin bzw. ein Patient entsprechend verhält, fällt es uns viel leichter, uns wieder empathisch zu verhalten. In Bezug auf mögliche Ängste gilt es, die eigenen Gedanken kritisch zu reflektieren, um professionell und handlungsfähig zu bleiben.

Commitmentarbeit

Nach dem Etablieren einer empathischen therapeutischen Haltung gilt es, im Folgenden das Commitment der Patient:innen zu stärken.

Insbesondere zu Beginn einer Psychotherapie besteht häufig Ambivalenz hinsichtlich der Beendigung des selbstverletzenden Verhaltens. Diese gilt es aufzugreifen und gemeinsam zu bearbeiten. Möglicherweise muss das Commitment im Verlauf der Behandlung immer wieder überprüft und neu hergestellt werden. Diese Arbeit sollte nicht gescheut werden, da das Commitment eine wichtige Basis für die tatsächliche Verhaltensänderung darstellt.

Arbeits- und Informationsmaterial

AB 9 Eigene Haltung

Mithilfe dieses Arbeitsblattes kann die eigene Haltung zu selbstverletzenden Verhaltensweisen erfasst und reflektiert werden. Da auch professionelle Helfer:innen häufig mit Vorbehalten gegenüber sich selbstverletzenden Patient:innen konfrontiert sind, ist es wichtig, diese aufzudecken und kritisch zu beleuchten. Nur so kann im Anschluss eine neutrale und professionelle Patientenbehandlung gewährleistet werden.

INFO 8 Grundannahmen

Führen Sie sich die Grundannahmen vor Augen (nach von Auer & Bohus, 2018). Sie helfen, sich immer wieder auf die Patient:innen empathisch einzuschwingen. Dies ist wichtig, um den Betroffenen adäquat helfen zu können. Andernfalls kann es passieren, dass man diesen selbst mit Vorbehalten entgegentritt. Das Auftreten solcher Gedanken sollte kritisch reflektiert werden, um die therapeutische Beziehung und somit die Behandlung nicht zu gefährden. Sie können die Grundannahmen ebenfalls mit Ihren Patient:innen besprechen und diese gemeinsam diskutieren.

INFO 9 Validierungsstrategien

Der Einsatz von Validierungsstrategien stammt aus der Dialektisch-behavioralen Therapie und vermittelt Betroffenen, dass ihre Sicht der Dinge nachvollziehbar ist. Gleichzeitig wird betont, dass diese Perspektive nicht die einzig mögliche ist. Insbesondere zur Herstellung einer Therapie- und Veränderungsmotivation stellt der Einsatz von Validierungsstrategien eine wichtige Komponente dar (nach von Auer & Bohus, 2018).

INFO 10 Commitmentstrategien

Die Dialektisch-behaviorale Therapie formuliert Commitmentstrategien, welche die Therapiemotivation der Betroffenen erhöhen sollen. Das vorliegende Informationsblatt bietet eine Übersicht für Therapeut:innen (nach von Auer & Bohus, 2018).

AB 10 Problem- und Zielanalyse

Das Arbeitsblatt hilft bei der Identifikation aktueller Schwierigkeiten. In einem zweiten Schritt sollen aus den erarbeiteten Problemen Ziele für die Therapie abgeleitet werden. Durch den Aufbau des Arbeitsblattes wird die Gegenüberstellung der Probleme und der abgeleiteten Ziele ermöglicht. Dieses Arbeitsblatt kann zum Ende der Therapie noch einmal herausgeholt werden, um zu bestimmen, inwiefern die Zielerreichung erfolgreich war.

Wichtiger Hinweis: Dieses Arbeitsblatt muss unbedingt gemeinsam in der Therapiestunde bearbeitet werden. Die Formulierung geeigneter Therapieziele ist schwierig und bedarf der therapeutischen Anleitung. Ein Leitfaden zum Formulieren adäquater Ziele stellt die SMART-Methode dar (**INFO 11** »Hinweise zur Therapiezielformulierung nach der SMART-Methode«).

INFO 11 Hinweise zur Therapiezielformulierung nach der SMART-Methode

Die adäquate Formulierung geeigneter Therapieziele stellt eine wichtige Grundvoraussetzung für das Gelingen der Behandlung dar. Nehmen Sie sich daher genügend Zeit, gemeinsam mit den Patient:innen realistische Ziele zu setzen. Die SMART-Methode kann hierbei hilfreich sein und wird auf dem Informationsblatt erläutert.

AB 11 Pro- und Kontra-Liste Selbstverletzendes Verhalten

Mit diesem Arbeitsblatt sollen sowohl die kurz- wie auch langfristigen Vor- und Nachteile des selbstverletzenden Verhaltens erarbeitet werden. Selbstverständlich ist es Ziel der Therapie, eine Reduktion des selbstverletzenden Verhaltens zu erreichen. Jedoch sollte an dieser Stelle darauf geachtet werden, sowohl die Vor- als auch Nachteile gleichwertig zu betrachten. In der Regel wird dabei offensichtlich, dass das Verhalten kurzfristig viele Vorteile, langfristig jedoch zahlreiche Nachteile bietet. Anhand dieser Erkenntnis kann im Folgenden erarbeitet werden, dass funktionalere Verhaltensweisen zwar kurzfristig anstrengend und möglicherweise mit Nachteilen verbunden sind, langfristig aber mehr Vorteile aufweisen (s. das beispielhaft ausgefüllte Arbeitsblatt). Durch diese Erkenntnis kann das Commitment gefördert werden.

Eigene Haltung

Beantworten Sie die folgenden Fragen für sich allein und seien Sie dabei ehrlich zu sich.

Eigene Einstellungen
Was denken Sie über Personen, die sich selbst verletzen?

....

....

....

Was denken Sie über Eltern, deren Kinder sich selbst verletzen?

....

....

....

Eigene Emotionen im Umgang mit sich selbstverletzenden Patient:innen
Was macht Ihnen in der Arbeit mit sich selbstverletzenden Jugendlichen und jungen Erwachsenen Angst?

....

....

....

Woran hindert Sie diese Angst? Was würden Sie in der Arbeit mit sich selbstverletzenden Jugendlichen und jungen Erwachsenen anders machen, wenn Sie weniger Angst hätten?

....

....

....

Eigene Haltung

Welche weiteren Emotionen erleben Sie in der Arbeit mit sich selbstverletzenden Jugendlichen und jungen Erwachsenen?

....

....

....

Welche negativen Erfahrungen haben Sie bisher in der Arbeit mit sich selbstverletzenden Jugendlichen und jungen Erwachsenen gemacht?

....

....

....

Welche positiven Erfahrungen haben Sie bisher in der Arbeit mit sich selbstverletzenden Jugendlichen und jungen Erwachsenen gemacht?

....

....

....

Eigene Erfahrungen mit selbstverletzendem Verhalten

Haben Sie jemals daran gedacht, sich selbst zu verletzen? Wenn ja, beschreiben Sie die Situation.

....

....

....

Haben Sie sich jemals selbst verletzt? Wenn ja, beschreiben Sie die Situation.

....

....

....

Grundannahmen

Nützliche Annahmen, um die therapeutische Arbeit zu erleichtern, entstammen der Dialektisch-behavioralen Therapie, einem Verfahren der dritten Welle der Verhaltenstherapie, dessen Fokus auf der Behandlung der emotional-instabilen Persönlichkeitsstörung vom Borderline-Typ liegt.

(1) Die Patient:innen geben sich Mühe.
(2) Die Patient:innen wollen sich verändern.
(3) Die Patient:innen müssen sich stärker anstrengen und härter arbeiten, um sich zu verändern.
(4) Die Patient:innen haben ihre Schwierigkeiten nicht alle selbst verursacht, aber sie müssen sie selbst lösen.
(5) Das Leben der Patient:innen ist so, wie es gegenwärtig gelebt wird, nicht auszuhalten.
(6) Die Patient:innen müssen neues Verhalten in wichtigen Lebensbereichen erlernen.
(7) Die Patient:innen können in der Therapie nicht versagen.
(8) Therapeut:innen brauchen Unterstützung.

(1) Die Patient:innen geben sich Mühe
Diese Annahme betont, dass sich Betroffene nicht gerne oder gar absichtlich so verhalten, wie sie es tun. Weiterhin betont sie, dass sich Betroffene, vor dem Hintergrund ihrer Möglichkeiten, Mühe geben.

(2) Die Patient:innen wollen sich verändern
Hiermit wird den Patient:innen eine grundlegende Veränderungsmotivation unterstellt. Häufig fällt es den Betroffenen nur sehr schwer, sich anders zu verhalten bzw. auf funktionale Emotionsregulationsstrategien zurückzugreifen. Diese müssen im Behandlungsverlauf erst etabliert werden.

(3) Die Patient:innen müssen sich stärker anstrengen und härter arbeiten, um sich zu verändern
Diese Auffassung validiert, dass Betroffene große Hindernisse überwinden müssen, um eine Veränderung herbeizuführen.

(4) Die Patient:innen haben ihre Schwierigkeiten nicht alle selbst verursacht, aber sie müssen sie selbst lösen
Es kann sehr hilfreich sein, insbesondere diese Annahme mit Betroffenen zu teilen. Oft fragen sich Patient:innen, warum gerade sie betroffen sind, was sie möglicherweise falsch gemacht haben. Das Hadern mit dieser Frage paralysiert sehr häufig und führt dazu, dass sich kein Fortschritt einstellt. Sobald Patient:innen und Therapeut:innen diesen Umstand akzeptieren, entsteht wieder eine Handlungsmöglichkeit. Zur Vermittlung dieser Annahme kann das folgende Gleichnis verwendet werden:

Eine Person läuft an einem Fluss entlang und wird plötzlich von jemandem hineingestoßen. Jetzt bleibt der Person nur die Entscheidung: Schwimmen oder Ertrinken. Obwohl die Person die Situation nicht verursacht hat, muss sie diese lösen und sich durch die Strömung zurück zum Ufer kämpfen. Das ist ungerecht, aber die einzige Möglichkeit, wenn sie nicht ertrinken möchte. So ähnlich ist es mit der Entstehung psychischer Störungen. Die Betroffenen haben sie nicht selbst verursacht, sind nun aber dafür verantwortlich, adäquat mit diesen umzugehen.

Grundannahmen

(5) Das Leben der Patient:innen ist so, wie es gegenwärtig gelebt wird, nicht auszuhalten
Es muss davon ausgegangen werden, dass die Patient:innen unter ihrer gegenwärtigen Situation leiden.

(6) Die Patient:innen müssen neues Verhalten in wichtigen Lebensbereichen erlernen
Sich selbstverletzende Jugendliche und junge Erwachsene müssen adäquate Emotionsregulationsstrategien und den Umgang mit Gefühlen neu lernen.

(7) Die Patient:innen können in der Therapie nicht versagen
Sollte die Behandlung im Sinne der Erreichung der formulierten Therapieziele erfolglos bleiben, so war es möglicherweise nicht der richtige Zeitpunkt für die Behandlung oder aber die Methode war nicht die richtige. Der / Die Patient:in kann nicht versagen (s. Grundannahme 1).

(8) Therapeut:innen brauchen Unterstützung
Stellenweise kann die Behandlung auch für Therapeut:innen sehr zehrend sein, da möglicherweise immer wieder neues Commitment verhandelt werden muss oder anhaltende rezidivierende Selbstverletzungen zu Frustrationen führen. Unterstützung kann und sollte sich daher am besten im Rahmen eines Intervisionszirkels geholt werden. Außerdem sollten passende Selbstfürsorgestrategien etabliert werden.

INFO 9 • T

Validierungsstrategien

Ungeteilte Aufmerksamkeit (V1)
Dem Gegenüber Interesse zeigen, aufmerksames Zuhören, nachfragen und Gesagtes erinnern.

Der Fokus des / der Therapeut:in liegt ganz bei dem / der Patient:in: »Du hast mir letzte Stunde gesagt, dass du dich mit deiner Freundin gestritten hast. Wie ging es hier weiter?«

Genaue Reflexion (V2)
Um Verständnis zu signalisieren, wird das Gesagte zusammengefasst.

»Du hast dich also traurig gefühlt, weil dich niemand verstanden hat.«

Verbalisieren von Nicht-Gesagtem (V3)
Nicht ausgesprochene Emotionen und Gedanken benennen und mögliche Reaktionen auf therapeutische Interventionen vorwegnehmen.

»Du hast zu mir gesagt, dass die Hausaufgabe sehr schwierig für dich war. Ich kann mir gut vorstellen, dass du so gar keine Lust gehabt hast, sie zu machen.«

»Es kann sein, dass du dich kurzzeitig wieder traurig fühlst, wenn wir gemeinsam die Verhaltensanalyse ausfüllen.«

Validierung in Bezug auf biografische Erfahrungen oder eine biologische Disposition (V4)
Vermittlung, dass die Reaktion vor dem Hintergrund der Lerngeschichte oder der Disposition nachvollzogen werden kann.

»Du hast eine schlimme Trennung hinter dir. Klar ist es für dich jetzt schwierig, dich auf eine neue Beziehung einzulassen.«

»Aufgrund deiner Sehschwäche ist es für dich natürlich schwieriger, dem Unterricht zu folgen.«

Validierung vor dem Hintergrund aktivierter Schemata (V5)
Grundannahmen werden als Erklärung für eine Reaktion einbezogen.

»Wenn du denkst ›Nur wenn ich gute Noten schreibe, lieben mich meine Eltern‹, kann ich gut verstehen, dass du Angst vor der Klassenarbeit hast.«

Radikale Echtheit (V6)
Patient:innen werden als Gegenüber auf Augenhöhe verstanden. Einbezug der »Norm«, um ein Verhalten und dessen Konsequenzen einzuordnen.

»In dieser Situation würde es mir ganz ähnlich gehen.«

»Wenn du weiter Drogen nimmst, wirst du keine Ausbildung bei der Polizei machen können, sondern in der Entzugsklinik landen.«

Reziproke Vulnerabilität bzw. Selbstoffenbarung (V7)
Offenbarung der eigenen Verletzlichkeit, wenn Patient:innen dies tun.

Patient:in zum Ende der Therapie: »Schade, dass wir uns jetzt nicht mehr sehen.«

Therapeut:in: »Das finde ich auch.«

Commitmentstrategien

Die nachfolgenden Strategien können im Verlauf der Behandlung immer wieder flexibel eingesetzt werden, um das Commitment der Patient:innen zu erhöhen.

Betonen der freien Wahlmöglichkeit Es wird betont, dass die Entscheidung bei Patient:innen selbst liegt und nicht im Außen. Die Konsequenzen der Entscheidung sollen erwähnt werden.	»Du entscheidest natürlich, ob wir daran arbeiten, deinen Alkoholkonsum zu reduzieren. Wenn wir das nicht tun, könnte deine Gesundheit ernsthaft gefährdet sein.«
Erinnern an frühere Zustimmung Es soll an frühere Absprachen und Zielvereinbarungen erinnert werden, wenn es scheint, dass die Motivation der Betroffenen abnimmt.	»Zu Beginn der Therapie hast du gesagt, du willst nicht mehr rauchen. Warum wolltest du damals daran arbeiten?«
Pro und Kontra Konsequenzen einer Veränderung bzw. eines Verhaltens werden hinsichtlich kurz- und langfristiger Aspekte abgewogen.	»Komm, wir schauen uns an, was kurz- und langfristig für bzw. gegen das selbstverletzende Verhalten spricht.«
Cheerleading Der / Die Therapeut:in feuert den / die Patient:in an. Hiermit soll gezeigt werden, dass Patient:innen der nächste Schritt zugetraut wird.	»Du wirst das schaffen.«

Commitmentstrategien

Fuß in der Tür Auf eine kleine Anforderung folgt eine größere. **Tür ins Gesicht** Eine sehr hohe Anforderung wird gestellt, um sie dann zu verringern.	»Vielleicht schaffst du es, dich in der Woche einmal weniger selbst zu verletzen?« »Ich finde, du solltest dich ab jetzt gar nicht mehr selbst verletzen … Okay, vielleicht kannst du damit anfangen, jede Woche einen selbstverletzungsfreien Tag einzuführen.«
Advocatus Diaboli Der / Die Therapeut:in argumentiert paradox, also für ein dysfunktionales Verhalten, und dementsprechend so, wie es der / die Patient:in nicht erwartet. Dieser bzw. diesem ist es so möglich, die gegenteilige Haltung zu vertreten. **Wichtiger Hinweis:** Dies funktioniert nur, wenn der / die Patient:in bereits eine gewisse Veränderungsmotivation aufweist.	»Ehrlich gesagt habe ich mittlerweile auch den Eindruck, dass das selbstverletzende Verhalten für dich am besten funktioniert. Vielleicht ist die Therapie gerade einfach zu viel für dich.«

Info • Allgemeiner Hinweis

Bitte bedenken Sie, dass Commitment nicht etwas ist, was einmal hergestellt wird. In der Behandlung selbstverletzender Verhaltensweisen schwankt dieses häufig und muss immer wieder auf den Prüfstand gestellt und erneuert werden. Gerade bei sich in der Autonomieentwicklung befindlichen Jugendlichen und jungen Erwachsenen ist es besonders wichtig zu betonen, dass ihr Commitment als Grundlage für eine Behandlung benötigt wird. Die Strategien können somit flexibel und immer wieder zum Einsatz kommen.

AB 10 • P T

Problem- und Zielanalyse

Auf der linken Seite sollen die aktuellen Problemfelder geschildert werden und zwar so konkret wie möglich. Aus diesen sollen anschließend Ziele abgeleitet werden, die ebenfalls möglichst konkret formuliert sein und sich direkt auf das genannte Problem beziehen sollten. Die Probleme können entsprechend ihrer Bedeutung entweder in eine Rangreihenfolge gebracht oder mit einer entsprechenden Kennzeichnung gewichtet werden (z. B. Wie beeinträchtigend ist das Problem von 1–10?). Das Ziel sollte so formuliert sein, dass leicht beobachtet werden kann, ob dieses erreicht wurde.

Beispiel

Problem: Da ich mich für meine Selbstverletzungs-Narben schäme, trage ich auch bei heißem Wetter lange Pullis und kann mit meinen Freunden nicht ins Schwimmbad gehen. Das belastet mich sehr.

Abgeleitetes Ziel: Ich möchte im kommenden Sommer im Badeanzug mit meinen Freunden ins Schwimmbad gehen.

Probleme		Ziele
	⇨	
	⇨	
	⇨	
	⇨	

Hinweise zur Therapiezielformulierung nach der SMART-Methode

Die Formulierung adäquater Therapieziele ist grundsätzlich von großer Bedeutung. Häufig neigen Patient:innen dazu, sehr übergeordnete Ziele, wie »Ich will glücklich sein« oder »Es soll mir besser gehen« zu nennen, ohne darauf einzugehen, was das für sie bedeutet und woran man diesen Zustand erkennen könnte. Verwenden Sie daher hierauf genügend Zeit, da gut formulierte Therapieziele auch im Verlauf und insbesondere am Ende einer Behandlung noch einmal Aufschluss über deren Erfolg geben können.

Demnach sollten Therapieziele immer SMART formuliert werden:

S – spezifisch

Ein Ziel sollte möglichst konkret formuliert sein. »Es soll mir besser gehen« ist ein nachvollziehbares Ziel, sollte jedoch aufgrund der mangelnden Konkretheit vermieden werden.

M – messbar

Sowohl Patient:in als auch Therapeut:in sollte klar sein, wann das Ziel erreicht wurde. Daher sollte es gut messbar sein. Ein messbares Ziel lautet z. B.: »Ich möchte in der Woche nur noch zwei Zigaretten rauchen.«

A – attraktiv

Das Ziel sollte ausreichend attraktiv sein, also einen Wunschzustand darstellen, der jedoch erreichbar ist. Ein Beispiel hierfür lautet: »Ich möchte im Sommer endlich wieder ein T-Shirt tragen können.«

R – realistisch

Das Ziel sollte realistischerweise im Rahmen der Therapie erreichbar sein.

T – terminiert

Bis wann soll das Ziel erreicht sein? Gibt es eventuell Zwischenziele auf dem Weg dorthin?

Pro- und Kontra-Liste Selbstverletzendes Verhalten

Hier sind Beispiele für kurz- und langfristige Vor- und Nachteile selbstverletzenden Verhaltens:

Kurzfristige Vorteile des Verhaltens

- Schwierige Gefühle nehmen ab.
- Fühle mich sofort besser.
- große Erleichterung
- Eltern oder Freunde kümmern sich um mich.
- Andere sehen sofort, dass es mir schlecht geht.
- Ich kann wieder etwas fühlen.

Kurzfristige Nachteile des Verhaltens

- Schmerzen
- Ärger mit meinen Eltern

Langfristige Vorteile des Verhaltens

- hilft zuverlässig bei Anspannung

Langfristige Nachteile des Verhaltens

- Narben
- Kann keine T-Shirts tragen.
- Probleme in der Ausbildung oder dem Beruf
- keine gute Beziehung zu meinen Eltern
- vielleicht keine Freunde mehr

Pro- und Kontra-Liste Selbstverletzendes Verhalten

Kurzfristige Vorteile des Verhaltens

....
....
....
....
....
....
....
....
....
....
....

Kurzfristige Nachteile des Verhaltens

....
....
....
....
....
....
....
....
....
....
....

Langfristige Vorteile des Verhaltens

....
....
....
....
....
....
....
....
....
....
....

Langfristige Nachteile des Verhaltens

....
....
....
....
....
....
....
....
....
....
....

4 Achtsamkeit und Stresstoleranz

Achtsamkeit

Das Thema »Achtsamkeit« wird sowohl auf aufseiten der Therapeut:innen als auch der Patient:innen häufig als sehr komplex wahrgenommen und daher zum Teil vermieden. Auch wenn viele Betroffene die anfängliche Arbeit mit dem Thema »Achtsamkeit« als befremdlich empfinden, zeigt sich, dass bereits das Verstehen des Konzepts häufig dazu führt, dass sich die innere Haltung relativ schnell verändert und Betroffene berichten, nun achtsamer in Bezug auf sich zu sein.

Bezogen auf die Behandlung des selbstverletzenden Verhaltens stellt die Achtsamkeit außerdem eine wichtige Basis für die wirksame Skillsanwendung dar. Daher sollte die Vermittlung achtsamkeitsbasierter Prinzipien in jedem Fall ein fester Bestandteil in der Behandlung sein. Für die konkrete Umsetzung bedeutet das, die Prinzipien der Achtsamkeit möglichst klar und leicht verständlich für Patient:innen aufzubereiten. Die in diesem Kapitel aufgeführten Arbeitsmaterialien sollen dabei behilflich sein.

Für die Behandlung selbstverletzenden Verhaltens sind Achtsamkeitsübungen wichtig, weil Patient:innen hierdurch lernen, aversive Emotionen und Kognitionen anzunehmen, automatisierte, dysfunktionale Copingstrategien zu identifizieren und diese durch funktionale Strategien zu ersetzen.

Stresstoleranz

Die Steuerungsfähigkeit und kognitive Variabilität sind unter hohem Stress deutlich eingeschränkt. Eine differenzierte, überlegte Handlungsplanung ist unter diesen Bedingungen also nicht möglich, die Gefahr für impulsives und selbstverletzendes Verhalten steigt somit enorm an. Patient:innen sollen lernen, die Ausprägungen ihrer individuellen Anspannung zu identifizieren und wahrzunehmen. Dazu soll zunächst mithilfe der Informationsmaterialien eine theoretische Wissensbasis geschaffen werden. Anschließend sollen die Merkmale der eigenen Anspannung auf allen Ebenen analysiert und über ein paar Tage hinweg im Rahmen eines Anspannungsbogens protokolliert werden. Weiterhin lernen Betroffene, welche Skills helfen, die Anspannung zu reduzieren. Befinden sich Betroffene anschließend in einem Anspannungsbereich, in dem klares Denken wieder möglich ist, geht es darum, die erlebte Situation zu analysieren und eine Realitätsüberprüfung vorzunehmen. Diese ist wichtig, um eine tatsächliche therapeutische Veränderung zu bewirken. Um all diese Schritte zu vollziehen, sind die vorausgehenden Übungen zur Achtsamkeit sehr wichtig. Sie helfen, automatische Gedanken und Gefühle wahrzunehmen und zu benennen, wodurch eine Distanz zu diesen entsteht. Einem Abdriften in den Hochstressbereich wird hierdurch leichter vorgebeugt. Es gilt also, dass Stresstoleranz ohne Achtsamkeit nicht möglich ist.

Eine besondere Herausforderung im Themenbereich der Stresstoleranz besteht darin, zwei auf den ersten Blick sehr unterschiedliche Skill-Bereiche zu vermitteln. Die kurzfristig wirksamen Skills zur Krisenbewältigung erleben viele Patient:innen als intuitiv und hilfreich, während die langfristig und vorbeugend wirkenden Skills zur Krisenbewältigung oft schwieriger zu vermitteln sind und auf Patientenseite häufig zu Frustration führen.

Beide Bereiche dienen jedoch der Stresstoleranz und haben gemeinsam, dass sie zur akuten Bewältigung von Krisen beitragen. Investieren Sie an dieser Stelle also genügend Zeit, da hierdurch die weitere Behandlung des selbstverletzenden Verhaltens deutlich vereinfacht werden kann.

Arbeits- und Informationsmaterial

INFO 12 Was ist Achtsamkeit?
Mithilfe des für Patient:innen aufbereiteten Informationsblattes wird das Konzept der Achtsamkeit erklärt (nach Fleischhaker et al., 2011; nach von Auer & Bohus, 2018).

INFO 13 Achtsamkeitsstrategien
Das Informationsblatt gibt einen Überblick über die »Was-Fertigkeiten« sowie »Wie-Fertigkeiten« (nach Fleischhaker et al., 2011; nach von Auer & Bohus, 2018).

AB 12 Achtsamkeitsstrategien – Übungen
Das Arbeitsblatt enthält Übungen zu den »Was-Fertigkeiten« und »Wie-Fertigkeiten« (nach von Auer & Bohus, 2018).

INFO 14 Hochstress
Das Informationsblatt vermittelt auf verständliche Weise die Vorgänge im Hochstressbereich und erleichtert somit die weitere Erarbeitung von Skills (nach von Auer & Bohus, 2018).

INFO 15 Anspannungsbereiche
Das Informationsblatt gibt Aufschluss über verschiedene Stadien der Anspannung, die gemeinsam mit Patient:innen besprochen werden sollen. Je nach Höhe der eigenen Anspannung greifen unterschiedliche Bewältigungsstrategien, die in einem nächsten Schritt identifiziert werden können.

AB 13 Anspannung erkennen und einschätzen
Mithilfe dieses Arbeitsblattes sollen Patient:innen angeleitet werden, ihre Anspannung wahrzunehmen und einzuschätzen. Dies stellt gerade zu Beginn der therapeutischen Arbeit häufig eine Herausforderung für Patient:innen dar. Die richtige Einschätzung der Anspannung bildet jedoch eine wichtige Grundlage zu ihrer weiteren Bearbeitung.

AB 14 Meine ganz persönliche Anspannung
Das Arbeitsblatt hilft, die Ausprägungen der eigenen Anspannung auf verschiedenen Ebenen kennenzulernen (nach Bohus & Wolf-Arehult, 2009). Dieses Arbeitsblatt kann als weiterführender Schritt eingesetzt werden, um Patient:innen zu helfen, die eigene Anspannung besser kennenzulernen. Diesem Therapieschritt sollte ausreichend Beachtung geschenkt werden, da er die Grundlage der erfolgreichen Skillsanwendung darstellt.

AB 15 Anspannungsbogen für einen Tag
Mithilfe dieses Arbeitsblattes kann die innere Anspannung über den Tag hinweg protokolliert werden. Patient:innen stellen hierbei, entgegen der subjektiven Wahrnehmung, meist fest, dass die Anspannung etwas sehr Variables ist, das sich verändern lässt. Diese Erkenntnis ist besonders wichtig, da sich Betroffene häufig permanent angespannt und dieser Anspannung ausgeliefert fühlen.

INFO 16 Was sind Skills?
Mithilfe des Informationsblattes soll ein Verständnis für das Konzept von Skills erlangt werden (nach von Auer & Bohus, 2018).

AB 16 Stresstoleranz – kurzfristig wirksame Skills
Das Arbeitsblatt gibt zunächst einen Einblick in den generellen Einsatz kurzfristig wirksamer Skills und bietet im nächsten Schritt eine Übersicht über mögliche Übungen (nach von Auer & Bohus, 2018; nach Fleischhaker et al., 2011). Wichtig ist, dass diese Skills ausschließlich dazu dienen, die Anspannung in einen Bereich unter 70 % zu reduzieren. Anschließend müssen Skills aus dem Bereich der Emotionsregulation angewandt werden, um einen erneuten Anstieg der Anspannung in den Hochstressbereich zu vermeiden. Neben den aufgeführten Beispielen sollen Patient:innen explizit dazu ermutigt werden, eigene Ideen einzubringen und diese zu notieren.

AB 17 Stresstoleranz – langfristig wirksame Skills
Das Arbeitsblatt gibt zunächst einen Einblick in den generellen Einsatz langfristig wirksamer Skills und bietet im nächsten Schritt eine Übersicht über mögliche Übungen (nach von Auer & Bohus, 2018).

INFO 17 Anspannungsbereiche und Handlungsstrategien
Das Informationsblatt gibt eine Übersicht über mögliche Handlungsstrategien in den jeweiligen Anspannungsbereichen und stellt deren übergeordnetes Ziel dar.

AB 18 Skills richtig anwenden
Skills bedürfen der Übung. Es ist wichtig, mögliche Fertigkeiten in der Stunde gemeinsam mit Patient:innen auszuprobieren, bevor diese in realen Anspannungssituationen zum Einsatz kommen können. Das Arbeitsblatt informiert über wichtige Aspekte der Skillsanwendung, die es zu beachten gilt.

AB 19 Meine Strategien – Skillskette
Das Arbeitsblatt lädt ein, eigene hilfreiche Strategien in Form einer Skillskette zu notieren und sortieren. Dies stellt die Grundlage für die Bildung eines Notfallkoffers dar.

AB 20 Mein Notfallkoffer
Auf diesem Arbeitsblatt sollen die drei bis vier wichtigsten und hilfreichsten Skills für einen Notfall gesammelt werden, damit diese in Situationen mit Hochstress, in welchen klares Denken schwierig ist, sofort verfügbar sind (nach von Auer & Bohus, 2018).

AB 21 Diary Card
Die Diary Card dient der Protokollierung des selbstschädigenden Verhaltens sowie der Skillsanwendung über eine Woche hinweg (nach Bohus & Wolf-Arehult, 2009). Hat die Diary Card zunächst noch einen diagnostischen Charakter, dient sie schnell der Dokumentierung des Therapiefortschritts. Die Bearbeitung der Diary Card liegt, nach einer eingehenden Einführung durch Therapeut:innen, in der Verantwortung der Patient:innen. Die Gewissenhaftigkeit beim Ausfüllen der Diary Card gibt auch immer wieder Einblicke in den Commitmentstand der Patient:innen. Sie kann entweder jede Woche ausgefüllt werden oder nach Bedarf. Das liegt im Ermessen der Therapeut:innen in Absprache mit ihren Patient:innen.

Wichtig: Sobald Sie die Bearbeitung einer Diary Card über die Woche mit Ihren Patient:innen vereinbaren, müssen Sie diese in der nächsten Therapiestunde auch kurz besprechen.

INFO 12 • P

Was ist Achtsamkeit?

Achtsamkeit bedeutet das Sein im Hier und Jetzt. Der Augenblick wird bewusst wahrgenommen. Es geht darum, äußere oder innere Ereignisse wahrzunehmen, ohne …

- diese zu bewerten,
- diese zu hinterfragen,
- Gedanken oder Gefühlen auszuweichen,
- Gedanken oder Gefühle festzuhalten,
- etwas zu verändern,
- aktiv zu handeln.

Häufig sind wir nicht achtsam, sondern mit den Gedanken bereits bei einem zukünftigen Ereignis oder hängen noch der Vergangenheit nach. In der Gegenwart befinden wir uns gedanklich also eher selten.

Achtsamkeit ist die Basis von Skills. Nur wenn wir achtsam sind, können wir überhaupt unseren aktuellen Gefühlszustand wahrnehmen und beobachten, ob wir z. B. angespannt sind.

Warum Achtsamkeit?

- Achtsamkeit hilft uns, den Moment so anzunehmen, wie er ist, ohne ihn verändern zu wollen.
- Sie hilft uns, uns selbst und Situationen klar wahrzunehmen, um zu entscheiden, was als Nächstes zu tun ist.
- Mit ihr können wir unsere Aufmerksamkeit bewusst lenken.
- Somit gewinnen wir mehr Kontrolle über uns selbst und lassen uns weniger von starken Gefühlen oder automatisierten Gedanken überwältigen.

Fazit

Achtsamkeit verhilft zu mehr Kontrolle!

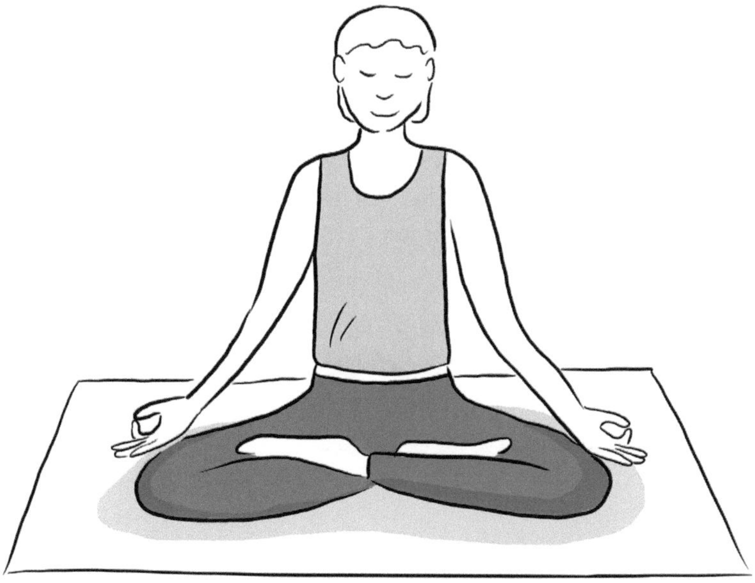

INFO 13 • P

Achtsamkeitsstrategien

»Was-Fertigkeiten« – Was kann ich tun?

Wahrnehmen
Wahrnehmen bedeutet, sich auf das einzulassen, was ist. Dazu gehört deine Umwelt, aber auch deine Innenwelt, Gedanken und Gefühle.

Es geht darum, darauf zu achten, was du erlebst. Beobachte das Kommen und Gehen von Gedanken und Gefühlen. Schiebe Gedanken und Gefühle nicht weg.

Achte auf deine Wahrnehmung, ohne auf deine Wahrnehmungen zu reagieren.

Achte auf deine Gefühle, wie sie aufsteigen und wieder entschwinden, wie Wellen im Meer.

Nimm wahr, was von außen über deine Sinne zu dir gelangt. Wie handeln andere Menschen und zeigen ihre Gefühle?

Beschreiben
Beschreiben bedeutet das Finden von Worten für Gedanken und Gefühle. Schon durch die Bezeichnung von Gedanken und Gefühlen verschaffen wir uns Abstand von ihnen.

Gib dem, was du erlebst, eine Bezeichnung. Benenne entstehende Gedanken und Gefühle. Sage z. B. »Ein Gefühl von Angst ist gerade in mir aufgetaucht« oder »Meine Schultern verspannen sich«.

Achte darauf, zu beschreiben und nicht zu bewerten.

Teilnehmen
»Teilnehmen« bedeutet »Aufgehen« im gegenwärtigen Moment. Es geht darum, sich auf das zu konzentrieren, was man gerade tut.

»Wie-Fertigkeiten« – Wie kann ich es tun?

Nicht bewertende (annehmende) Haltung
Nimm etwas wahr, ohne es zu bewerten. Lass z. B. unangenehme Gedanken und Gefühle vorbeiziehen, ohne sie zu verurteilen oder festzuhalten.

Konzentriert
Konzentriere dich nur auf eine Sache. Bleibe bei dir selbst und dieser Sache. Wenn du z. B. isst, dann isst du. Wenn du gehst, dann gehst du. Wenn du dich im Gespräch befindest, dann konzentriere deine Aufmerksamkeit auf den Kontakt mit der anderen Person. Tue alles mit deiner ganzen Aufmerksamkeit.

Wirkungsvoll
Konzentriere dich darauf, was im Moment möglich ist und tue es. Wenn wir die richtigen Dinge zum richtigen Zeitpunkt tun, fällt es uns leichter. Kümmere dich nicht um »gerecht«, »ungerecht«, »falsch«, »richtig«, »man sollte« und »man sollte nicht«.

Achtsamkeitsstrategien – Übungen

Übungen zu den »Was-Fertigkeiten«

Übung zum Wahrnehmen

Deinen Atem beobachten. Konzentriere dich auf deinen Atem. Beobachte, wie dein Bauch sich hebt und wieder senkt. Wie die Luft durch die Nase ein- und durch den Mund wieder ausströmt. Kommen währenddessen Gedanken oder Gefühle auf, nimm sie wahr und lass sie weiterziehen. Kehre dann zur Übung zurück. Es ist ganz normal abzuschweifen. Versuche das Abschweifen nicht zu bewerten. Es geht nicht darum, die Übung perfekt zu machen, sondern immer wieder zur Beobachtung deines Atems zurückzukehren.

Übung zum Beschreiben

Bilder beschreiben. Nimm dir ein Bild oder eine Postkarte zur Hand und beschreibe es in Gedanken einer anderen Person. Stelle dir vor, dass Begriffe, wie »Stadt« oder »Menschen« bei deiner Beschreibung nicht erlaubt sind. Es geht also darum, sehr detailliert auch Formen und Farben zu beschreiben und zu erklären. Du kannst diese Übung auch mit einer anderen Person durchführen, die das Bild nicht sehen darf. Du beschreibst so lange, bis die andere Person ein Bild vor Augen hat. Dann darfst du es ihr zeigen. Besprecht, ob sich die Vorstellung mit dem tatsächlichen Bild deckt.

Übungen zum Teilnehmen

Ein Ei aufstellen. Versuche, ein rohes Hühnerei entweder auf der breiteren oder der spitzen Seite aufzustellen. Hilfsmittel sind dabei nicht erlaubt (auch die Kolumbus-Methode* zählt nicht 😉).

Sport machen, ein Instrument spielen, einem Hobby nachgehen. Konzentriere dich auf die Tätigkeit, die du gerade ausführst, und mache nichts nebenher. Wenn Gedanken oder Gefühle aufkommen, die dich ablenken, lass sie vorbeiziehen und kehre wieder zu deiner Tätigkeit zurück.

Wichtig

Die »Wie-Fertigkeiten« gehören hier natürlich dazu!

* Eine Legende besagt, dass man Kolumbus vorwarf, die »Entdeckung« Amerikas sei keine besondere Leistung gewesen, da dies jeder vermocht hätte. In einer Runde fragt er die Anwesenden, wer es vermöge, ein Ei auf den Tisch zu stellen, dass es nicht umfalle. Als keiner die Aufgabe lösen konnte, drückte er einfach die Spitze des Eis auf den Tisch, sodass sie platt wurde und das Ei stehen blieb. Auch das hätte jeder tun können, aber nur Kolumbus hatte es so getan.

Hochstress

Lies dir die folgende Geschichte durch und besprich sie mit deiner Therapeutin oder deinem Therapeuten. Welche Schlüsse ziehst du daraus? Wie erlebst du deinen ganz persönlichen »Alarmzustand«?

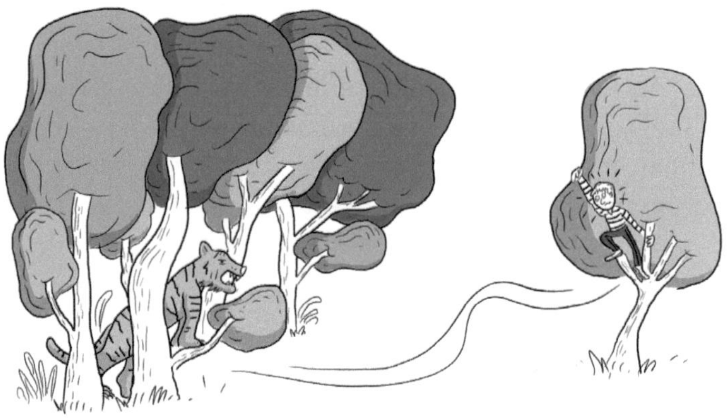

Stell dir vor, du wirst von einem gefährlichen Tier verfolgt. Was geht dir dabei durch den Kopf? Denkst du in so einem Moment darüber nach, was du am Abend essen möchtest oder welche Ausbildung du beginnen sollst? Vermutlich nicht. Vermutlich konzentrieren sich deine Gedanken nur auf eine Sache: Überleben! Vielleicht kommt dir der Gedanke, schnell auf einen Baum zu klettern oder dich hinter einem Felsen zu verstecken, weil dir das in einer ähnlichen Situation schon einmal geholfen hat. Dabei wirst du wohl kaum daran denken, wie du nach überstandener Gefahr wieder von diesem Baum herunterkommst oder ob dich bei deinem Kletterversuch jemand beobachten oder auslachen könnte. Das ist auch sinnvoll. In großer Gefahr greift unser Gehirn auf schnelle und wirksame Lösungen zurück, die wir bereits kennen. In solch einer Situation hat man keine Möglichkeit, lange über die Konsequenzen des Verhaltens nachzudenken. Das ist sehr wichtig, denn nur so können wir alle Energie in unser Überleben stecken.

Was ist aber, wenn dein Gehirn dir diese Gefahr nur vorspielt und in Wirklichkeit gar kein gefährliches Tier hinter dir her ist? Wie sinnvoll ist dann der verzweifelte Versuch, zu überleben und auf einen Baum zu klettern oder sich zu verstecken?

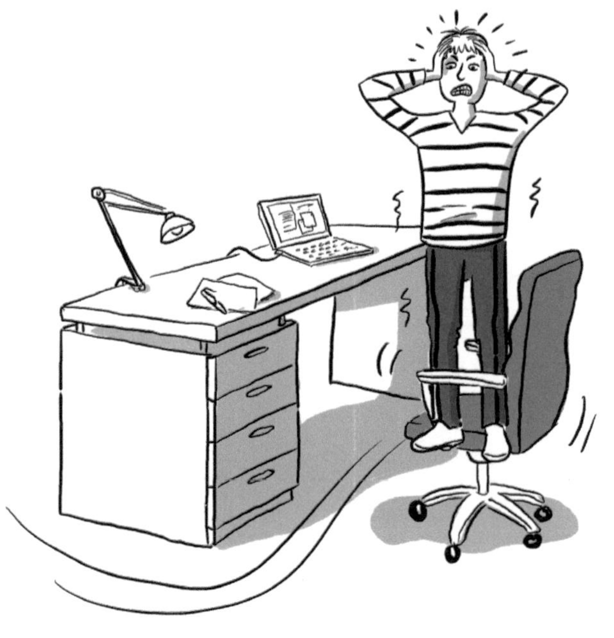

Betroffene von selbstverletzendem Verhalten verfallen manchmal in einen starken Alarmzustand, obwohl dafür kein Grund vorliegt. Manchmal verhalten sich Betroffene dann so, als wäre ein gefährliches Tier hinter ihnen her, und sie denken nur noch darüber nach, diesen Zustand so schnell wie möglich zu beenden.

Selbstverletzendes Verhalten hilft in einer solchen Situation tatsächlich, allerdings nur sehr kurz.

Ziel ist es, solche Alarmzustände mit anderen Mitteln als dem selbstverletzenden Verhalten abzuschwächen, um wieder klarer denken zu können und wahrzunehmen, was wirklich los ist. An diesem Punkt kommen sogenannte *Skills* zum Einsatz, die du im Folgenden kennenlernen wirst.

Anspannungsbereiche

100 %	**Hochspannung, Hochstressbereich (70–100 %)** Klares Denken nicht mehr möglich, Gefahr des Kontrollverlustes, Gefahr für selbst- und fremdschädigendes Verhalten (aggressiver Durchbruch, selbstverletzendes Verhalten, Suizidalität, Dissoziation).
70 %	
	Mittlere Anspannung (30–70 %) Zustand im Alltag, klares Denken und Funktionieren möglich, Handlungsfähigkeit besteht.
50 %	
30 %	**Niedrige Anspannung (0–30 %)** Tiefenentspannung, Schläfrigkeit oder Schlaf. In diesem Bereich werden häufig auch schwere depressive Zustände sowie Lethargie verortet. Keine Handlungsfähigkeit.
0 %	

Anspannung erkennen und einschätzen

Die folgende Übung soll dir bei der Einschätzung deiner Anspannung helfen. Denn nur, wenn du deine Anspannung einschätzen kannst, kannst du ihr geeignete Strategien entgegensetzen.

Teil 1

Erinnere dich an einen Moment, in dem du dich gut gefühlt hast. Notiere hier diesen Moment.

....

....

....

Wie hat sich dein Körper in diesem Moment angefühlt? Was hat dein Körper gemacht?

....

....

....

Welche Gefühle waren in diesem Moment da?

....

....

....

Wie war deine Anspannung in diesem Moment?

☐ Niedrig ☐ Mittel ☐ Hoch

Woran konntest du erkennen, wie ausgeprägt deine Anspannung war?

....

....

....

Anspannung erkennen und einschätzen

Teil 2
Erinnere dich an einen Moment, in dem du dich geärgert hast. Notiere hier diesen Moment.

....

....

....

Wie hat sich dein Körper in diesem Moment angefühlt? Was hat dein Körper gemacht?

....

....

....

Welche Gefühle waren in diesem Moment da?

....

....

....

Wie war deine Anspannung in diesem Moment?

☐ Niedrig ☐ Mittel ☐ Hoch

Woran konntest du erkennen, wie ausgeprägt deine Anspannung war?

....

....

....

Meine ganz persönliche Anspannung

Notiere hier, wie sich deine Anspannung zeigt. Beschreibe hierzu die vier Bereiche Gefühle, Gedanken, Verhalten und Körperreaktionen.

Überlege außerdem, welche Merkmale des Hochstressbereiches auch im mittleren Bereich vorkommen. Das sind deine Frühwarnzeichen.

Hochspannung, Hochstressbereich (70–100 %)

Gefühle:

....

....

....

Gedanken:

....

....

....

Verhalten:

....

....

....

Körperreaktionen:

....

....

....

Meine ganz persönliche Anspannung

Mittlere Anspannung (30–70 %)

Gefühle:

....

....

....

Gedanken:

....

....

....

Verhalten:

....

....

....

Körperreaktionen:

....

....

....

Meine ganz persönliche Anspannung

Niedrige Anspannung (0–30 %)

Gefühle:

....

....

....

Gedanken:

....

....

....

Verhalten:

....

....

....

Körperreaktionen:

....

....

....

Frühwarnzeichen:

....

....

....

....

Anspannungsbogen für einen Tag

Hier kannst du den Verlauf deiner Anspannung über einen Tag hinweg dokumentieren. Was fällt dir auf? Besprich deine Beobachtungen mit deiner Therapeutin oder deinem Therapeuten.

	8:00	10:00	12:00	14:00	16:00	18:00	20:00	22:00	0:00
Hoch (70–100 %)									
Mittel (30–70 %)									
Niedrig (0–30 %)									

Was sind Skills?

Definition

Skills sind gedankliche, emotionale und handlungsbezogene Reaktionen, die sowohl kurz- als auch langfristig zu einem Maximum an positiven und einem Minimum an negativen Ergebnissen führen.

Übersetzt:
Jedes Verhalten, das in einer schwierigen Situation kurzfristig wirksam und hilfreich ist und dabei langfristig nicht schadet. Das bedeutet zum Beispiel, dass das Trinken von Alkohol bei Stress kein Skill wäre, da der Alkohol dem Körper schadet.

Häufig verwenden Betroffene schon Skills, ohne es zu wissen.

Ziel von Skills
Die Anspannung sollte reduziert werden. Manchmal kann es aber auch schon ein Erfolg sein, wenn die Anspannung durch den Einsatz von Skills nicht weiter ansteigt.

Zur Verbesserung der Stresstoleranz existieren zwei verschiedene Gruppen an Skills, die auf den ersten Blick zwar sehr unterschiedlich wirken, jedoch beide zur Bewältigung von Krisen beitragen.

Stresstoleranz – Skills zur Krisenbewältigung

Kurzfristig wirksame Skills
- Helfen, Krisen auszuhalten und zu überleben.
- Helfen, unangenehme Gefühle, Stress und Anspannung zu beenden, abzumildern oder auszuhalten.
- Helfen, eine schwierige Situation nicht noch schlimmer zu machen.

Langfristig und vorbeugend wirksame Skills
- Helfen, eine belastende Situation anzunehmen, so wie sie im Moment ist, und dennoch die Verantwortung für das eigene Verhalten und Leben zu übernehmen.

Stresstoleranz – kurzfristig wirksame Skills

Wann sind sie hilfreich?

- Diese Skills helfen in Krisen. Krisen sind oft mit Hochstress verbunden, das heißt mit Phasen der Anspannung, die mit über 70 % eingestuft werden. In diesem Bereich sind das Denken, Handeln und Fühlen eingeschränkt und nur noch darauf ausgerichtet, diesen Zustand zu beenden.
- Sie helfen, unangenehme Situationen und Gefühle auszuhalten, wenn sich die Situation gerade nicht verändern lässt.
- Sie helfen, Verhalten zu vermeiden, das dir selbst schadet.
- Sie helfen, eine schwierige Situation nicht noch zu verschlimmern.

Wann solltest du diese Skills besser nicht anwenden?

- Wende diese Skills nicht an, wenn deine Anspannung unter 70 % liegt.
- Wenn es dir möglich ist, dich mit deinen Problemen auseinanderzusetzen.
- Wenn du wichtige Entscheidungen treffen möchtest.

Wichtig

Kurzfristig wirksame Skills helfen, einen Anspannungszustand schnell zu beenden oder abzumildern. Dabei gibt es vier Bereiche von Skills:

(1) sich ablenken
(2) sich beruhigen
(3) den Augenblick verändern
(4) Pro & Kontra

(1) Sich ablenken

Aktivitäten

Bewegung: joggen, laufen, tanzen, Fahrrad fahren, schwimmen, Fußball spielen etc.
Etwas Aktives tun: Hausarbeiten erledigen, mit Freunden telefonieren, kochen, backen, einkaufen etc.
→ Damit kannst du deine Aufmerksamkeit bewusst auf etwas anderes lenken.

Gedächtnisübungen

- Ziehe von 100 immer 7 ab.
- Das Alphabet rückwärts aufsagen.
- Benenne Tiere: Der jeweils nächste Tiername soll mit dem Buchstaben beginnen, mit dem der letzte endete.
- 5-5-5: Benenne fünf Dinge, die du gerade siehst, fünf Dinge, die du gerade hörst und fünf Dinge, die du gerade spürst.

→ Indem du dich konzentrierst und dein Kurzzeitgedächtnis beschäftigst, werden Gedankenkreise unterbrochen und somit vielleicht auch unangenehme Gefühle abgeschwächt.

Vergleichen

- Denke z. B. an Menschen, denen es schlechter geht.
- Lies eine Zeitung oder schaue dir die Nachrichten im Fernsehen an.
- Denke daran, wann es dir zum letzten Mal gutging.

→ Dadurch treten deine eigenen Probleme etwas in den Hintergrund und du siehst deine gegenwärtige Situation in einem anderen Licht.

Stresstoleranz – kurzfristig wirksame Skills

Unterstützen

- Unterstütze andere Menschen: Biete jemandem deine Hilfe an oder bereite für jemanden eine Überraschung vor.

→ Hierdurch wirst du von dir selbst abgelenkt. Die Freude der anderen Person kann außerdem dazu führen, dass du dich selbst besser fühlst.

Beiseiteschieben

- Du kannst eine schwierige Situation beiseiteschieben, indem du die Szene innerlich verlässt. Du kannst die Situation in deiner Vorstellung z. B. in einen Tresor sperren.
- Wichtig ist, dass du dich zu einem späteren Zeitpunkt mit der Situation auseinandersetzt und sie nicht auf ewig wegschiebst.

→ Somit gewinnst du für eine bestimmte Zeit Abstand zu der belastenden Situation.

Gefühle ersetzen

- Wenn du dich traurig fühlst oder ängstlich bist, schaue dir etwas Lustiges im Fernsehen oder auf YouTube an.
- Höre Musik, die dich an schöne Zeiten erinnert, wenn du gerade traurig bist.

→ Somit stellst du selbst eine Situation her, die ein angenehmes Gefühl auslösen kann, um einem unangenehmen entgegenzuwirken.

Körperempfindungen

Schmecken: Brause(-tabletten), Center-Shocks, Chilischoten, Ingwer-Bonbons, Sambal Oelek, Wasabi, scharfer Senf, Tabasco, Meerrettich riechen bzw. essen, scharfe Zahnpasta
Fühlen: Cool-Pack, Eisbeutel, Tiefkühlgemüse, Wärmepflaster, Wärmesalbe, Gummiband um Handgelenk legen und schnipsen lassen, kleine Kieselsteine in den Schuh legen und laufen, festen Igelball über Haut rollen, Wechselduschen, raue Bürste, Herrenkamm, Wäscheklammer, Kiefernzapfen, Pflaster abreißen, auf Akupressurmatte legen
Riechen: Ammoniak-Riechstäbchen, ätherische Öle, Japanisches Heilpflanzenöl
Sehen: in den Himmel schauen, abwechselnd etwas in der Ferne und dann etwas Nahes anschauen
Hören: laute Musik hören, laute Geräusche hören
→ Intensive Reize helfen dir dabei, dich von unangenehmen Gedanken und Gefühlen abzulenken und die Anspannung zu reduzieren.

Meine Ideen, um mich abzulenken

Auf diese Weise kann ich mich bereits gut ablenken:

....

....

....

....

....

Stresstoleranz – kurzfristig wirksame Skill

Diese Ideen möchte ich künftig ausprobieren:

....

....

....

....

....

....

(2) Sich beruhigen

Du kannst dich mithilfe deiner fünf Sinne beruhigen. Dabei geht es darum, die Dinge, die du tust, ganz bewusst auszuführen.

Sehen: Tiere beobachten, ein Feuer betrachten, Fotos von schönen Momenten, den Himmel, die Sterne, Pflanzen, die Natur

Hören: gute Musik, Wellenrauschen, Regen, das Zwitschern der Vögel

Riechen: Regen auf dem Asphalt, frisch gemähtes Gras, Parfüm

Schmecken: Lieblingsessen, Bonbons, Kräuter, Tee, Kaffee

Spüren: Sonnenstrahlen auf der Haut, ein Tier streicheln, barfuß laufen

Meine Ideen, um mich zu beruhigen

Auf diese Weise kann ich mich bereits gut beruhigen:

....

....

....

....

....

....

Stresstoleranz – kurzfristig wirksame Skill

Diese Ideen möchte ich künftig ausprobieren:

....

....

....

....

....

(3) Den Augenblick verändern
Anspannungszuständen und unangenehmen Situationen können angenehme Momente entgegengesetzt werden, um diese zu verändern.

Fantasie
Stelle dir etwas Schönes vor, denke an angenehme Erlebnisse oder Situationen zurück oder schaue dir Fotos an. Vielleicht möchtest du auch eine Fantasiereise unternehmen.
→ Mit deiner Fantasie kannst du dir angenehme Momente selbstbestimmt schaffen.

Sinngebung
Wenn du dich in einer schwierigen Situation befindest, versuche, deine Aufmerksamkeit auf die positiven Aspekte in dieser Situation zu richten.
→ Eine Krise kann oft besser bewältigt werden, wenn man darin einen Sinn oder eine Bedeutung entdeckt.

Entspannung
Entspanne dich mithilfe von Entspannungsübungen, höre leise Musik, bade und atme tief durch.
→ Körperliche Entspannung wirkt sich positiv auf deine Gefühle und deine Stimmung aus.

Kurzurlaub
Ein kurzer Urlaub vom Alltag kann schon darin bestehen, sich auf die Couch mit einem guten Buch zurückzuziehen, einen Nachmittag im Freien zu verbringen oder eine Pause nach der Arbeit oder der Schule einzulegen.
→ In schwierigen Zeiten sind regelmäßige Auszeiten besonders wichtig.

Selbstermutigung
Sage dir selbst z. B. die folgenden Sätze:
- »Es wird vorbei gehen.«
- »Ich gebe mein Bestes.«
- »Ich werde es aushalten.«
- »Ich werde es schaffen.«
- »Das ist jetzt so.«

→ Sprich dir in schwierigen Situationen selbst Mut zu. Dies wirkt sich positiv auf deine Gefühle und deine Stimmung aus.

Stresstoleranz – kurzfristig wirksame Skill

Meine Ideen, um den Augenblick zu verändern

Auf diese Weise kann ich den Augenblick bereits gut verändern:

....

....

....

....

....

....

Diese Ideen möchte ich künftig ausprobieren:

....

....

....

....

....

....

(4) Pro & Kontra

Jedes Verhalten hat Vor- und Nachteile. Pro- und Kontra-Listen können helfen, gute Entscheidungen zu treffen. Manchmal treffen wir Menschen impulsive Entscheidungen, ohne an die Konsequenzen zu denken. Wenn du dir die Argumente für und gegen eine Entscheidung oder ein Verhalten mithilfe einer Liste vor Augen führst, hilft das dabei, langfristig gute und kurzfristig nicht schädliche Entscheidungen zu treffen.

- ▶ Schreibe eine Pro- und Kontra-Liste zu einem Problemverhalten, wie z. B. dem selbstverletzenden Verhalten.
- ▶ Schreibe ebenso eine Pro- und Kontra-Liste zur Anwendung von Skills.
- ▶ Packe eine Liste mit Nachteilen des Problemverhaltens und eine mit Vorteilen der Skills-Anwendung in deinen Skillskoffer. In Krisensituationen, in denen klares Denken schwerfällt, kannst du dir so die Vor- und Nachteile schnell vor Augen führen.

Stresstoleranz – kurzfristig wirksame Skill

Wichtig

Denke daran, wie gut es sich anfühlt, nicht unkontrolliert zu handeln und deine Ziele zu erreichen.

Frage dich ganz bewusst, ob du dich für selbstverletzendes Verhalten entscheiden willst und bereit bist, die negativen Folgen in Kauf zu nehmen.

Mein Problemverhalten: ....

	Vorteile	**Nachteile**
kurzfristig		
langfristig		

Skills-Anwendung

	Vorteile	**Nachteile**
kurzfristig		
langfristig		

Stresstoleranz – kurzfristig wirksame Skill

Zusammenfassung für den Notfallkoffer

Nachteile Problemverhalten	Vorteile Skills-Anwendung
....	....
....	....
....	....
....	....
....	....
....	....
....	....
....	....
....	....
....	....
....	....
....	....
....	....
....	....
....	....
....	....
....	....

Stresstoleranz – langfristig wirksame Skills

Wann sind sie hilfreich?

- Sie helfen, nicht gegen etwas anzukämpfen, das wir nicht verändern können.
- Sie helfen, Leid zu reduzieren.
- Sie helfen, Verantwortung für dein Leben zu übernehmen.

Langfristig wirksame Skills helfen, die Dinge so anzunehmen, wie sie sind, und mehr Verantwortung für das eigene Leben zu übernehmen. Dabei gibt es die folgenden Skills:
(1) Entscheidung für einen neuen Weg
(2) Innere Bereitschaft
(3) Annehmen der Realität und radikale Akzeptanz

(1) Entscheidung für einen neuen Weg

Es geht darum, dich bewusst für die Veränderung und damit für einen neuen Weg zu entscheiden. Diese Entscheidung kann dir niemand abnehmen.

In Bezug auf selbstverletzendes Verhalten bedeutet das, dich bewusst für die Anwendung von Skills zu entscheiden.

Beschreibe in einem Satz, was du verändern möchtest, z. B. »Ich möchte ein Leben ohne selbstverletzendes Verhalten«. Dieser Satz hilft dir, dich auch in schwierigen Zeiten daran zu erinnern, was du verändern möchtest.

Alte Wege funktionieren automatisch

In stressigen Situationen greift unser Gehirn auf Strategien zurück, die es bereits kennt. Der alte Weg kann mit einer Autobahn verglichen werden. Er ist schön breit und gut zu befahren.

Neue Wege brauchen Mut

Einen neuen Weg einzuschlagen, kann Angst auslösen. Der neue Weg kann mit einem steilen, schmalen und steinigen Weg verglichen werden.

Plane Rückfälle ein

Auch wenn du dich bewusst für den neuen Weg entschieden hast, kann es zu Rückfällen kommen. Manchmal ist es zu verlockend, vom neuen, steinigen Weg zurück auf die gut ausgebaute Autobahn zu kehren. Wichtig ist dann, wieder den neuen Weg einzuschlagen.

Die Entscheidung immer wieder treffen

Die Entscheidung für deinen neuen Weg triffst du nicht nur einmal. Vielleicht musst du sie täglich oder manchmal sogar jede Stunde neu treffen.

Das Schöne ist, dass der unwegsame neue Weg irgendwann zu einer gut ausgebauten Autobahn werden kann, je öfter und länger man ihn geht. Und der alte Weg, der einst einer bequemen Autobahn glich, wird immer schmaler und unwegsamer, je weniger du ihn nutzt.

Beispiel

Du hast Stress bei deiner Arbeit und willst mit deiner Mutter darüber sprechen. Du rufst sie an, sie ist aber kurz angebunden und hat keine Zeit, länger mit dir darüber zu reden. Sie vertröstet dich auf den Abend.

Stresstoleranz – langfristig wirksame Skills

Alter Weg	Neuer Weg
Du regst dich auf und denkst »Na toll, nicht einmal meine Mutter nimmt meine Probleme ernst«. Du schließt dich zu Hause ein, fühlst dich einsam und denkst, die ganze Welt ist gegen dich. Nach einiger Zeit ist deine Anspannung so hoch, dass du überlegst, dich selbst zu verletzen.	Du erinnerst dich, dass deine Mutter aktuell selbst viel Stress bei der Arbeit hat und ihre Reaktion nichts mit dir zu tun hat. Stattdessen rufst du nun deine beste Freundin an und verabredest dich mit ihr auf einen Kaffee. Am Abend rufst du deine Mutter erneut an und erzählst ihr alles.

Überlege dir nun eine Situation und den dazugehörenden alten Weg. Entscheide dich dann im nächsten Schritt für einen neuen Weg, den du künftig einschlagen willst.

Situation:

....

....

....

....

Alter Weg:

....

....

....

....

Neuer Weg:

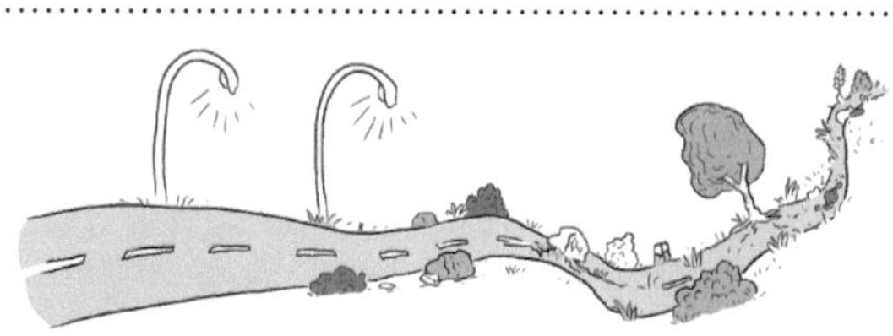

....

....

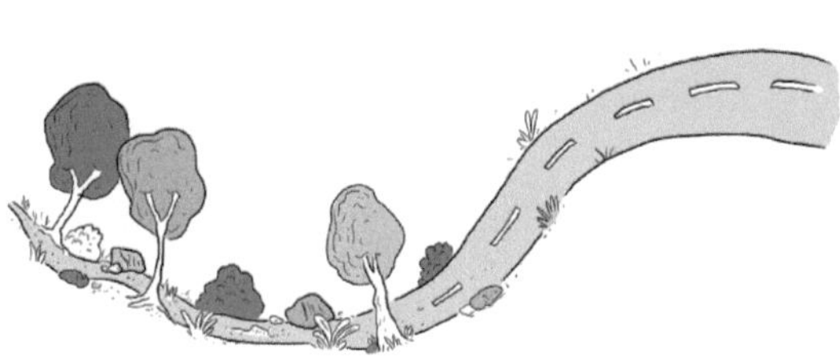

....

....

Stresstoleranz – langfristig wirksame Skills

(2) Innere Bereitschaft

Manchmal passiert es, dass wir mit dem Kopf durch die Wand wollen. Das sieht dann oft so aus:

Wir versuchen, Dinge zu tun, die einfach nicht machbar sind

Wir setzen uns z. B. unrealistische Ziele oder suchen Lösungen für Probleme, die wir gar nicht lösen können.

Wir erstarren und tun nichts

Obwohl wir etwas ändern könnten, machen wir nichts.

Wir denken: »Das sollte aber anders sein!«

Wir sind unzufrieden mit der Situation und denken »Das darf nicht wahr sein«, »Ich sollte anders sein«.

Alles muss unter Kontrolle sein

Wir denken, alles kontrollieren zu müssen, obwohl das nicht geht. Alles muss sofort klappen. Dadurch kommen wir nicht weiter.

Stresstoleranz – langfristig wirksame Skills

Anstelle mit dem Kopf durch die Wand zu wollen, hilft innere Bereitschaft.

Was bedeutet das?

Wach und offen sein

Versuche, in jeder Situation wach und offen zu sein. Sei dir deiner Situation und deiner Ziele bewusst.

Die Dinge annehmen, wie sie sind

Gehe achtsam mit dir um.

Unangenehme Entscheidungen treffen, die langfristig hilfreich sind

Sei bereit, das zu tun, was gerade möglich ist.

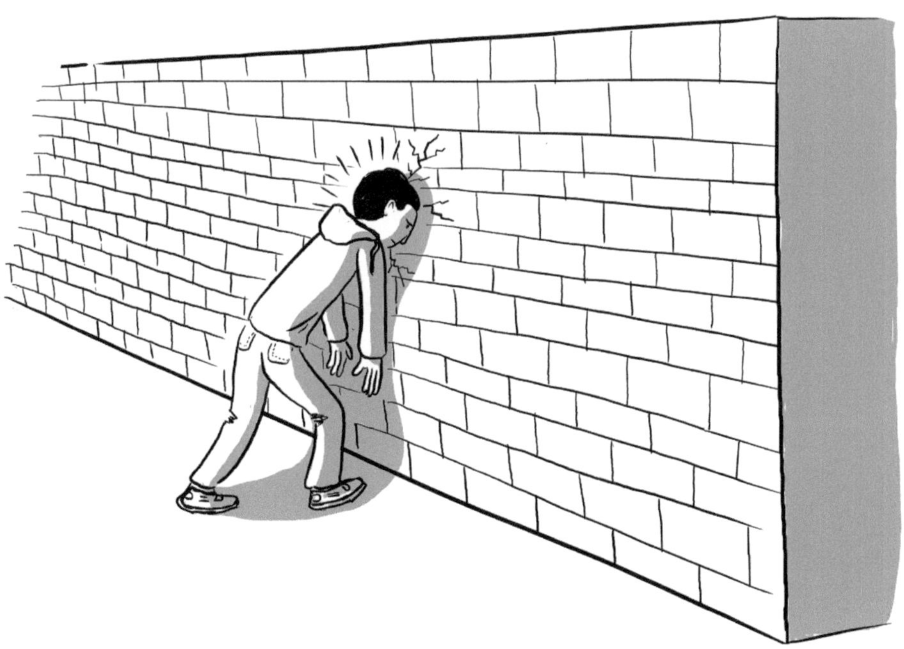

Stresstoleranz – langfristig wirksame Skills

(3) Annehmen der Realität und radikale Akzeptanz

Annehmen der Realität

- ▶ Eine Situation, Gedanken, Gefühle, die gerade da sind, werden so angenommen, wie sie sind.
- ▶ Aus der Situation das Beste machen und aufhören, dagegen anzukämpfen (»Es müsste doch anders sein …«).
- ▶ Auf diese Weise lässt sich manchmal die Situation verändern: Nehme ich meine Anspannung an, kann ich Skills anwenden und so die Anspannung verringern.
- ▶ Manchmal lässt sich so auch ein Gefühl verändern.

Radikale Akzeptanz

- ▶ Wichtig, wenn eine Situation nicht verändert werden kann, also wenn eine Problemlösung nicht möglich ist.
- ▶ Ist notwendig, wenn wir unsere Gefühle nicht verändern können.

Beispiel: Ich habe eine Aufmerksamkeitsstörung. Es ist für mich schwierig, in der Schule bzw. bei der Arbeit meine guten Leistungen zu zeigen. Manchmal habe ich Angst, deshalb zu versagen. Das ist unfair und dennoch ist es so.

Anspannungsbereiche und Handlungsstrategien

100 % **70 %**	**Hochspannung, Hochstressbereich (70–100 %)** Klares Denken nicht mehr möglich, Gefahr des Kontrollverlustes, Gefahr für selbst- und fremdschädigendes Verhalten (aggressiver Durchbruch, selbstverletzendes Verhalten, Suizidalität, Dissoziation). **Ziel:** Ablenkung und Abstandnehmen von intensiven Emotionen und Anspannung, um impulsive und schädigende Verhaltensweisen zu unterbrechen. **Strategien:** Hochstress-Skills
50 %	**Mittlere Anspannung (30–70 %)** Zustand im Alltag, klares Denken und Funktionieren möglich, Handlungsfähigkeit besteht. **Ziel:** Konfrontation mit eigenen Gefühlen, Wahrnehmung und Bearbeitung dieser **Strategien:** Entspannung, Achtsamkeit, Akzeptanz, Hinterfragen problematischer Gedanken
30 % **0 %**	**Niedrige Anspannung (0–30 %)** Tiefenentspannung, Schläfrigkeit oder Schlaf. In diesem Bereich werden häufig auch schwere depressive Zustände sowie Lethargie verortet. Keine Handlungsfähigkeit. **Strategien:** Aktivierung

Skills richtig anwenden

Die bittere Wahrheit: Skills können das selbstverletzende Verhalten in seiner Wirkung nicht ersetzen. Skills funktionieren nicht einfach so, man muss sie vorher ausprobieren und üben. Das bedeutet, dass die Anwendung von Skills mit Anstrengung verbunden ist.

ABER: Skills helfen, schwierige Gefühlszustände zu überbrücken, um wieder klar denken und gute Entscheidungen für sich treffen zu können. Um Skills richtig anwenden zu können und eine sinnvolle Skills-Liste zu erstellen, hilft die folgende Schritt-für-Schritt-Anleitung.

1. Schritt – Sortieren

Wichtig

Grundlegend gilt:
Ein Skill ist nur dann ein Skill, wenn er dir kurzfristig hilft und langfristig nicht schadet.

Beispiel: Rauchen ist kein Skill, da Rauchen mittel- und langfristige Schäden verursacht.

Kenne ich den Skill? Verstehe ich, was damit gemeint ist?
Um einen Skill richtig anwenden zu können, musst du natürlich verstehen, was genau damit gemeint ist.

Ist der Skill verfügbar?
»Kaltes Wasser ins Gesicht« ist kein guter Skill, wenn nirgendwo Wasser verfügbar ist. Wähle am besten Skills, die du immer bei dir haben kannst.

Löst der Skill negative Erinnerungen oder Gefühle aus?
Wenn dich ein Skill z. B. triggert, weil er Teil einer traumatischen Situation war, kommuniziere das unbedingt mit deiner Therapeutin oder deinem Therapeuten.

2. Schritt – Prüfen und Bewerten

Nach einer ersten Vorsortierung der Skills geht es darum, die ausgewählten Skills zu prüfen und zu bewerten.

Skills ausprobieren
Es ist wichtig, die vorsortierten Skills anzuwenden, und zwar in einem normalen Anspannungsbereich (zwischen 30 % und 70 %). Nur so kannst du feststellen, ob Skills für dich funktionieren oder nicht. Isst du z. B. gerne scharf, wird das Kauen auf Chili-Schoten oder der Verzehr von Ingwer-Bonbons kaum einen Reiz setzen, der stark genug ist, um dich in einem hohen Anspannungsbereich abzulenken. Wichtig ist auch, zu prüfen, welche »Kanäle« noch offen sind, wenn du dich im Hochstressbereich befindest. Vielleicht erreichen dich bestimmte Reize hier nicht mehr (z. B. etwas schmecken), dann solltest du die entsprechenden Skills nicht verwenden.

Skills richtig anwenden

Bilden einer Skillskette

Ziel ist es, mithilfe der Skills den Hochstressbereich zu verlassen, die eigene Anspannung also in einen Bereich unter 70 % zu bringen. Hierzu reicht ein einziger Skill oft nicht aus. Daher ergibt die Bildung einer Skillskette, bestehend aus drei bis vier funktionierenden Skills, Sinn. Die Durchführung dieser Skills sollte zu einer Anspannung unter 70 % führen. Die Skills deiner Kette solltest du überall griffbereit haben. Als letzten Skill solltest du einen Skill wählen, der im Anspannungsbereich 30 % bis 70 % wirkt und der Emotionsregulation oder Problemlösung dient. Ansonsten kann es schnell passieren, dass die Anspannung wieder über 70 % ansteigt.

3. Schritt – Auswerten und neu bewerten

Skills verlieren mit der Zeit ihre Wirkung, sodass sie immer wieder überprüft und gegebenenfalls ersetzt werden müssen.

AB 19 • P

Meine Strategien – Skillskette

Hier kannst du deine ganz persönliche Skillskette erstellen, die dir hilft, deine Anspannung zu reduzieren. Nimm dir drei wirksame Skills, die du hintereinander im Hochstressbereich ausführst, bis deine Anspannung unter 70 % geht. Setze zuletzt einen Skill zum Umgang mit deinen Gefühlen ein, um mit deiner Anspannung unter 70 % bleiben zu können.

100 % **70 %**	(1) (2) (3)
50 %	(4)
30 % **0 %**	

AB 20 • P

Mein Notfallkoffer

Dein Notfallkoffer sollte die für dich wichtigsten Skills zur Stresstoleranz beinhalten. Da das Denken in Notfallsituationen oft nicht mehr gut funktioniert, vergisst man häufig das, was man eigentlich schon weiß. Das kann auch mit Skills passieren.

Sammle daher hier deine wichtigsten Skills, um sie im Notfall sofort zur Hand zu haben.

Überlege hierzu, welche die wichtigsten und hilfreichsten Skills sind, um dich in Situationen mit Hochstress abzulenken und zu beruhigen.

Packe drei bis vier Skills in deinen Koffer.

Wichtig

Nimm nur Skills mit, die zuverlässig wirken. Denke daran, dass diese Skills immer verfügbar sein müssen. Miste deinen Notfallkoffer ab und zu aus und ersetze nicht mehr hilfreiche Skills mit neuen.

Meine Skills für den Notfallkoffer:

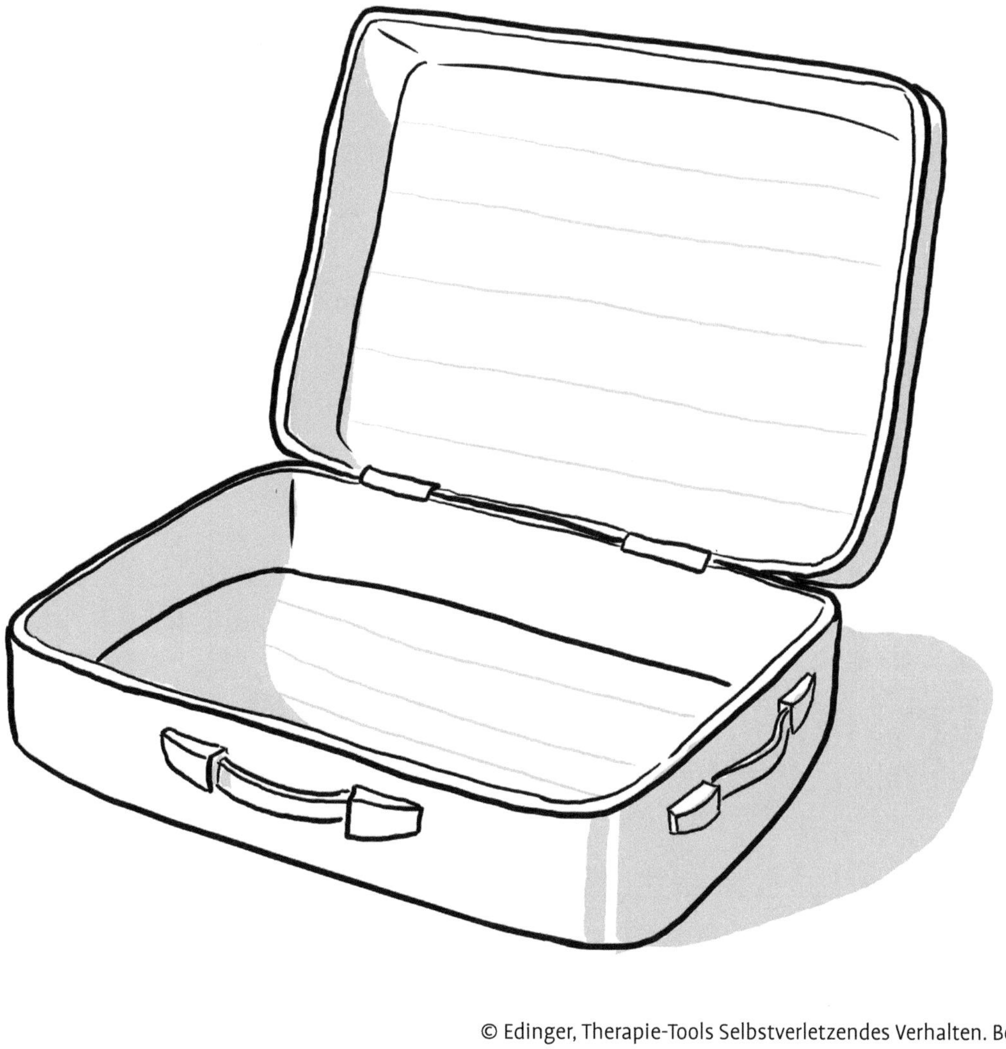

Diary Card

	Suizidale Ideen (0–5)	Selbstschädigung		Spezielles Problemverhalten						Skills (0–7)	Positive Ereignisse	Körperliche Aktivität (0–7)	Freude (0–5)
		Drang (0–5)	Handlung (ja/nein)	Drang (0–5)	Handlung (ja/nein)	Drang (0–5)	Handlung (ja/nein)	Drang (0–5)	Handlung (ja/nein)				
Mo													
Di													
Mi													
Do													
Fr													
Sa													
So													

Suizidale Ideen: 0 = keine; 1 = kaum; 2 = mäßig; 3 = drängend; 4 = sehr drängend; 5 = will sterben

Drang Selbstschädigung: 0 = kein; 1 = kaum; 2 = mäßig; 3 = starker Drang; 4 = sehr starker Drang; 5 = unkontrollierbar

Skills: 0 = nicht daran gedacht/ keine Anwendung; 1 = daran gedacht, aber keine Anwendung (nicht gewollt); 2 = daran gedacht/ keine Anwendung, wollte aber; 3 = versucht, konnte sie aber nicht anwenden; 4 = versucht, konnte sie anwenden, halfen aber nicht; 5 = automatisch angewandt, halfen aber nicht; 6 = versucht, konnte sie anwenden, halfen; 7 = automatisch angewandt und sie halfen

5 Emotionsregulation

»Es sind nicht die Dinge selbst, die uns beunruhigen, sondern die Vorstellungen und Meinungen von den Dingen.«
Epiktet (um 50–138 n. Chr.)

Manchmal werden Gefühle als sehr intensiv und überwältigend erlebt. Für die psychische Gesundheit ist es von enormer Bedeutung, Gefühle wahrzunehmen, zu erkennen und adäquat mit diesen umzugehen. Um unsere Emotionen regulieren zu können, stehen uns verschiedene Strategien zur Verfügung. Wenn Gefühle nicht richtig wahrgenommen werden können oder es an geeigneten Strategien zur Emotionsregulation fehlt, kann es zu deutlichen Belastungen kommen. Entsprechend liegen vielen psychischen Störungen Defizite in der Emotionsregulation zugrunde. So erleben Patient:innen mit depressiven Störungen häufiger aversive und weniger positive Gefühle, wohingegen emotional-instabile Patient:innen meist sehr intensive und langanhaltende Emotionen erleben. Daher sollte im Rahmen psychotherapeutischer Interventionen ein besonderer Fokus auf der Verbesserung der Emotionsregulationsfähigkeiten liegen. Entsprechend ist ein flexibler Einsatz von funktionalen Strategien zur Emotionsregulation von großer Bedeutung in Bezug auf unsere psychische Gesundheit. Menschen mit psychischen Störungen weisen häufig einen eher inflexiblen Einsatz von Emotionsregulationsstrategien auf. Sie haben Schwierigkeiten, ihre Gefühle wahrzunehmen, und verwenden tendenziell dysfunktionale Strategien, um mit ihren Emotionen umzugehen. So greifen Patient:innen mit einer Angststörung häufig auf vermeidendes Verhalten zurück, um mit ihrer Angst umzugehen. Dies führt dazu, dass positive, korrigierende Erfahrungen ausbleiben und sich die Störung so weiter verfestigt (nach Barnow et al., 2016).

Info • Emotionsregulation umfasst …

- das Wahrnehmen und Verstehen von Gefühlen,
- die Akzeptanz von Gefühlen,
- die Fähigkeit, impulsives Verhalten zu kontrollieren und sich auch beim Erleben negativ empfundener Gefühle flexibel zu verhalten (nach Gratz & Roemer, 2004).

Das selbstverletzende Verhalten stellt letztlich eine dysfunktionale Emotionsregulationsstrategie dar. Ziel des Verhaltens ist häufig der Umgang mit aversiv erlebten Emotionen (s. **INFO 3** »Funktionen selbstverletzenden Verhaltens«). Daher stellt die Verbesserung der Emotionsregulationsfähigkeit einen wichtigen Kernpunkt der Behandlung selbstverletzenden Verhaltens dar.

In einem ersten Schritt steht eine ausführliche Psychoedukation im Vordergrund, da die meisten Patient:innen nicht über ein ausreichendes Wissen zum Thema »Emotionen« verfügen. Manchmal bereitet schon die Unterscheidung zwischen Gefühlen und Gedanken große Schwierigkeiten. Aufgrund der bestehenden Unwissenheit kommt es in der Folge häufig zu einem Gefühl der Kontrolllosigkeit in Bezug auf Emotionen sowie einer emotionsvermeidenden Haltung. Die reine Wissensvermittlung stellt also einerseits einen relativ niederschwelligen Einstieg in die oft aversiv erlebte Thematik dar und führt andererseits zur Ausbildung einer wichtigen Basis für weitere Interventionen.

Weiterhin ist die Bearbeitung negativer Gedanken wichtig, um eine adäquate Emotionsregulation zu etablieren. Die *Emotional Cascade Theory* (Selby et al., 2008, 2009) legt nahe, dass selbstverletzendes Verhalten als Ablenkung von intensiver Rumination dient. Eine Metaanalyse aus 46 Originalarbeiten (Coleman et al., 2022) wiederum weist einen kleinen bis moderaten positiven Zusammenhang zwischen selbstverletzendem Verhalten und Rumination auf. Hierbei besteht insbesondere ein Effekt für die Auftretenswahrscheinlichkeit, weniger für die Häufigkeit. In jedem Fall legen diese Befunde nahe, dass die Arbeit an aversiven Gedanken eine wichtige Komponente in der Behandlung des selbstverletzenden Verhaltens darstellt. Daher bietet das vorliegende Kapitel eine umfangreiche Auswahl an Arbeitsmaterial zum Thema an.

Aber auch die direkte Arbeit an Emotionen ist wichtig, um die Gedanken an selbstverletzendes Verhalten und somit letztlich das Verhalten selbst zu reduzieren. Insbesondere die Thematisierung der Emotionen Schuld und Scham scheinen hierbei eine wichtige Rolle zu spielen (Rizvi & Fitzpatrick, 2021). Daher werden diese beiden Emotionen besonders herausgegriffen.

Arbeits- und Informationsmaterial

INFO 18 Warum sind Gefühle wichtig?

Das Informationsblatt dient der Psychoedukation der Patient:innen (angelehnt an von Auer & Bohus, 2018). Häufig sträuben sich Betroffene gegen die Arbeit an Emotionen. Mithilfe des Informationsblatts kann vermittelt werden, warum die Emotionsarbeit von besonderer Bedeutung ist. Somit kann das Commitment der Patient:innen in dieser Hinsicht erhöht und die weitere Bearbeitung erleichtert werden.

INFO 19 Woher kommen Gefühle?

Das Informationsblatt gibt einen patientengerechten Überblick darüber, inwiefern Gefühle durch Bewertungen entstehen. Zugrunde gelegt ist das ABC-Modell der Emotionen nach Ellis (1962, 2008).

INFO 20 Was beeinflusst unsere Gefühle? Grundannahmen & Co.

Diese Information für Patient:innen gibt einen Überblick über verschiedene kognitive Konstrukte wie Grundannahmen, bedingte Annahmen und automatische Gedanken (nach Faßbinder et al., 2015). Ziel ist es, Patient:innen zu vermitteln, inwiefern Gefühle durch diese beeinflusst werden.

INFO 21 Automatische Gedanken

Patient:innen erhalten eine theoretische Einführung in das Konstrukt »Automatische Gedanken«, um diese im weiteren Verlauf zu bearbeiten (nach Faßbinder et al., 2015).

AB 22 Denkfallen

Dieses Arbeitsblatt gibt eine inhaltliche Einführung in die kognitiven Verzerrungen nach Beck (1963). In einem zweiten Schritt sollen individuelle Denkverzerrungen der Patient:innen genauer betrachtet und in alternative, funktionalere Gedanken umgewandelt werden.

AB 23 Meine Grundannahmen

Mithilfe von vorgegebenen Satzanfängen kann ein Zugang zu übergeordneten Schemata und Grundannahmen geschaffen werden. Als Therapeut:in sollten Sie diese Aufgabe in jedem Fall begleiten. So können Sie durch den Einsatz des Sokratischen Dialogs sowie der Pfeil-Abwärts-Technik (Downward Arrow Technique; Beck, 1979; Burns, 1980) die Identifikation bestehender Grundannahmen unterstützen.

AB 24 Gefühlsliste

Das Arbeitsblatt bietet eine Übersicht über verschiedene Gefühlsausprägungen. Es soll den Patient:innen in erster Linie helfen, Gefühle besser benennen zu können und das eigene Emotionsvokabular zu erweitern. Darüber hinaus lernen Patient:innen verschiedene Gefühle kennen. Kommen Sie mit den Patient:innen hierüber ins Gespräch: Welche Gefühle kennen und erleben sie? Welche nicht? Die Gefühle können auch ausgeschnitten und sortiert werden. Weiterhin sollen Emotionen ausgewählt und mithilfe der Fragen genauer analysiert werden.

AB 25 Haus der Gefühle

Manchmal fällt der Zugang zu Gefühlen, insbesondere zu negativ empfundenen Gefühlen, in einem imaginativen Zustand leichter. Es erfolgt eine Reise durch verschiedene Räume, denen wiederum verschiedene Gefühle innewohnen können, je nachdem, wie offen / verdeckt / unliebsam Gefühle wahrgenommen werden. Leiten Sie die Patient:innen in dieser Übung an.

AB 26 Welche Gefühle vermeide ich?

Mithilfe des Arbeitsblatts sollen Emotionen, die durch Patient:innen vermieden werden, identifiziert und analysiert werden. Ziel ist es, die Konsequenzen der Vermeidung herauszuarbeiten.

AB 27 Teufelskreis der Vermeidung von Gefühlen

Das Arbeitsblatt bietet zunächst eine Übersicht über die Negativspirale der Emotionsvermeidung. In einem weiteren Schritt soll mit den Patient:innen ein eigenes Beispiel eines emotionsvermeidenden Verhaltens analysiert werden (nach Eismann & Lammers, 2017).

AB 28 Wozu »schlechte« Gefühle?

Mithilfe des Arbeitsblatts können Sie mit den Patient:innen erarbeiten, inwiefern aversiv erlebte Emotionen hilfreich sein können (nach Taylor et al., 2015). Somit soll ein Verständnis dahingehend aufgebaut werden, dass Gefühle in jeglicher Form eine wichtige Funktion haben. Dieses Verständnis soll in der Folge die Akzeptanz der eigenen Gefühle verbessern.

INFO 22 Scham

Da das Gefühl »Scham« häufig in Zusammenhang mit selbstverletzenden Verhaltensweisen auftritt, soll dieses auf diesem Informationsblatt für Patient:innen ausführlicher in seinen Eigenschaften betrachtet werden. Außerdem werden mögliche Strategien zum Umgang mit dem Gefühl thematisiert (angelehnt an von Auer & Bohus, 2018).

INFO 23 Schuld

Auch das Gefühl Schuld tritt besonders häufig im Zusammenhang mit selbstverletzendem Verhalten auf. Die Charakteristika des Gefühls sowie mögliche Regulationsmethoden werden für Patient:innen aufgeführt und erläutert (angelehnt an von Auer & Bohus, 2018).

AB 29 Gedanken, Gefühle, Verhalten

Mit diesem Arbeitsblatt soll einerseits der Zusammenhang zwischen Gedanken, Gefühlen und Verhalten vermittelt werden, andererseits sollen die Patient:innen eigene Situationen mithilfe des Schemas analysieren. Weiterhin wird der Einfluss von aktivierten Schemata bzw. Grundannahmen betrachtet. Zur genaueren Veranschaulichung wird zunächst eine Beispielsituation vorgegeben. Anschließend sollen alternative Bewertungen der Situation vorgenommen werden, im Sinne einer kognitiven Umstrukturierung.

INFO 24 Primär- und Sekundäremotionen

Dieses Informationsblatt für Therapeut:innen gibt einen Überblick über das Thema »Primär- und Sekundäremotionen«. Es stellt die Grundlage für die weitere Erarbeitung der Thematik mit Patient:innen dar.

INFO 25 Folgegefühle – was ist das?

Das Informationsblatt erläutert das Konzept der Primär- und Sekundäremotionen für Patient:innen.

AB 30 Folgegefühle

Mithilfe dieses Arbeitsblattes lernen Patient:innen das Konzept der Folgegefühle, also der Sekundäremotionen, kennen. Im nächsten Schritt soll eine eigene Situation hinsichtlich möglicher Folgegefühle überprüft werden (angelehnt an von Auer & Bohus, 2018).

INFO 26 Strategien der Emotionsregulation
Dieses Informationsblatt gibt Therapeut:innen einen Überblick über Möglichkeiten der funktionalen Emotionsregulation. Diese können als Grundlage für die weitere Behandlung herangezogen werden (nach von Auer & Bohus, 2018).

AB 31 Wie gehe ich mit meinen Gefühlen um?
Mithilfe des Arbeitsblatts sollen bisherige Emotionsregulationsstrategien identifiziert und analysiert werden (nach Eismann & Lammers, 2017).

INFO 27 Einen guten Umgang mit Gefühlen finden
Das Informationsblatt vermittelt Patient:innen erste Ansätze eines funktionalen Umgangs mit Emotionen (nach Eismann & Lammers, 2017).

AB 32 Problematische automatische Gedanken hinterfragen
Ziel ist eine kognitive Umstrukturierung, in welcher typische negative automatische Gedanken hinterfragt und funktionalere alternative Sichtweisen etabliert werden sollen. Therapeut:innen sollten diese Übung unbedingt anleiten, bis Patient:innen selbst in der Lage sind, eigene automatische Gedanken auf diese Weise kritisch zu überprüfen.

AB 33 Held des Alltags
Patient:innen werden mit dieser Übung aktiv zum Perspektivwechsel angeregt. Es geht darum, eine besonnene Person zu benennen und zu überlegen, wie sich diese in bestimmten, schwierigen Situationen verhalten würde. Somit erlangen Patient:innen einen einfachen Perspektivwechsel sowie einen Zugang zu alternativen Denk- und Verhaltensweisen, ohne starke Reaktanz auszulösen (nach von Auer & Bohus, 2018).

AB 34 Grundannahmen verändern
Anhand der Fragen können nicht hilfreiche Grundannahmen überprüft werden. Hierbei sollten Therapeut:innen ihre Patient:innen anleiten. Dies kann unter Einbezug des geleiteten Entdeckens sowie des Sokratischen Dialogs oder der Pfeil-Abwärts-Technik (Downward Arrow Technique; Beck, 1979; Burns, 1980) erfolgen.

AB 35 Verhalten verändern
Das Arbeitsblatt leitet Patient:innen dazu an, mit unangemessenen Gefühle durch verändertes Verhalten umzugehen. Primär geht es darum, dem Gefühl entgegengesetzt zu handeln, um es abzuschwächen. Therapeut:innen sollten ihre Patient:innen hier unbedingt anleiten.

INFO 28 Emotionstoleranz
Dieses Informationsblatt bietet Therapeut:innen eine kurze theoretische Einführung in das Konzept der Emotionstoleranz sowie -exposition, bevor die Emotionsexposition im Weiteren gemeinsam mit Patient:innen durchgeführt werden kann (nach Barlow et al., 2019).

AB 36 Emotionsexposition
Mithilfe des Arbeitsblatts erfolgt eine strukturierte Vorbereitung, Durchführung sowie Auswertung einer Emotionsexposition gemeinsam mit Patient:innen (nach Barlow et al., 2019).

AB 37 Was steckt hinter dem Gefühl?
Das Arbeitsblatt gibt einen Überblick über Grundbedürfnisse sowie Bedürfnisse, die bestimmten Emotionen zugrunde liegen, und regt an, die eigenen Bedürfnisse hinter bestimmten Emotionen zu identifizieren (nach Eismann & Lammers, 2017; Grawe, 2000).

Warum sind Gefühle wichtig?

Gefühle sind lebenswichtig. Sie geben uns Informationen darüber, ob etwas gut für uns ist und wir uns nähern können oder ob Gefahren lauern und wir lieber Abstand nehmen sollten. Gefühle geben uns also Informationen über unsere Bedürfnisse.

Ekelt man sich z. B. vor dem verschimmelten Essen auf seinem Teller, dann ist das das Zeichen, lieber darauf zu verzichten, um sich keine Lebensmittelvergiftung einzufangen.

Freut man sich hingegen auf den Kinoabend mit seiner Schwester, so zeigt das, dass einem die Schwester und die gemeinsame Zeit wichtig ist.

Gefühle beeinflussen außerdem andere Menschen. Wenn man beobachtet, wie jemand gerade einen Lachanfall hat, dann sieht man, dass die Person fröhlich ist. Vielleicht steckt das Lachen einen an und man muss mitlachen. Also wird man selbst durch die Gefühle anderer beeinflusst.

Umgekehrt ist das genauso. Wenn man z. B. Angst hat, stocksteif wird und nicht mehr weiter über eine Brücke laufen kann, nehmen das andere Menschen wahr und wollen einem vielleicht helfen.

Gefühle führen außerdem dazu, dass man ins Handeln kommt. Jedes Gefühl löst den Impuls aus, etwas zu tun. Bei Angst wollen wir eine bestimmte Situation lieber vermeiden, bei Wut angreifen.

Gefühle helfen uns also, in Situationen schnell zu reagieren, ohne vorher lange darüber nachdenken zu müssen. Das ist wichtig, um zu überleben. Gefühle steuern Handlungen aber auch im Vorfeld. Wir tun Dinge lieber, die positive Gefühle auslösen, und vermeiden Situationen, die vermutlich negative Gefühle auslösen.

»Gute« und »schlechte« Gefühle

Oft sprechen wir von guten und schlechten Gefühlen. Das führt schnell dazu, dass wir denken, bestimmte Gefühle nicht haben zu dürfen. Tatsächlich erfüllen aber alle Gefühle eine wichtige Aufgabe, auch wenn sie sich vielleicht nicht so toll anfühlen.

Wichtig

- Gefühle treten schnell auf, verschwinden aber auch schnell wieder.
- Starke Gefühle lösen einen starken Handlungsimpuls aus.
- Durch Gedanken und Verhalten können Gefühle beeinflusst werden.

Woher kommen Gefühle?

Gefühle haben immer einen Auslöser. Dieser Auslöser kann eine bestimmte Situation oder ein Ereignis sein, also etwas, das im Außen stattfindet. Es gibt aber auch »innere« Auslöser, wie z. B. Erinnerungen, Gedanken oder bereits bestehende Gefühle. Wichtig ist, dass zwischen einem Ereignis, egal ob äußerlich oder innerlich, und dem Gefühl immer eine Bewertung liegt. Erst diese Bewertung führt zu einem bestimmten Gefühl. Das erklärt, warum ein und dieselbe Situation bei verschiedenen Menschen zu sehr unterschiedlichen Gefühlen führt. Dieses Phänomen wird im ABC-Modell der Emotionen nach Ellis (1962, 2008) deutlich.

A **Ausgangssituation (innerlich / äußerlich)**	**B** **Bewertung von A**	**C** **Konsequenz: Gefühl**
Mein Chef lobt mich vor dem gesamten Team	»Oh Gott, das ist aber peinlich!«	Scham
Mein Chef lobt mich vor dem gesamten Team	»Toll, dass meine gute Leistung gesehen wird!«	Freude / Stolz

Im genannten Beispiel führt die unterschiedliche Bewertung der gleichen Situation zu sehr unterschiedlichen Gefühlen. Warum wird die Situation aber nicht gleich bewertet? Wovon hängt es ab, dass sie einmal negativ und einmal positiv bewertet wird?

Die Bewertungen hängen stark von unseren Erfahrungen ab. Haben wir z. B. gelernt, dass Komplimente etwas Positives sind, das anzeigt, dass wir etwas richtig oder gut gemacht haben, freuen wir uns darüber. Wurde uns hingegen beigebracht, dass das Gefühl von Stolz mit Angeberei zu tun hat und über gute Leistungen nicht gesprochen wird, so empfinden wir die Betonung dieser vielleicht als unangenehm und fühlen uns beschämt.

Grundannahmen. Diese Lernerfahrungen führen oft dazu, dass wir sogenannte »Grundannahmen« ausbilden, also Annahmen, wie das Leben funktioniert, was angemessen und was unangemessen ist. Manche davon sind hilfreich, andere wiederum weniger.

Woher kommen Gefühle?

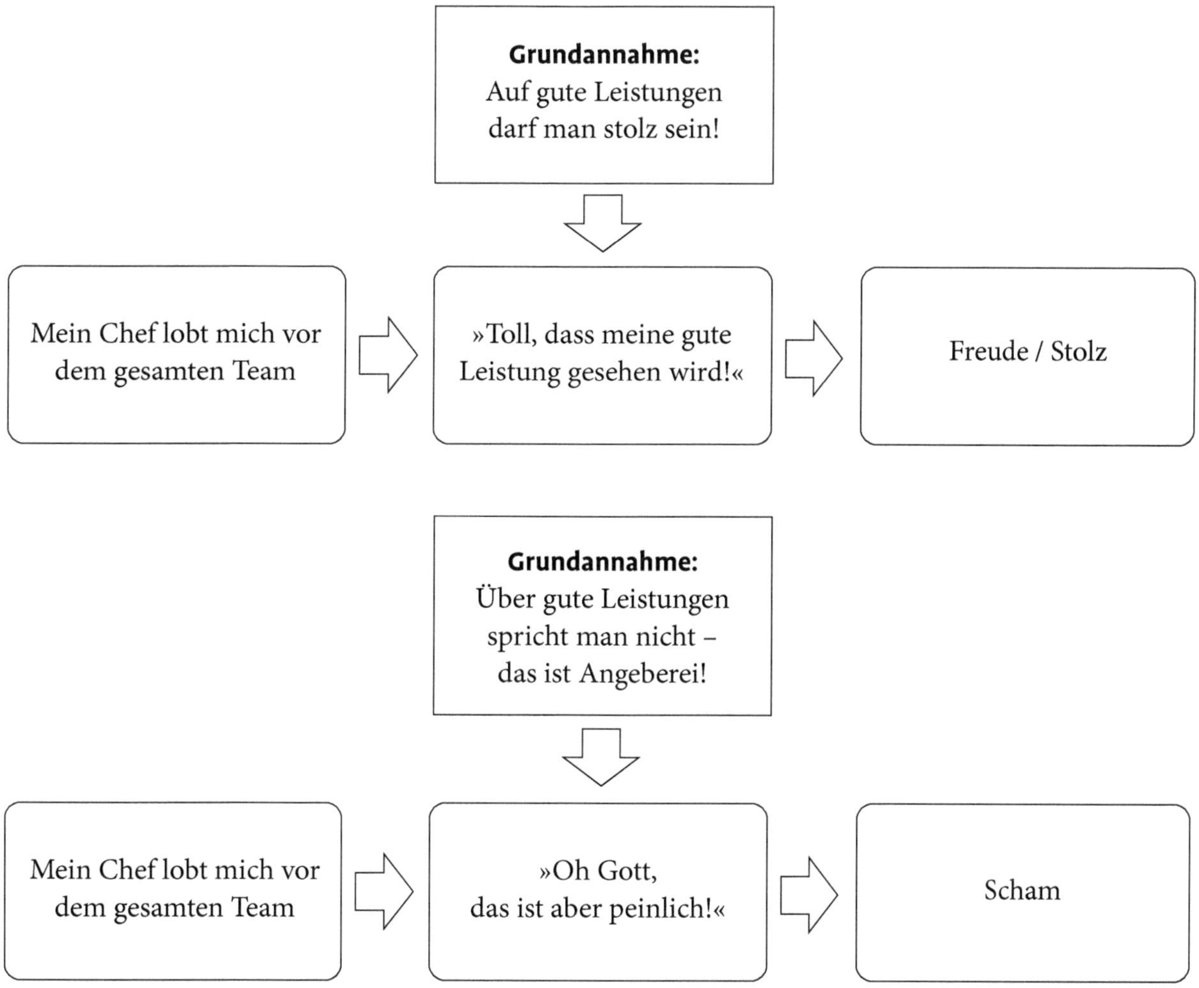

Können wir unseren Gefühlen dann überhaupt trauen?
In vielen Fällen liegen wir mit unserem Gefühl richtig, aber leider nicht immer. Manchmal zeigt uns unsere Angst eine tatsächliche Gefahr an, manchmal ist sie aber auch übertrieben und für eine Situation nicht angemessen. Das ist so, da unser emotionales System sehr schnell reagiert. In der Steinzeit war das gut, da der Mensch so schnell eine Einschätzung einer Situation vornehmen konnte, ohne lange darüber nachdenken zu müssen. Davon hing oft Leben oder Tod ab. Ein gefährliches Tier löste Angst und damit eine Fluchtreaktion aus. Ein System, das so schnell reagiert, löst aber natürlich auch öfter mal einen Fehlalarm aus.

Hinzu kommt, dass unsere Gefühle eng mit unserem Gedächtnis verbunden sind. Haben wir in einer Situation einmal schlechte Erfahrungen gemacht, lösen ähnliche Situationen das entsprechende Gefühl noch schneller aus.

Wurden wir in unserer Kindheit von einem großen Hund laut angebellt oder sogar angegriffen, kann es passieren, dass uns Hunde auch im Erwachsenenalter noch ängstigen, selbst wenn keine reale Gefahr besteht.

INFO 20 • P T

Was beeinflusst unsere Gefühle? Grundannahmen & Co.

Im Laufe unseres Lebens sammeln wir ganz unterschiedliche Erfahrungen.

Unter Grundannahmen versteht man überdauernde, tiefgreifende Überzeugungen, die über verschiedene Situationen hinweg stabil bestehen. Diese hat eine Person im Verlauf ihres Lebens über sich selbst, die Umwelt und die Zukunft erlernt und betrachtet sie als »Wahrheiten«.

Aus Grundannahmen entstehen sogenannte »bedingte Annahmen«. Diese bestehen aus Einstellungen, Regeln, Schlussfolgerungen oder Prinzipien, die häufig unausgesprochen bleiben.

Grundannahmen und bedingte Annahmen helfen einer Person also, die Welt zu strukturieren, zu ordnen und zu beurteilen.

Wir Menschen haben in der Regel keinen direkten Zugang zu unseren Grundannahmen und bedingten Annahmen. Diese erreichen wir nur über die Analyse unserer »automatischen Gedanken«. Das sind sehr schnell ablaufende Bewertungen oder Interpretationen, die durch eine konkrete Situation ausgelöst werden. Automatische Gedanken treten sehr schnell auf, ohne dass zuvor lange über sie nachgedacht wird.

Die Annahmen werden durch eine verzerrte Informationsverarbeitung aufrechterhalten. Besteht z. B. die Grundannahme »Ich bin ein Versager«, wird die Aufmerksamkeit (unbewusst) auf Aspekte gelegt, die diese Annahme bestätigen. So fällt der Blick viel eher auf eigene Fehler. Widersprüchliche Informationen, wenn also etwas gut gelaufen ist, werden häufig ausgeblendet oder abgewertet (Kompliment von der besten Freundin → »Das muss sie schließlich sagen, sie ist ja meine Freundin!«).

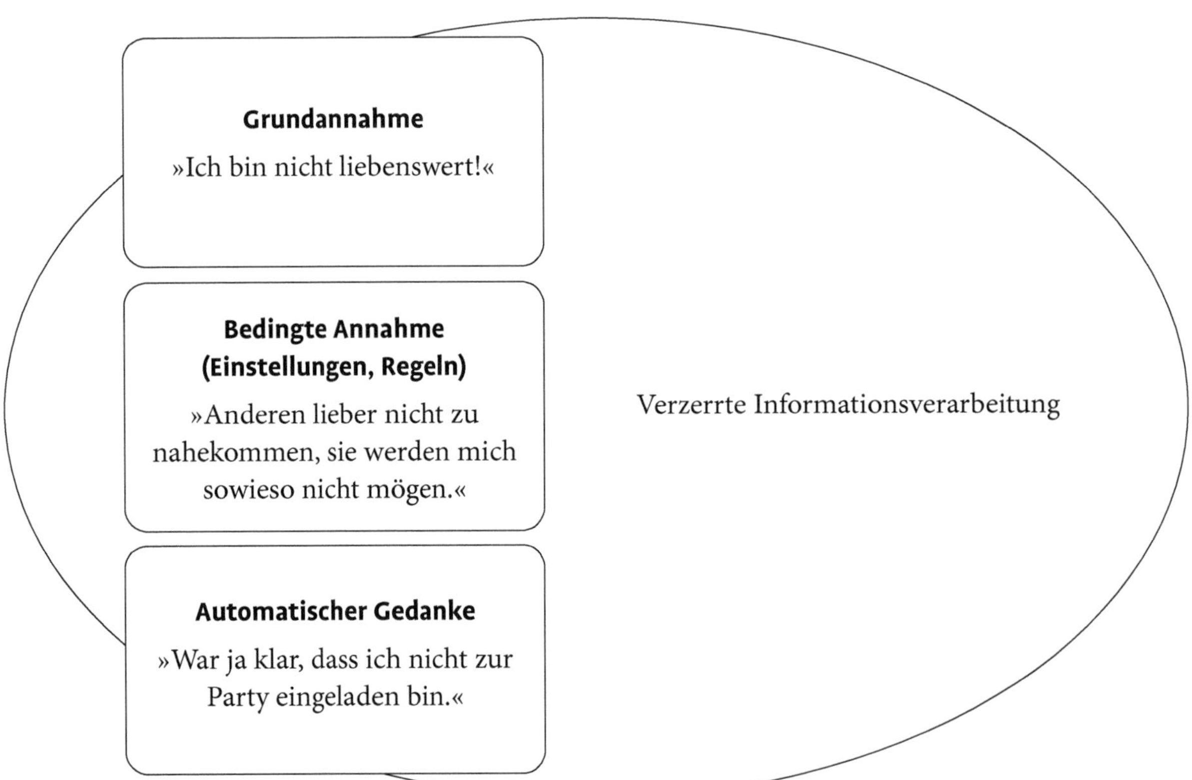

Automatische Gedanken

Automatische Gedanken sind einem manchmal gar nicht bewusst, sie sind nicht Ergebnis langen Nachdenkens. Oft bemerkt man zuerst das entstandene Gefühl oder das veränderte Verhalten. Erleben wir eine bestimmte Situation, scheint diese blitzschnell ein Gefühl auszulösen. Dazwischengeschaltet sind jedoch Gedanken und Bewertungen. Bestimmte Bewertungen nehmen wir so häufig vor, dass die Gedanken wie automatisiert auftreten. Sie erscheinen so schnell, dass wir sie gar nicht mehr bewusst wahrnehmen. Daher tragen sie auch den Namen »automatische Gedanken«. Oftmals sind diese Gedanken eher negativ gefärbt und führen somit auch zu eher negativen Gefühlen. Meist nehmen wir gar nicht mehr wahr, dass wir auch anders über eine Situation denken können, da der Automatismus der Gedanken viel zu groß geworden ist.

In einem ersten Schritt geht es also darum, die automatischen Gedanken bewusst wahrzunehmen. Das erfordert ein wenig Übung. Und selbst wenn uns die automatischen Gedanken bewusst sind, kann es trotzdem dazu kommen, dass wir nach diesen handeln, ohne sie zu hinterfragen.

Versuche, in einer Situation deinen ersten Impuls zu beobachten. Überlege dann, wie du vielleicht noch über die Situation denken könntest und wie sich ein alternativer Gedanke auf dein Verhalten und dein Gefühl auswirken könnte. Vielleicht fallen dir sogar mehrere Möglichkeiten ein.

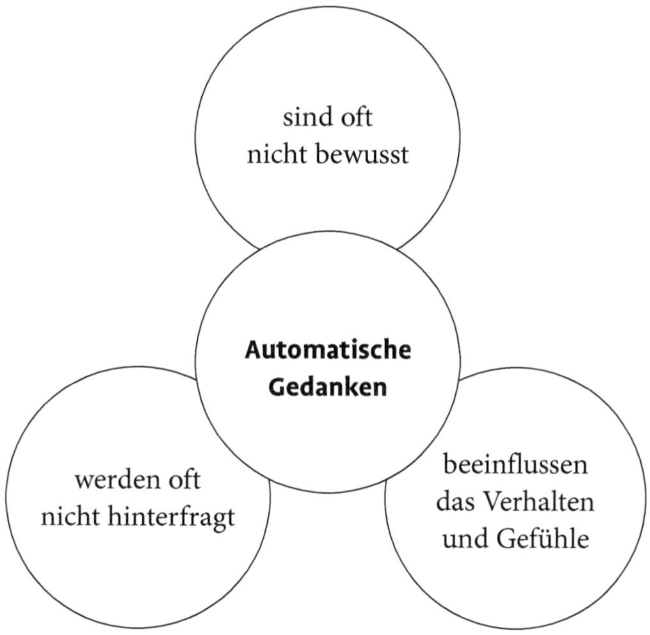

Denkfallen

Automatische Gedanken und Bewertungen beruhen häufig auf Denkfallen, in die jeder von uns tappen kann. Die häufigsten Denkfallen sind hier aufgeführt.

Schwarz-Weiß-Denken oder Alles-oder-Nichts-Denken
Man berücksichtigt nur zwei Kategorien und nicht eine Bandbreite an Möglichkeiten. Entweder ist also alles perfekt oder ganz schrecklich, dazwischen gibt es nichts.
Beispiel: »Wenn ich in der nächsten Mathe-Arbeit keine 1 schreibe, bin ich ein Versager!«

Katastrophisierung
Es wird ein Katastrophenszenario ausgemalt. Man geht ohne Beweise und ungerechtfertigterweise vom Schlimmsten aus, ohne andere Möglichkeiten zu prüfen.
Beispiel: »Das Gespräch mit meinem Chef wird furchtbar laufen. Bestimmt kündigt er mir.«

Abwertung des Positiven
Eigene positive Verhaltensweisen, Erfahrungen und Eigenschaften werden abgewertet oder dem Zufall zugeschrieben. Auf diese Weise werden problematische Überzeugungen aufrechterhalten, auch wenn sie im Gegensatz zu positiven Erfahrungen stehen.
Beispiel: »Dass ich das Tennis-Spiel gewonnen habe, war reines Glück. Vermutlich hatte meine Gegnerin nur einen schlechten Tag.«

Emotionale Beweisführung
Hypothesen und Intuitionen werden wie sicheres Wissen behandelt. Alternative Möglichkeiten werden nicht geprüft.
Beispiel: »Ich bin total nervös, das werden im Vortrag sicher alle merken und mich komisch finden.«

Etikettierung
Eigenes Verhalten, Erfahrungen und Eigenschaften werden als unveränderbar angesehen. Umstände und Veränderungsmöglichkeiten werden nicht berücksichtigt.
Beispiel: »Ich verletze mich schon so lange selbst, ich bin einfach ein Ritzer und werde es auch bleiben.«

Selektive Wahrnehmung (auch geistiger Filter genannt)
Details werden herausgegriffen und verallgemeinert. Oft wird ein negativer Aspekt überbewertet und andere positive Seiten nicht beachtet.
Beispiel: »Nach meinem Vortrag hat eine Zuhörerin komisch geschaut. Offenbar war mein Auftreten nicht überzeugend.«

Gedankenlesen
Man nimmt an, dass man genau weiß, was andere denken, ohne es überprüft zu haben oder andere Möglichkeiten in Betracht zu ziehen.
Beispiel: »So wie der mich anschaut, findet er mich bestimmt richtig schlimm.«

Bezugnahme auf die eigene Person (auch Personalisieren)
Negative Ereignisse werden eigenen Fehlern und Schwächen zugeschrieben, ohne andere Erklärungsmöglichkeiten zu prüfen.
Beispiel: »Klar, dass meine Freundin mit mir Schluss gemacht hat, ich habe einfach alles falsch gemacht.«

Denkfallen

»Sollte«- oder »Müsste«-Sätze
Diese Sätze machen einem das Leben schwer. Regeln werden starr angewendet und die Konsequenzen, wenn allgemeine Erwartungen nicht erfüllt werden, werden überschätzt.
Beispiel: »Ich sollte unbedingt selbstbewusster auftreten, sonst nimmt mich niemand ernst.«

Über- und Untertreibung
Das Ausmaß der eigenen Fehler und Probleme oder der Leistung anderer werden übertrieben, gleichzeitig werden eigene Fähigkeiten übersehen oder bagatellisiert.
Beispiel: »Dass wir heute das Fußballspiel verloren haben, lag sicherlich daran, dass ich zweimal den Ball an meinen Gegner verloren habe. Zwar habe ich auch ein Tor geschossen, aber nur, weil der Torwart gerade abgelenkt war.«

Übertriebene Verallgemeinerung (auch Übergeneralisierung)
Ein negativer Aspekt einer Situation oder ein negatives Erlebnis werden auf das große Ganze verallgemeinert.
Beispiel: »Heute im Chemie-Unterricht konnte ich eine Frage nicht beantworten – ich bin total unfähig.«

Voreilige Schlussfolgerungen
Aufgrund einer oder weniger Informationen wird eine komplexe Situation interpretiert.
Beispiel: »Ich verstehe die heutige Aufgabe meiner Chefin nicht. Das bedeutet doch nur, dass ich der Arbeit nicht gewachsen bin.«

Überlege in einem nächsten Schritt auf Seite 3, welche Denkfallen du bereits kennst und in welche du vielleicht schon häufiger getappt bist. Denke außerdem darüber nach, wie deine Gedanken in derselben Situation aussehen würden, wenn die Denkfalle nicht zugeschnappt hätte.

Denkfallen

Und jetzt bist du dran!
Meine Denkfalle (z. B. Voreilige Schlussfolgerungen):

....

In welcher Situation bist du in die Denkfalle getappt? Beschreibe sie (z. B. Freund sagt beim Vorübergehen nicht »Hallo«):

....

....

....

Wie lautete der »Denkfallen-Gedanke« (z. B. »Da mein Freund mich nicht begrüßt hat, will er bestimmt nichts mehr mit mir zu tun haben«)?

....

....

....

Wie könnte der Gedanke aussehen, wenn die Denkfalle nicht zugeschnappt hätte (z. B. »Bestimmt hat mein Freund mich gar nicht gesehen, ich grüße ihn das nächste Mal einfach zuerst«)?

....

....

....

Meine Grundannahmen

Stelle dir vor, du schreibst jemandem, den du noch nie getroffen hast, und beschreibst dich selbst. Nutze dafür die vorgegebenen Satzanfänge.

Ich bin:

....

....

....

Andere Menschen sehen mich als:

....

....

....

Andere Menschen sind:

....

....

....

Beziehungen sind:

....

....

....

Die Welt ist:

....

....

....

Meine Grundannahmen

Die Zukunft ist:

……………………………………………………………………………………

……………………………………………………………………………………

……………………………………………………………………………………

Meine Grundannahmen:

……………………………………………………………………………………

……………………………………………………………………………………

……………………………………………………………………………………

……………………………………………………………………………………

……………………………………………………………………………………

……………………………………………………………………………………

Gefühlsliste

Suche dir nachfolgend einige Gefühle aus und betrachte diese genauer mit deiner Therapeutin oder deinem Therapeuten. Nutze dafür die untenstehenden Fragen.

neidisch	unbekümmert	beeindruckt
hasserfüllt	abgewertet	befriedigt
sauer	missmutig	verzaubert
rachsüchtig	locker	verwirrt
deprimiert	hoffnungsvoll	fasziniert
wütend	vergnügt	angeekelt
ärgerlich	zufrieden	scheußlich
ängstlich	hingerissen	skeptisch
vorsichtig	hocherfreut	mutig
angespannt	inspiriert	taktlos
eingeschüchtert	unbeschwert	widerwärtig
besorgt	euphorisch	irritiert
misstrauisch	unternehmungslustig	alarmiert
nervös	aktiv	unbehaglich
mutlos	schockiert	schuldig
zerbrechlich	erschrocken	verstört
verletzlich	dankbar	beschämt
panisch	erfreut	argwöhnisch
stolz	neugierig	leer
glücklich	überwältigt	mürrisch
interessiert	sprachlos	eifersüchtig
begeistert	ohnmächtig	gleichgültig
lebenslustig	verblüfft	aggressiv
stark	überfordert	genervt
aufgewühlt	depressiv	resigniert
abgelehnt	weinerlich	verzweifelt
feindselig	einsam	unglücklich
traurig	betrübt	verliebt
enttäuscht	frustriert	verbunden
verletzt	hoffnungslos	zugeneigt
abgehängt	abhängig	angezogen
abwesend	ahnungslos	berührt
albern	antriebslos	leidenschaftlich
fassungslos	furchtlos	fröhlich
gedemütigt	jämmerlich	klar

Gefühlsliste

lustlos
melancholisch
heiter
orientierungslos
schläfrig
unterlegen
zerstreut
überlegen
aufgeregt
nutzlos
beschützt
eingeengt
erfüllt
unwohl
verkrampft
entspannt
ausgeschlossen
beschwingt
empört
gewürdigt
angestrengt
hin- und hergerissen
gestresst
betäubt
erleichtert
zappelig
frei
verstimmt
ausgenutzt
wild
behaglich
energiegeladen
beobachtet
zerrissen

lebendig
motiviert
leicht
perplex
schutzlos
verbittert
verraten
aufgekratzt
verrückt
entschlossen
dünnhäutig
geborgen
selig
träge
behütet
streitlustig
verlegen
durcheinander
mächtig
zugehörig
bestürzt
belustigt
geliebt
mitgenommen
gelangweilt
zerknirscht
gerädert
enthemmt
geehrt
bedroht
ruhig
erstaunt
gelöst
beflügelt

hektisch
sicher
kraftlos
rastlos
unausgeglichen
nachdenklich
schlaff
ausgeruht
zuversichtlich
schwach
belastet
scheu
respektiert
gereizt
teilnahmslos
überrumpelt
betrogen
agil
chancenlos
geladen
beklommen
elektrisiert
zornig
aufgebraucht
begierig
ausgeliefert
ertappt
überdrüssig
handlungsunfähig
befangen
entlastet
wehmütig
ausgelassen
unverstanden

Gefühlsliste

Was verstehst du unter diesem Gefühl?

....

....

....

In welcher Situation trat das Gefühl auf? Was hat dieses Gefühl ausgelöst?

....

....

....

Wie hat sich das Gefühl gezeigt? Was fühlst du im Körper? Gibt es andere Auswirkungen?

....

....

....

AB 25 • P T

Haus der Gefühle

Entspanne dich. Nimm eine bequeme Sitzhaltung ein und versuche einmal, durch die Kraft deiner Vorstellung verschiedene Räume deines Hauses oder deiner Wohnung zum Leben zu erwecken. Welche Gefühle wohnen diesen Räumen inne oder verstecken sich darin? Lass uns einmal gemeinsam durch ein paar verschiedene Räume wandern und überlege dabei, welche Gefühle dir als erstes in den Sinn kommen …

Flur: Hier befinden sich Gefühle, die dir sehr vertraut sind und dich wie selbstverständlich im Leben begleiten. In etwa wie ein treuer Begleiter. Es müssen dabei nicht nur positive Gefühle sein, sondern lediglich die Gefühle, die als erstes da sind.

Küche: Hier befinden sich Gefühle, die du schlicht und ergreifend zum Leben brauchst. Vielleicht solche, die dich versorgen.

Wohnzimmer: In diesem Raum befinden sich die Gefühle, die du anderen gerne zeigst oder von denen du glaubst, dass sie dir im Kontakt zu anderen helfen.

Keller: Hier befinden sich die unliebsamen Gefühle oder diejenigen, die man gerne verstecken möchte. Vielleicht sind das die Tabu-Gefühle, die du ablehnst und an welche du nicht denken willst.

Schlafzimmer: Hier befinden sich die Gefühle, die in deinem Leben keine so aktive Rolle spielen, sondern die eher etwas Zeit brauchen, um »wach« zu werden oder sich herauszutrauen. Manchmal kann dies aber auch sehr plötzlich geschehen …

Vielleicht fallen dir noch ganz andere Räume ein. Welche Gefühle befinden sich darin?

Welche Gefühle vermeide ich?

Vielleicht hast du dir schon einmal gewünscht, bestimmte Gefühle nicht spüren zu müssen. Vielleicht hast du alles dafür getan, diese Gefühle zu unterdrücken und sie gar nicht erst aufkommen zu lassen. Wahrscheinlich hast du die Erfahrung gemacht, dass dies nicht funktioniert hat. Denn auch die »schlechten« Gefühle gehören zum Leben dazu und erfüllen wichtige Aufgaben.

Gefühle zu unterdrücken ist so, wie wenn du einen Luftballon unter Wasser drücken möchtest. Es erfordert ziemlich viel Kraft und Anstrengung und sobald du loslässt, taucht der Ballon mit viel Wucht wieder auf.

Betrachte gemeinsam mit deiner Therapeutin oder deinem Therapeuten, welche Gefühle du vermeidest bzw. mit welchen Gefühlen du noch nicht gut umgehen kannst.

Die folgenden Fragen helfen dir dabei.

Welche Gefühle unterdrücke ich?

....

....

....

In welchen Situationen treten diese Gefühle auf?

....

....

....

Warum vermeide ich diese Gefühle?

....

....

....

Was ist in der Vergangenheit passiert, als ich diese Gefühle zugelassen habe?

....

....

....

Welche Gefühle vermeide ich?

Was würde passieren, wenn ich diese Gefühle jetzt zulassen würde?

....

....

....

Welche Konsequenzen hat die Vermeidung dieser Gefühle?

....

....

....

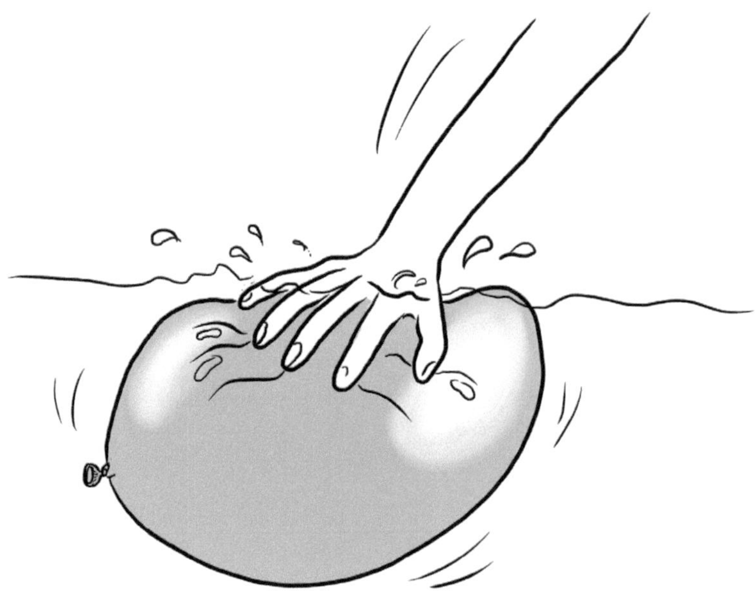

Teufelskreis der Vermeidung von Gefühlen

Oft fühlt es sich kurzfristig gut an, ein unangenehmes Gefühl zu vermeiden oder zu unterdrücken. Der Teufelskreis zeigt jedoch, welche Folgen dieses vermeidende Verhalten hat. Überlege dir ein Beispiel aus deinem Leben, in welchem die Vermeidung eines unangenehmen Gefühls nicht den gewünschten Erfolg gebracht hat. Besprich dich hierzu mit deiner Therapeutin oder deinem Therapeuten.

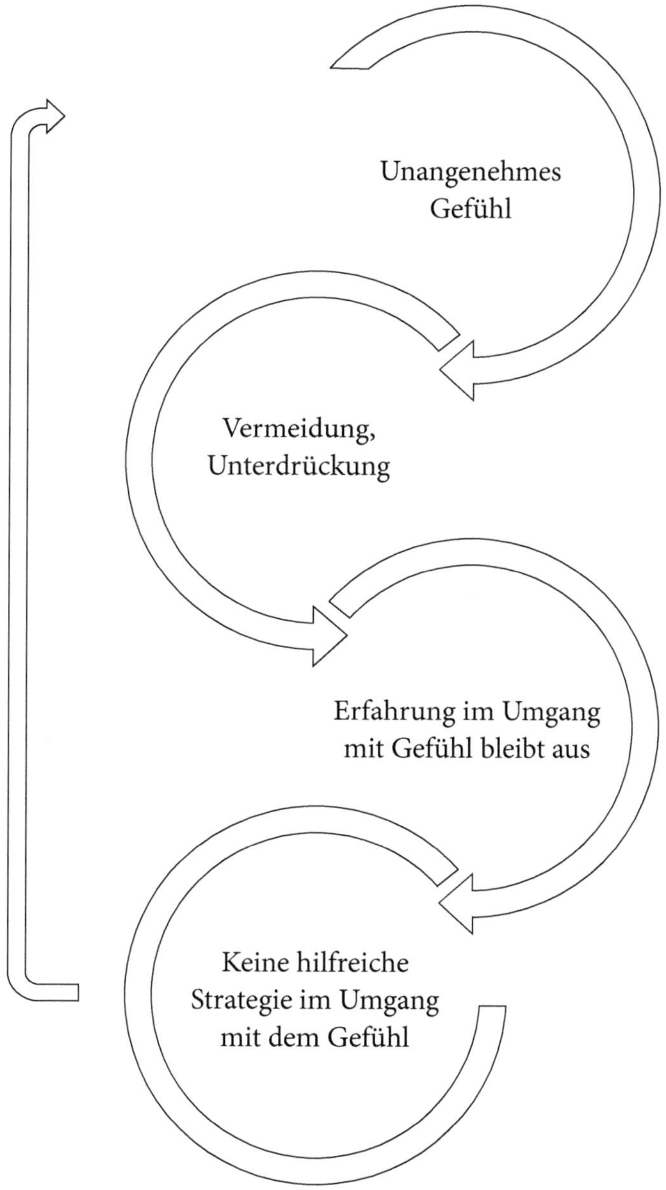

Teufelskreis der Vermeidung von Gefühlen

Beispiel

Situation: Ein Vortrag soll vor dem Team oder der Klasse gehalten werden.

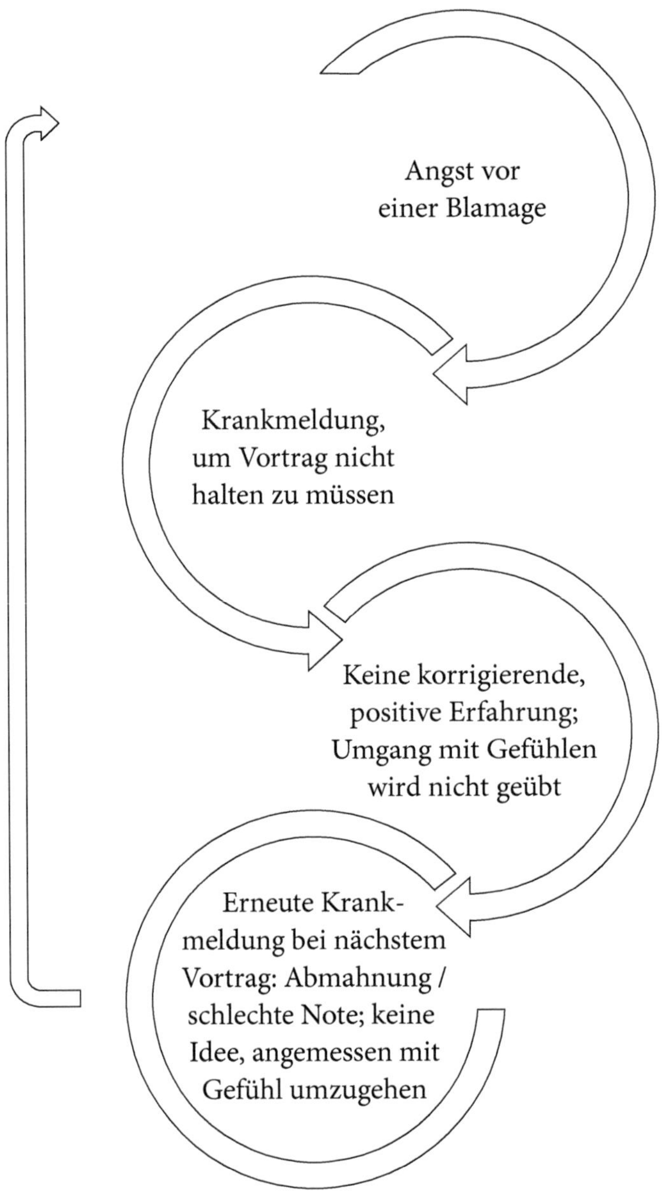

Teufelskreis der Vermeidung von Gefühlen

Meine Situation

Situation: ....

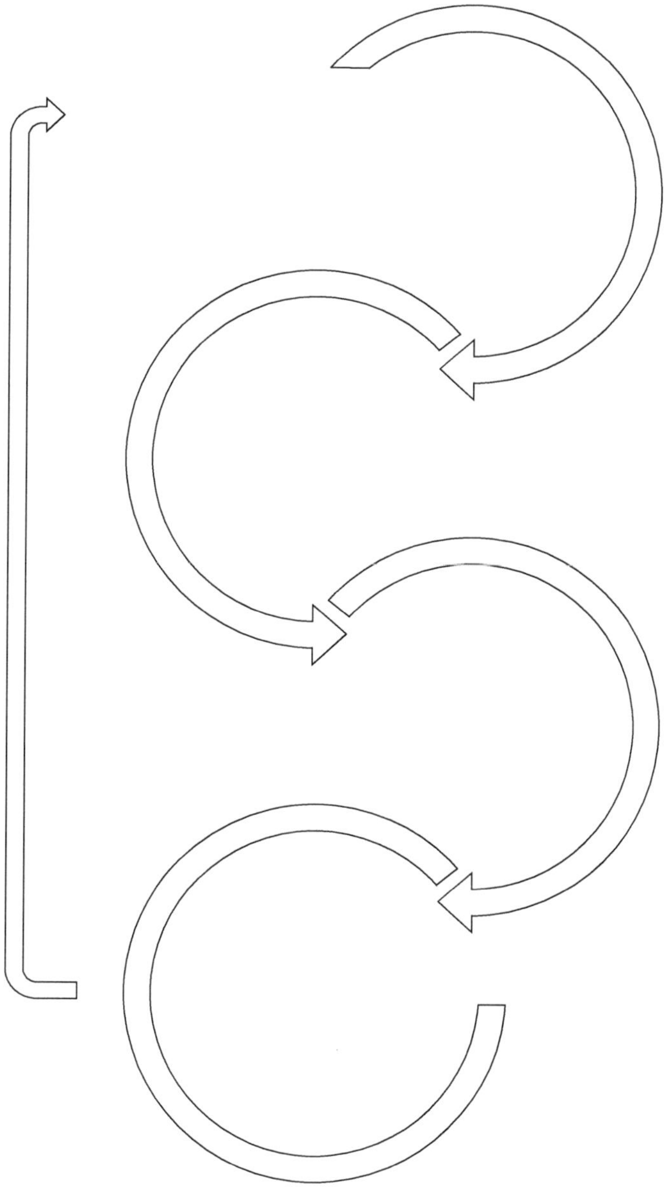

Wozu »schlechte« Gefühle?

Manche Gefühle empfinden wir als unangenehm und lästig. Vielleicht denken wir sogar, dass wir bestimmte Gefühle gar nicht haben dürften.

Aber welche guten Seiten haben unsere negativ empfundenen Gefühle und bei was helfen sie uns vielleicht?

(1) Wut kann wie ein Motor wirken. Sie macht uns stark, durchsetzungs- und handlungsfähig.
Bei was hat mir meine Wut schon geholfen?

....

....

....

(2) Neid kann dazu führen, uns zu motivieren. Er macht uns zielstrebig und bringt uns ins Handeln.
In welchen Situationen hat es mir schon geholfen, neidisch zu sein?

....

....

....

(3) Schuld kann uns helfen, unser eigenes Verhalten zu hinterfragen und es zu verändern.
In welchen Situationen war es hilfreich, mich schuldig zu fühlen?

....

....

....

(4) Angst kann uns vor Gefahren schützen.
In welchen Situationen hat mir Angst bereits geholfen?

....

....

....

Wozu »schlechte« Gefühle?

(5) Scham kann, ähnlich wie Schuld dazu führen, dass wir unser Verhalten kritisch betrachten und es verändern.
Inwiefern hat es mir in der Vergangenheit schon geholfen, mich zu schämen?

....

....

....

(6) Traurigkeit zeigt uns an, dass wir etwas verloren haben, was uns wichtig war und das uns viel bedeutet hat.
Wie hat mir Traurigkeit schon geholfen?

....

....

....

(7) Enttäuschung kann uns helfen, realistische Erwartungen an uns selbst und andere zu richten.
Inwiefern hat mir das Gefühl Enttäuschung schon geholfen?

....

....

....

Scham

Das Gefühl »Scham« wird von allen Menschen auf der Welt empfunden und es tritt auf, wenn uns der Ausschluss aus einer sozialen Gruppe droht. Das bedeutet, dass wir nicht mehr anerkannt oder vielleicht sogar von anderen abgelehnt werden. Das Gefühl ist für viele Menschen sehr schwierig auszuhalten. Wir schämen uns, wenn wir uns unterlegen, bloßgestellt oder blamiert fühlen. Wir können uns aber auch für andere Menschen, wie z. B. unsere Eltern, Freunde, Verwandte schämen, häufig unter dem Begriff »Fremdschämen« oder »cringe« bekannt.

Wozu ist Scham eigentlich gut?

Wie oben bereits angedeutet, hält uns Scham zusammen. In sozialen Gruppen und Gemeinschaften gelten bestimmte Regeln. Wer diese Regeln verletzt und sich einfach so verhält, wie er oder sie möchte, wird schief angeschaut, bestraft oder aber ausgegrenzt. In der Steinzeit konnte eine solche Ausgrenzung den Tod bedeuten. Das Gefühl hat Menschen also vor dem Ausstoß aus der Gemeinschaft geschützt und somit auch davor, wehrlos wilden Tieren oder Feinden ausgeliefert zu sein.

In welchen Situationen kann es zu Scham kommen?

- Wir machen einen Fehler.
- Wir werden gedemütigt oder erniedrigt.
- Uns passiert etwas Peinliches.
- Wir erfahren Kritik.
- Wir werden ausgelacht.
- Wir fühlen uns schlechter oder minderwertiger als andere.
- Wir werden bei etwas Verbotenem erwischt.
- Jemand verhält sich uns gegenüber unangemessen oder überschreitet eine Grenze.

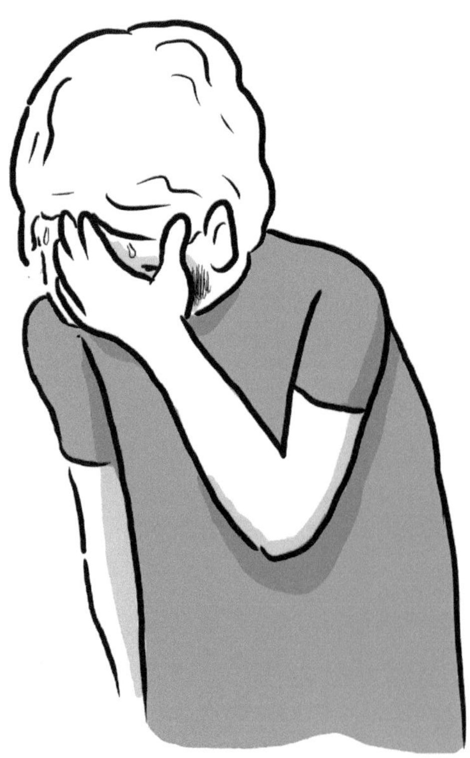

Scham

Wie kann man Scham erkennen?
Scham zeigt sich, wie jedes andere Gefühl auch, auf ganz verschiedenen Kanälen. Es ist gut zu wissen, wie sich Scham zeigt, um sie künftig wahrnehmen und mit ihr umgehen zu können.

Körperliche Reaktionen
- Das Gesicht wird rot und heiß.
- Es kommt zu Hitzewallungen.
- Dein Herz schlägt schneller, dein Pulsschlag erhöht sich.
- Du verstummst oder stotterst.
- Dein Mund wird ganz trocken.

Körperhaltung
- Du schaust nach unten, wendest den Blick ab.
- Du duckst dich, machst dich klein.
- Du verschränkst Arme und Beine.
- Du wendest dich ab.

Wahrnehmung
Eine objektive Betrachtung der Situation ist nicht mehr möglich. Unsere Wahrnehmung beschränkt sich auf die eigenen Fehler und Schwächen. Vielleicht erinnern wir uns an frühere Momente, in denen wir uns geschämt haben.

Handlungsdrang
Wir möchten die Situation so schnell wie möglich beenden oder verlassen. Wir würden gerne weglaufen, uns verstecken oder »im Boden versinken«. Eine starke Vermeidungstendenz wird ausgelöst. Wir möchten am liebsten andere Menschen vermeiden, eigene Schwächen verbergen und Situationen vermeiden, die möglicherweise weitere Gefühle von Scham auslösen können. Durch die Vermeidung solcher Situationen wird jedoch auch die Stärkung des Selbstwerts verhindert, da keine positiven Erfahrungen in derartigen Situationen gesammelt werden können. Wer z. B. immer wieder sportliche Wettkämpfe oder Spiele vermeidet aus Angst, sich zu blamieren, kann auch niemals ein Erfolgserlebnis oder das Gefühl von Spaß in solchen Situationen erfahren.

Wie kann man sich bei Scham verhalten?

Sich entsprechend des Gefühls verhalten
Wenn die Scham berechtigt auftritt, weil man etwas getan hat, weshalb man sich schämt, dann sollte man entsprechend der Scham handeln – aber auch nur dann. Das kann z. B. der Fall sein, wenn man sich wirklich daneben benommen hat oder sehr großspurig aufgetreten ist.

Dann kann es sinnvoll sein, sich eine Weile zurückzuziehen, an den eigenen Fähigkeiten zu arbeiten, bescheidener aufzutreten oder sich bei anderen zu entschuldigen.

Wenn man sich allerdings schämt, weil man von anderen gedemütigt oder gemobbt wurde, geht es darum, sich zu verteidigen, darum zu kämpfen, gerecht behandelt zu werden und sich gegebenenfalls Hilfe zu holen. Dann sollte man nicht entsprechend der Scham handeln.

Scham

Das Gefühl abschwächen …

- **indem du entgegengesetzt handelst:** Bleibe in der Situation, obwohl du sie am liebsten verlassen würdest, zeige dich, obwohl du dich am liebsten verstecken würdest und stelle dich aufrecht hin, auch wenn du dich am liebsten wegducken würdest.
- **indem du entgegengesetzt denkst:** Denke an Eigenschaften, mit denen zu zufrieden bist, obwohl du gerade nur deine Schwächen im Blick hast. Denke an vergangene Situationen, in denen du erfolgreich warst, auch wenn du gerade nur deine Fehler und Misserfolge siehst. Stelle dir dein Gegenüber in peinlichen Situationen vor. Ein Gefühl macht erst einmal nichts Schlimmes, es existiert zunächst in deinem Kopf und niemand kann es sehen.
- **indem du eine entgegengesetzte Körperhaltung einnimmst:** Stell dich aufrecht hin, lass die Schultern nach hinten fallen, hebe den Kopf, lächle, atme ruhig und tief. Tue all das, auch wenn du dich am liebsten klein und unsichtbar machen würdest.

Wichtig • Scham und selbstverletzendes Verhalten

Scham kann dazu führen, dass du dich vielleicht selbst ablehnst oder sogar hasst. Das wiederum kann dazu führen, dass du dir und deinem Körper, z. B. durch selbstverletzendes Verhalten, schaden möchtest. Danach kann es zu weiterer Scham kommen. Es ist also sinnvoll, auch in dieser Situation entgegengesetzt zu handeln, um eine Abwärtsspirale zu verhindern.

Schuld

Schuldgefühle entstehen dann, wenn wir denken, etwas getan zu haben, was unseren Moralvorstellungen widerspricht. Es geht also um unseren Einfluss und konkrete Handlungen. Wir gehen davon aus, dass wir das Geschehene oder unsere Handlungen beeinflussen können. Wenn wir keinen Einfluss darauf haben, was passiert, können wir uns auch nicht schuldig fühlen.

Wozu ist Schuld eigentlich gut?

Auch die Schuld dient, ähnlich wie die Scham, dem Zusammenhalt der Gemeinschaft. Ein Schuldgefühl führt zu dem Bedürfnis, etwas wiedergutmachen zu wollen. Das Gefühl zeigt uns also, dass wir eine wichtige Regel missachtet haben und darunter leiden. Durch eine Wiedergutmachung besteht die Möglichkeit, dass uns andere verzeihen und uns wieder in die Gemeinschaft aufnehmen. Auch hier wirkt die mögliche Ausgrenzung aus einer Gemeinschaft so bedrohlich, weil diese uns in früherer Zeit vielleicht tatsächlich das Leben gekostet hätte, waren Menschen doch nur in der Gruppe überlebensfähig.

Unangemessene Schuld

Nun kann es passieren, dass wir uns schuldig für etwas fühlen, das gar nicht in unserer Verantwortung oder unserem Einfluss liegt. Wenn die Familie z. B. einen Ausflug in den Freizeitpark unternimmt und auf dem Weg dorthin ein Autounfall passiert, fühlt sich der Vater vielleicht schuldig, weil er den Ausflug vorgeschlagen hat. Ein unangemessenes Schuldgefühl geht also mit der Vorstellung einher, die Situation beeinflussen zu können, obwohl dies zu keinem Zeitpunkt möglich war. Diese Vorstellung gibt uns somit ein Gefühl der Kontrolle.

Ein weiteres Beispiel kann sein, dass ein Kind schon früh in der eigenen Familie Gewalt erlebt. Dieses Kind hat aufgrund seines Alters und der eigenen Abhängigkeit von den Eltern kaum die Möglichkeit, Abstand zu seiner Familie zu gewinnen. Es hat nur die Möglichkeit zu überleben, wenn es die Eltern weiterhin liebt. Das ist natürlich schwierig, wenn man die Eltern als gewalttätig erlebt. Um diesen Widerspruch aufzulösen, hat das Kind die Möglichkeit, sich selbst die Schuld an den Vorfällen zu geben (»Ich habe es verdient, so behandelt zu werden. Ich bin unnütz und nichts wert.«). Durch diese Schuldübernahme gewinnt das Kind an Kontrolle zurück. Es hat eine Erklärung für das Verhalten der Eltern und das Ganze erhält einen Sinn, obwohl das Kind natürlich in der Realität keine Schuld hat.

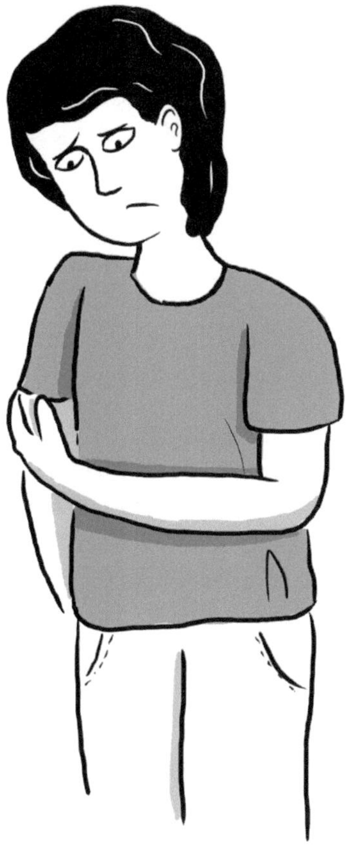

Schuld

In welchen Situationen kann es zu Schuld kommen?

- ▶ Wir verhalten uns entgegen unserer Wertvorstellungen (klauen, lügen, Tiere quälen …).
- ▶ Wir verhalten uns in unserer Fantasie entgegen unserer Wertvorstellungen (sexuelle Fantasien, Gewaltvorstellungen …).
- ▶ Wir werden von unvorhergesehenen Ereignissen überrollt und fühlen uns hilflos und ohnmächtig. Wir wünschen uns, wir hätten uns anders verhalten, um dieses Unglück zu verhindern.

Wie kann man Schuld erkennen?

Schuld können wir erkennen, indem wir uns selbst genau beobachten. Die nachfolgenden Anhaltspunkte geben wichtige Hinweise auf ein bestehendes Schuldgefühl.

Körperliche Reaktionen

- ▶ Das Gesicht wird rot.
- ▶ Dein Herz schlägt schneller, dein Pulsschlag erhöht sich.
- ▶ Du kannst nicht mehr ruhig sprechen.
- ▶ Deine Muskeln verspannen sich.
- ▶ Du hast einen Kloß im Hals.
- ▶ Deine Brust fühlt sich eng an. Du bekommst schlecht Luft.
- ▶ Du hast Magenschmerzen oder Durchfall.
- ▶ Dir wird schlecht.

Körperhaltung

- ▶ Du schaust nach unten, wendest den Blick ab.
- ▶ Du duckst dich, machst dich klein.
- ▶ Du ziehst den Kopf ein.
- ▶ Du bückst dich, deine Schultern hängen nach vorne.
- ▶ Du wendest dich ab.

Wahrnehmung

Eine objektive Betrachtung der Situation ist nicht mehr möglich. Unsere Wahrnehmung beschränkt sich darauf, dass wir uns für schlecht halten. Wir finden zahlreiche Beweise dafür, dass wir wirklich schlecht sind. Wir fühlen uns durchschaut und manchmal sogar gejagt. Wir haben den Eindruck, andere hätten uns bei einem Verbrechen gesehen.

Handlungsdrang

Auch bei Schuld kann es, ähnlich wie bei Scham, dazu kommen, dass man einfach nur fliehen möchte. Gleichzeitig hat man häufig den Drang, seine Schuld wiedergutzumachen. Um diese Wiedergutmachung zu leisten, zeigt man der Gruppe, dass man bereit ist, ein Opfer zu bringen und die eigenen Bedürfnisse hinter die der Gruppe anzustellen. Manchmal möchte man sich auch selbst bestrafen.

Schuld

Wie kann man sich bei Schuld verhalten?

Sich entsprechend des Gefühls verhalten

Entsprechend des Gefühls handeln sollte man nur, wenn man tatsächlich entgegen eigener Wertvorstellungen gehandelt oder jemand anderem geschadet hat.

> **Wichtig**
>
> Von Schuld ist nur dann die Rede, wenn man die Wahl hatte, etwas anderes zu tun, und die Folgen der eigenen Handlungen abschätzen konnte.

Überprüfe auch deine eigenen Wertvorstellungen. Die Vorstellung, man dürfe nie wütend werden oder müsse die eigenen Bedürfnisse immer hinten anstellen, ist nur wenig sinnvoll.

Kläre also zunächst mit Freundinnen und Freunden oder deiner Therapeutin bzw. deinem Therapeuten, ob dein Schuldgefühl wirklich berechtigt ist. In diesem Fall solltest du eine Wiedergutmachung leisten. Diese sollte für dich ein »Opfer« darstellen und für die andere Person hilfreich sein. Verzeiht dir die andere Person, dann nimm es an. Niemandem ist geholfen, wenn man sich selbst ein Leben lang schuldig fühlt.

Das Gefühl abschwächen …

- **indem du entgegengesetzt handelst:** Tue dir etwas Gutes und zeige dich offen. Sprich darüber, was du gedacht oder getan hast.
- **indem du entgegengesetzt denkst:** Frage dich zunächst, wie groß dein Einfluss in der Situation wirklich war. Warst du tatsächlich in der Lage, die Situation zu beeinflussen? Und wie viel Anteil hattest du wirklich daran. Frage dich auch immer, ob jemand anderes genauso gehandelt hätte und ob du diese Person bei einem ähnlichen Verhalten auch verurteilt hättest. Bedenke auch, was du bereits Gutes für andere Menschen getan hast, und versöhne dich mit dir selbst.
- **indem du eine entgegengesetzte Körperhaltung einnimmst:** Trete nach vorne und zeige dich – du hast nichts Unrechtes getan! Entspanne deine Muskeln und hebe deinen Kopf. Nimm die Schultern zurück und stelle dich aufrecht hin.

> **Tipp**
>
> Es ist sehr wichtig zu überprüfen, inwiefern man Einfluss auf Ereignisse hatte oder eben nicht. Es gibt äußere Umstände und Zufälle, die nicht unserer Kontrolle unterliegen. Gerade wenn man schon häufiger schlechte Erfahrungen gemacht hat, neigt man dazu, Verantwortung für Dinge zu übernehmen, die nicht der eigenen Verantwortung unterliegen. Überprüfe die Realität daher stets kritisch. Deine Therapeutin oder dein Therapeut wird dir dabei helfen.

AB 29 • P T

Gedanken, Gefühle, Verhalten

Gedanken, Gefühle und Verhalten sind untrennbar miteinander verbunden. Wie genau, siehst du am folgenden Beispiel. Überlege auch, wie sich ein anderer Gedanke auf das Gefühl und das Verhalten ausgewirkt hätte.

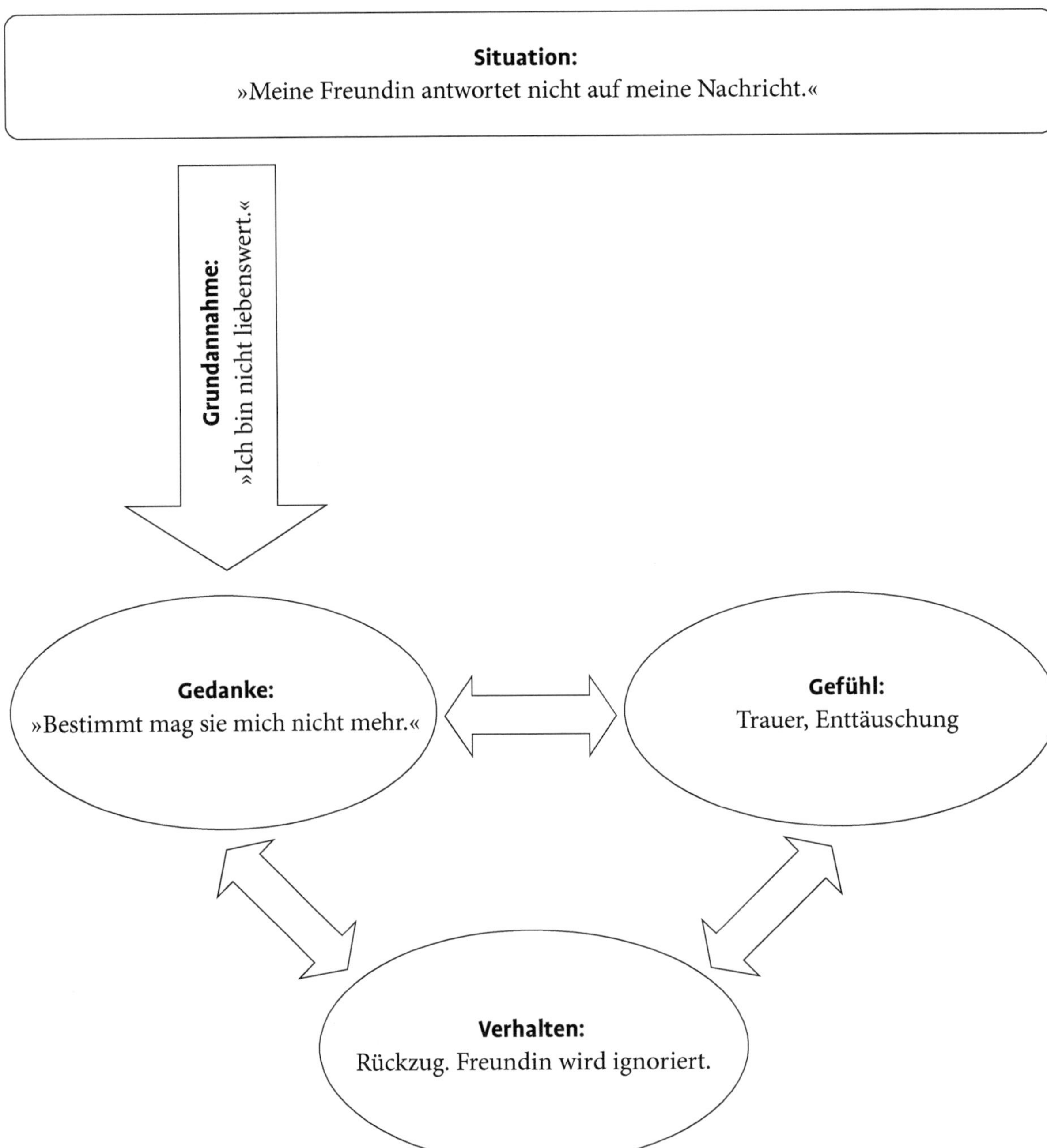

Gedanken, Gefühle, Verhalten

Welche Situation aus deinem Leben fällt dir ein, die du gerne genauer betrachten möchtest?

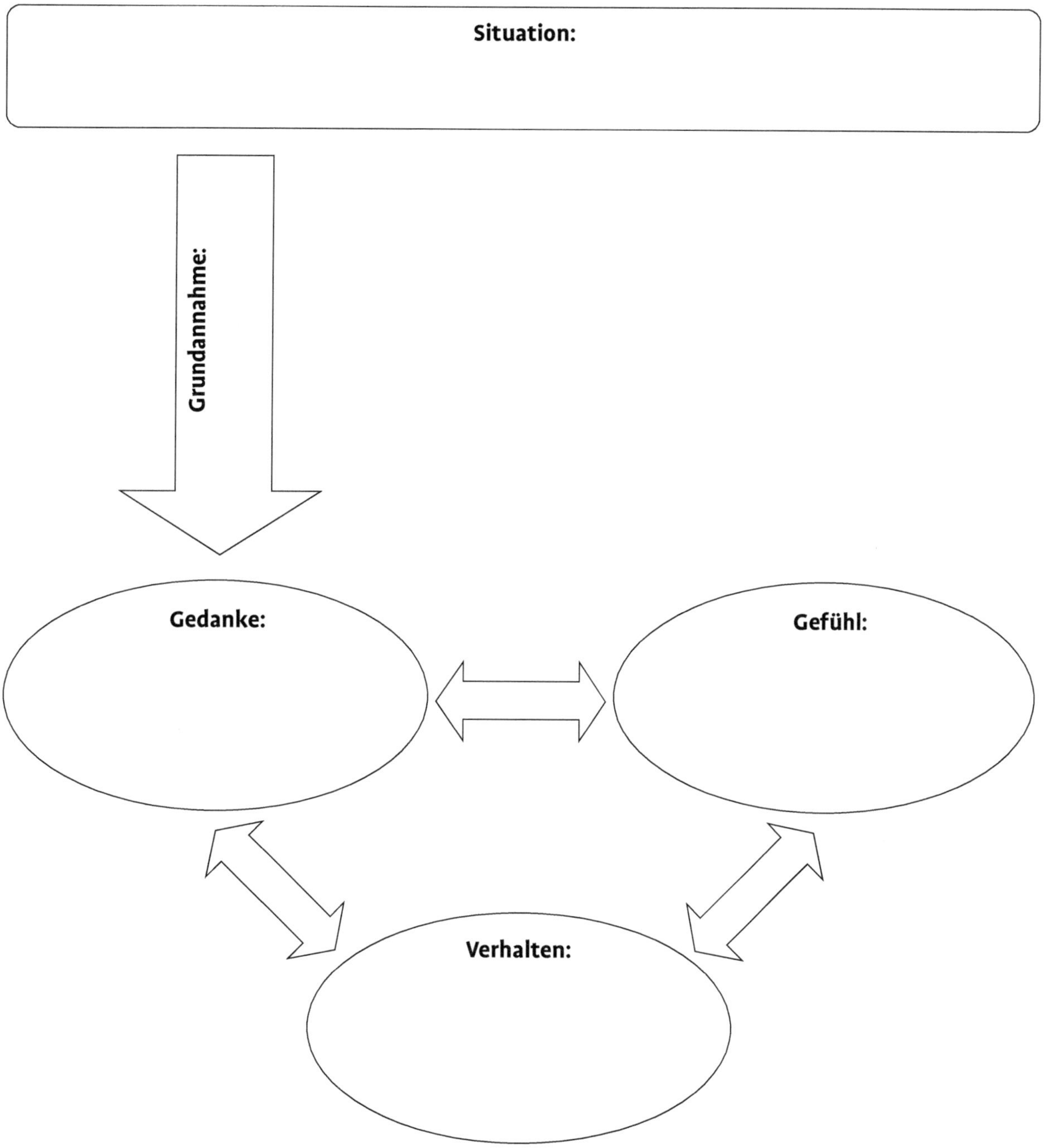

Gedanken, Gefühle, Verhalten

Überlege nun, welche anderen Gedanken in der Situation noch möglich gewesen wären und wie diese sich auf das Gefühl und das Verhalten ausgewirkt hätten.

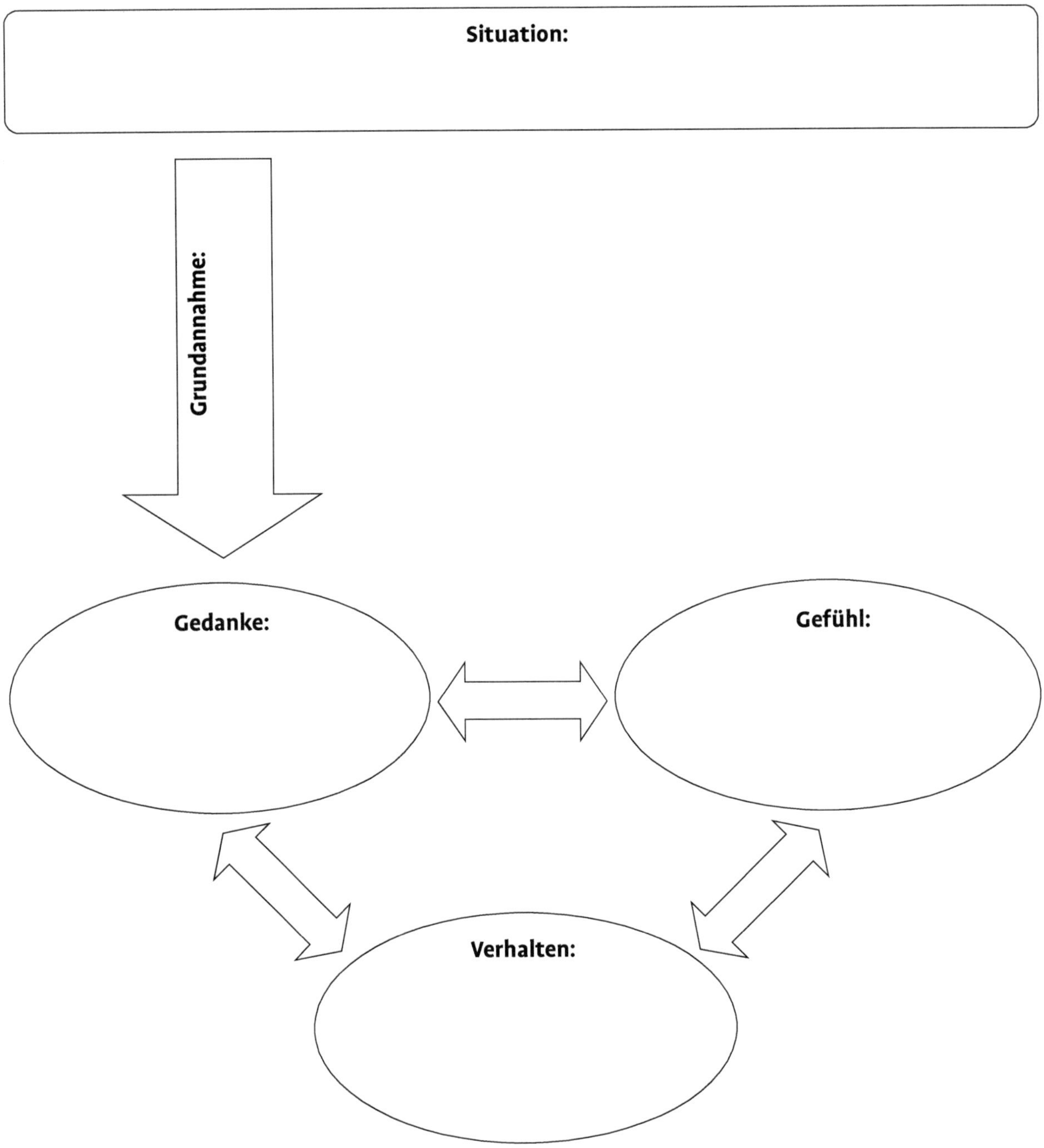

Primär- und Sekundäremotionen

Primäremotionen …

- basieren auf Grundbedürfnissen,
- erfordern keine tiefergehende kognitive Verarbeitung,
- treten spontan und adäquat auf einen auslösenden Reiz auf,
- lösen meist einen sofortigen Handlungsimpuls aus.
- Ist das Bedürfnis gestillt, so ist auch das Primärgefühl rasch vorbei.

Sekundäremotionen …

- werden aufgrund unserer Biografie und des eigenen soziokulturellen Hintergrunds gezeigt,
- sind äußeren und inneren Regeln unterworfen,
- erfordern einen fortwährenden Abgleich mit der Umwelt,
- führen oft zu anderen Handlungsimpulsen und Konsequenzen als durch die Primäremotion hervorgerufen.
- Die gedankliche Bewertung spielt beim sekundären Gefühlssystem eine zentrale Rolle.

Situation: Partner verspätet sich

Primäres Gefühl: Angst, etwas könnte der Person zugestoßen sein

Sekundäres Gefühl: Wut

→

Welche Handlungsimpulse und Konsequenzen entstehen, wenn man primären Gefühlen folgt und nicht den sekundären?

Wichtiger Impuls in Behandlung

INFO 25 • P

Folgegefühle – was ist das?

Wir Menschen erleben viele unterschiedliche Gefühle. Einige davon sind nur schwer aushaltbar, wie z. B. Scham, Schuld oder Trauer. Daher versuchen wir, diese schnell wieder loszuwerden, abzuschwächen oder erst gar nicht zuzulassen. Oftmals werden hierzu ungünstige Verhaltensweisen eingesetzt, wie z. B. der Konsum von Alkohol, Drogen oder aber auch selbstverletzendes Verhalten. Diese Verhaltensweisen lenken von den unangenehmen Gefühlen ab. Jedoch verhindern sie eine wirkliche Auseinandersetzung und damit Bearbeitung der Gefühle.

Eine weitere ungünstige Methode, um mit unaushaltbaren Gefühlen umzugehen, ist, diese schnell durch andere Gefühle zu ersetzen, die besser aushaltbar sind (z. B. Wut). Wahrscheinlich hast du selbst schon erlebt, wie du auf einen Fehler hingewiesen wurdest und in dir scheinbar sofort Ärger aufgestiegen ist. Oder ein Freund hat dich versetzt und in der Folge warst du sehr wütend.

Tatsächlich wurde durch die Kritik erst einmal ein anderes Gefühl ausgelöst (vermutlich Scham oder Schuld), das du jedoch gar nicht wahrgenommen hast, da es sofort durch ein weiteres Gefühl, nämlich Wut, ersetzt wurde.

Im Beispiel des Versetzt-Werdens war das erste ausgelöste Gefühl vermutlich Angst, dass der Person vielleicht etwas zugestoßen sein könnte, oder Traurigkeit darüber, eventuell versetzt worden zu sein. Auch hier wird das Gefühl sehr schnell durch Ärger oder Wut ersetzt.

Wichtig

Oft werden die ersten Gefühle so schnell ersetzt, dass wir es gar nicht richtig merken. Mit diesem unbewussten Austauschen der Gefühle versuchen wir, einen Umgang mit den sehr unangenehmen ersten Gefühlen zu finden. Es ist aber wichtig, sich genau mit diesen auseinanderzusetzen, um sie gut bewältigen zu können.

AB 30 • PT

Folgegefühle

Oft entstehen aus einer ersten Bewertung der Situation sogenannte »Folgegefühle«, die wiederum von unseren Erfahrungen abhängen. Schau dir das Beispiel an.

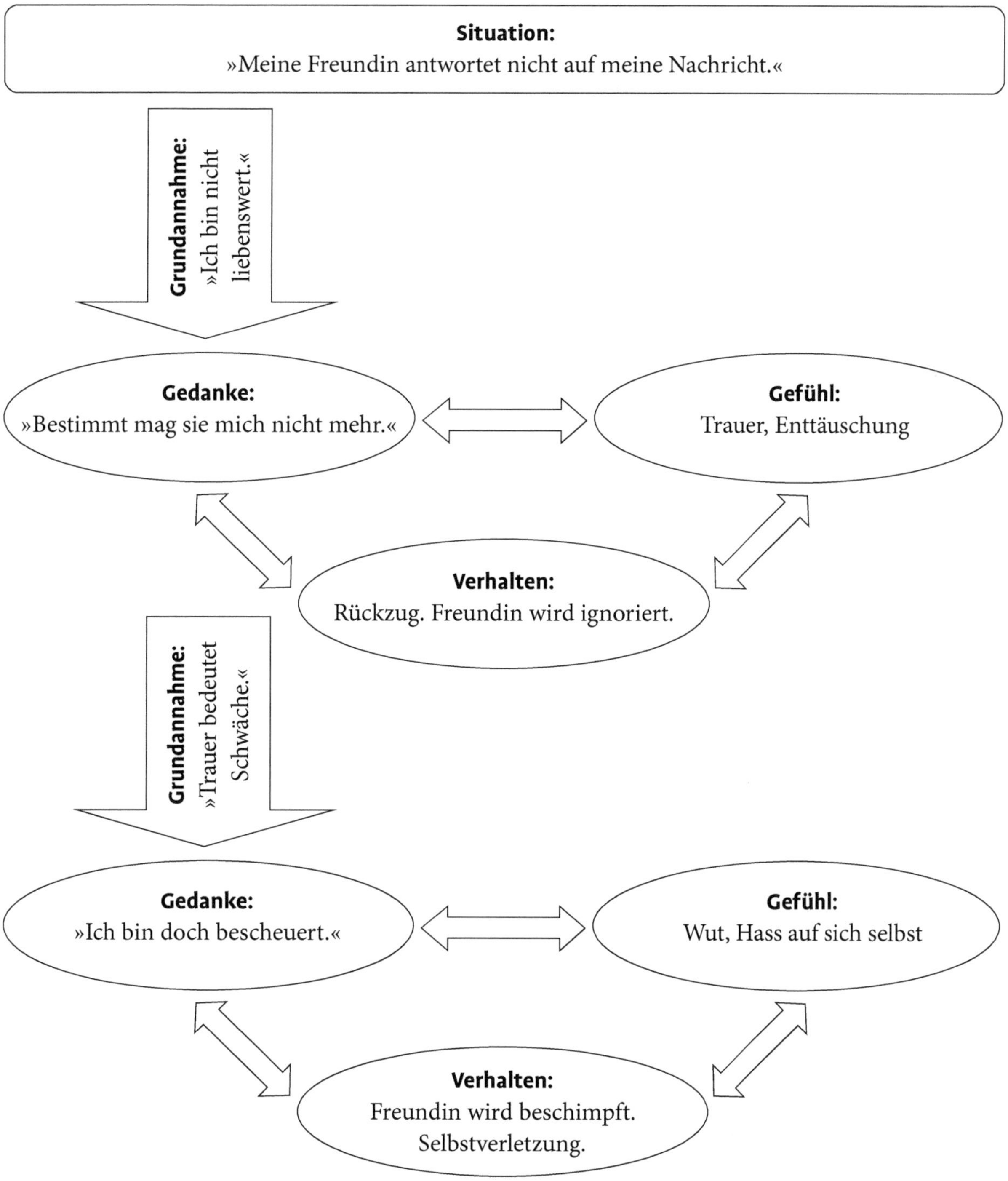

Folgegefühle

Überlege dir für deine Situation mögliche Folgegefühle.

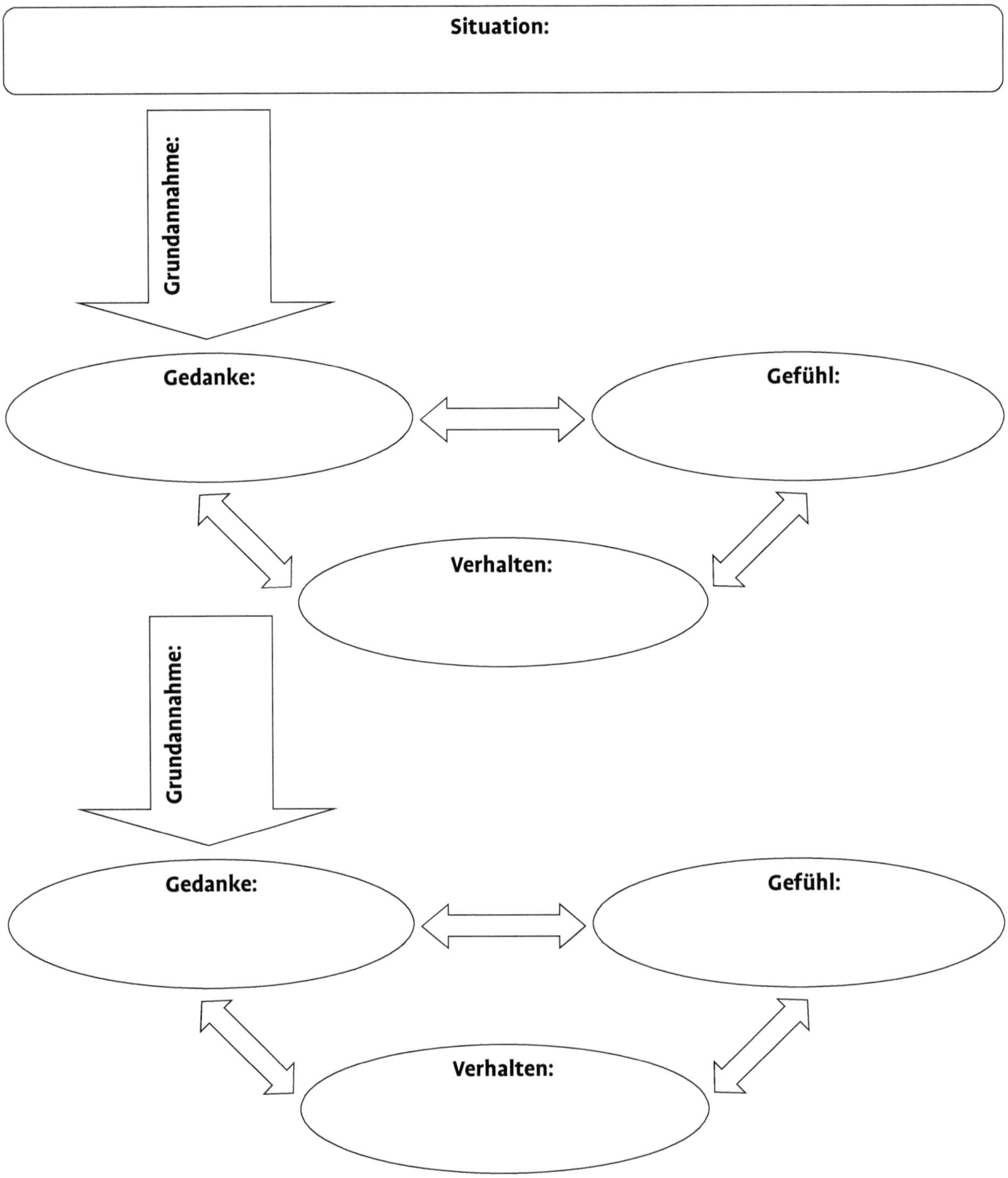

Strategien der Emotionsregulation

Abgeleitet aus dem Emotionsmodell nach Gross und Thompson (2006; Gross, 2014) lassen sich Möglichkeiten zur Emotionsregulation postulieren:
- Auswahl der Situation
- Modifikation der Situation
- Modifikation der Aufmerksamkeit
- Modifikation von Bewertungsprozessen
- Modifikation der emotionalen Reaktion

Die vier erstgenannten Bausteine beschäftigen sich damit, die Auslösung von Emotionen zu steuern, wohingegen der letzte Punkt »Modifikation der emotionalen Reaktion« den Umgang mit bereits ausgelösten Emotionen beinhaltet.

Auswahl der Situation
Situationen werden vor dem Hintergrund bisheriger Erfahrungen ausgewählt. Hat man sich bereits lächerlich gemacht, während man eine Idee in einem Meeting skizziert hat, wird man dies vermutlich nicht noch einmal tun. Dahingegen verabredet man sich immer wieder gerne mit seiner besten Freundin, weil man weiß, dass dies positive Gefühle auslösen wird. Diese Strategie wird sicherlich von den meisten Menschen angewandt.

Das Verhalten wird also bereits vor Auftreten der Emotion, allein durch die Antizipation dieser, gesteuert. Auch in der Psychotherapie sollte diese Strategie mit Patient:innen besprochen werden.

Wichtig hierbei ist die klare Differenzierung zwischen zwei Aspekten:
(1) Schadet mir das Aufsuchen der Situation?
(2) Oder möchte ich die Situation nur vermeiden?

Im ersten Fall sollte eine derartige Situation nicht aufgesucht werden, um sich zu schützen. Im zweiten Fall gilt das Prinzip der Konfrontation. So führt das Absagen der Party bei einem sozialphobischen Patienten vielleicht kurzfristig zu Erleichterung, langfristig aber möglicherweise zu sozialer Isolation.

Manchen Patient:innen fällt die adäquate Selektion solcher Situationen schwer, da sie nicht antizipieren können, wie sie emotional reagieren werden. Daher sollte dieser Aspekt in der Psychotherapie unbedingt berücksichtigt werden.

Tipp

Arbeiten Sie mit Ihren Patient:innen nicht nur daran, aversive Emotionen zu vermeiden, sondern auch daran, gezielt positive Emotionen zu aktivieren!

Strategien der Emotionsregulation

Modifikation der Situation

Da eine Auswahl der Situation nicht immer möglich ist, besteht eine weitere Strategie zur Emotionsregulation darin, eine bestehende, nicht vermeidbare Situation anzupassen. So lässt sich der unliebsame Arztbesuch vielleicht nicht vermeiden, jedoch erleichtern, wenn man hierzu vom Partner oder von der Partnerin begleitet wird. Das Erleben einer Situation hängt also sehr stark von den Umgebungsvariablen ab. Im therapeutischen Verlauf kann ein Fokus daher z. B. konkret auf der Planung von Situationen liegen, um diese besser meistern zu können.

Modifikation der Aufmerksamkeit

Manchmal ist die Gestaltung der Situation nicht möglich. Alternativ kann jedoch die Aufmerksamkeit so gelenkt werden, dass diese nicht mehr ausschließlich auf den aversiven Aspekten einer Situation liegt. Denkt man während der Arztbehandlung z. B. an den anstehenden Kinobesuch mit der besten Freundin, kann dies die Emotionen in diesem Moment völlig verändern.

Modifikation von Bewertungsprozessen

Hierbei geht es darum, die Bewertungen der Patient:innen einer bestimmten Situation durch verschiedene Strategien, wie Exposition oder kognitive Umstrukturierung, zu verändern. Denn letztendlich lösen die Bewertungen der Patient:innen einer Situation die darauffolgende Emotion aus. In diesem Zusammenhang erscheint auch die Arbeit mit biografischen Komponenten sowie Grundannehmen sinnvoll.

Modifikation der emotionalen Reaktion

Diese Strategie greift erst relativ spät im emotionalen Prozess, nämlich dann, wenn die entsprechende Emotion sowie die zugehörige Handlungstendenz bereits aktiviert sind. Bei diesem Aspekt geht es also um die Umsetzung der Emotion in Handlung. Es gilt, kurzfristig hilfreiche Handlungen zu etablieren und langfristig schädliche zu vermeiden (z. B. selbstverletzendes Verhalten). Zahlreiche psychische Störungen werden nämlich durch automatisierte, dysfunktionale Emotionsregulationsstrategien auf Verhaltensebene aufrechterhalten.

Grundsätzlich müssen Handlungen aber immer im Kontext betrachtet werden. Das Wutablassen durch Schreien am Abend in der eigenen Wohnung kann sehr wohl funktional sein, während es in der Schule oder am Arbeitsplatz fatale Folgen haben kann, seinem Ärger lautstark Luft zu machen.

Generell gilt, den Patient:innen zu vermitteln, dass dysfunktionale Emotionsregulationsstrategien dazu beitragen, die Pathologie aufrechtzuerhalten. Nur so können in Bezug auf eine funktionale Emotionsregulation neue und korrigierende Erfahrungen gemacht werden.

AB 31 • P

Wie gehe ich mit meinen Gefühlen um?

Welche Strategien im Umgang mit deinen Gefühlen benutzt du? Wie gehst du z. B. mit schwierig empfundenen Gefühlen (z. B. Schuld, Scham) um?

Überlege, ob deine bisherigen Strategien hilfreich sind.

Mein Gefühl:

....

Strategie im Umgang mit dem Gefühl:

....

....

....

Ist diese Strategie hilfreich?

....

....

....

Warum ist sie hilfreich?

....

....

....

Warum ist sie nicht hilfreich?

....

....

....

INFO 27 • P

Einen guten Umgang mit Gefühlen finden

Ein guter Umgang mit allen Arten von Gefühlen bedeutet, …

- die Gefühle zuzulassen und sie nicht zu unterdrücken oder zu vermeiden,
- die Gefühle wahrzunehmen,
- die Gefühle benennen zu können,
- zu akzeptieren, dass auch unangenehme Gefühle zum Leben dazugehören,
- die Anspannung, die durch bestimmte Gefühle entsteht, mit angemessenen Mitteln reduzieren zu können,
- zu verstehen, ob hinter dem Gefühl ein bestimmtes Bedürfnis steckt,
- beurteilen zu können, ob das Gefühl in der gegebenen Situation hilfreich oder nicht hilfreich ist,
- hilfreiche Gefühle anderen Menschen gegenüber angemessen auszudrücken bzw. diese in hilfreiches Verhalten umzusetzen,
- nicht hilfreiche Gefühle in ihrer Stärke abzuschwächen und zu verändern.

Das klingt vielleicht kompliziert, ist aber tatsächlich deutlich weniger anstrengend, als Gefühle immer wieder zu unterdrücken und gegen diese anzukämpfen.

Gefühle können nicht direkt beeinflusst werden. Entscheidet man sich, sich nun nicht mehr traurig, sondern fröhlich zu fühlen, wird das nicht funktionieren. Im Gegenteil, die Traurigkeit nimmt vermutlich zu. Gefühle können also nur indirekt beeinflusst werden.

Was genau kannst du also tun?

Zwar kannst du deine Gefühle nicht direkt beeinflussen, aber die vier folgenden Bausteine

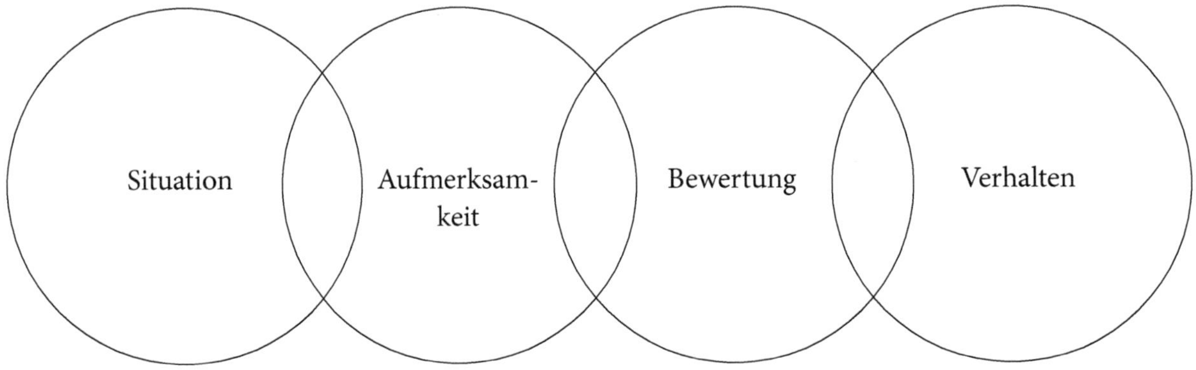

Einen guten Umgang mit Gefühlen finden

Situation

- Du kannst dir die Situationen, die du aufsuchst, aussuchen. Du hast ebenfalls die Möglichkeit, eine Situation wieder zu verlassen.
- Du kannst eine Situation anders gestalten und sie damit verändern.

Aufmerksamkeit

- Du kannst deine Aufmerksamkeit in einer bestimmten Situation auf etwas anderes lenken und dich damit ablenken. Hierbei helfen dir die Ansätze zum Thema Achtsamkeit.

Bewertung

- Du kannst deine Bewertung der Situation verändern oder Abstand zu deiner Bewertung gewinnen. Hierbei hilft es, die eigenen (negativen) automatischen Gedanken kritisch zu hinterfragen und an deinen Grundannahmen zu arbeiten.

Verhalten

- Du kannst dein Verhalten verändern. Eine Möglichkeit besteht z. B. darin, entgegengesetzt zu handeln. Das bedeutet, das Gegenteil von dem zu tun, was das Gefühl einem vorschlägt. Wenn du Angst hast, stelle dich dieser Angst.
- Hierzu zählt auch, Verhalten auszuüben, das Einfluss auf deinen körperlichen Zustand nimmt, wie z. B. Schlaf oder Sport.

Problematische automatische Gedanken hinterfragen

Negative automatische Gedanken treten, wie der Name schon sagt, automatisch auf und führen häufig zu einem nicht so guten Gefühl. Daher lohnt es sich, diese genauer zu betrachten und zu hinterfragen. Die nachfolgenden Fragen helfen dir dabei.

Welchen Gedanken möchte ich hinterfragen?

....

....

....

Wie sehr bin ich davon überzeugt, dass dieser Gedanke zutrifft (0–100 %)?

....

Was spricht dafür, dass dieser Gedanke zutrifft?

....

....

....

Was spricht dafür, dass dieser Gedanke gar nicht bzw. nicht vollständig zutrifft?

....

....

....

Würden andere Menschen in dieser Situation genauso denken?

....

....

....

Problematische automatische Gedanken hinterfragen

Bin ich in eine Denkfalle getappt? Wenn ja, welche?

....

....

....

Kann man das auch anders sehen? Gibt es alternative Sichtweisen? Wenn ja, welche?

....

....

....

Was ist das Schlimmste, was passieren könnte? Wie könnte ich damit umgehen?

....

....

....

Was ist das Beste, was passieren könnte?

....

....

....

Was ist das Wahrscheinlichste, was passieren könnte?

....

....

....

Problematische automatische Gedanken hinterfragen

Was würde ich einer Freundin oder einem Freund sagen, wenn sie oder er diesen Gedanken hätte oder in derselben Situation wäre?

....

....

....

Was sind die Konsequenzen, wenn ich den Gedanken beibehalte?

....

....

....

Was sind die Konsequenzen, wenn ich eine andere Sichtweise einnehme?

....

....

....

Wie sehr bin ich jetzt davon überzeugt, dass der Gedanke zutrifft (von 0–100 %)?

....

Held des Alltags

Gibt es jemanden, den du schätzt, jemanden, der mit beiden Beinen im Leben steht und dir bereits früher gute Ratschläge erteilt hat (z. B. eine Lehrerin, ein Familienmitglied, ein Freund)?

Dann könnte diese Person deine Heldin oder dein Held des Alltags sein.

In schwierigen Situationen könntest du überlegen:
- Was würde dein Held bzw. deine Heldin des Alltags jetzt fühlen?
- Was würde er oder sie in diesem Moment sagen oder tun?
- Welchen Rat würde er oder sie dir in diesem Moment erteilen?

Meine Situation:

....

....

Was würde dein Held oder deine Heldin des Alltags jetzt denken?

....

....

Was würde dein Held oder deine Heldin des Alltags jetzt empfinden?

....

....

Was würde er oder sie jetzt tun oder sagen?

....

....

Welchen Rat würde er oder sie dir jetzt erteilen?

....

....

Grundannahmen verändern

Grundannahmen sind ziemlich stabil und begleiten uns oft schon seit der Kindheit. Dennoch können wir an diesen, sobald wir sie identifiziert haben, arbeiten. Sie sind veränderbar. Bearbeite deine nicht hilfreichen Grundannahmen mit deiner Therapeutin oder deinem Therapeuten.

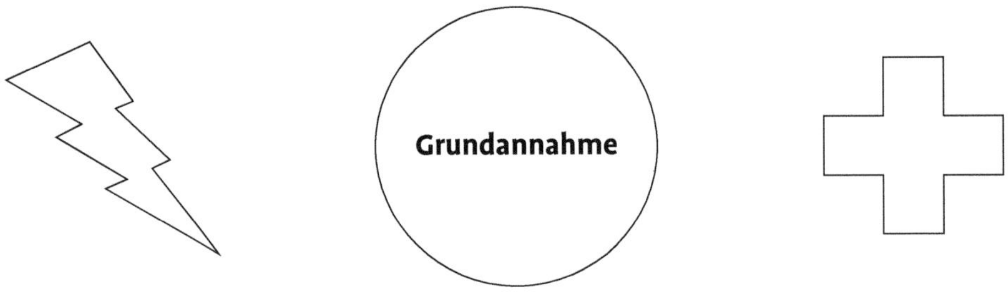

Was spricht dagegen? **Was spricht dafür (mit neuer Interpretation)?**

Beispiel:

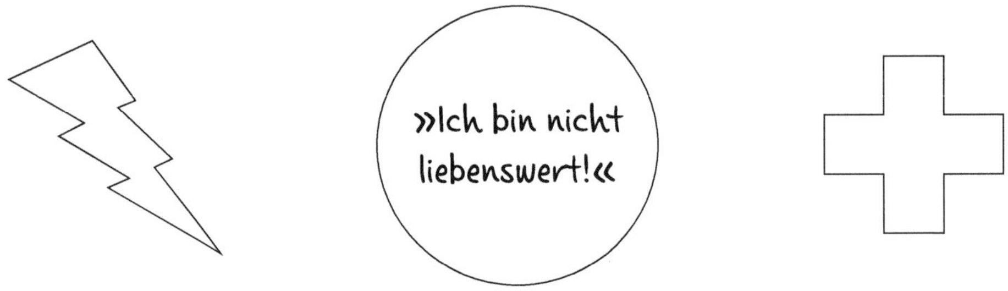

- Ich habe eine beste Freundin.
- An meinem Geburtstag haben mich verschiedene Leute angerufen und mir gratuliert.
- Ein Kollege hat mich heute gefragt, ob wir zusammen Mittagspause machen wollen.
- …

- Anna hat sich an meinem Geburtstag nicht gemeldet, ABER ich habe erfahren, dass sie krank war.
- Meine Kollegin hat mir heute Morgen nicht »Hallo« gesagt, ABER vermutlich war sie im Stress.
- …

Grundannahmen verändern

Und jetzt du!

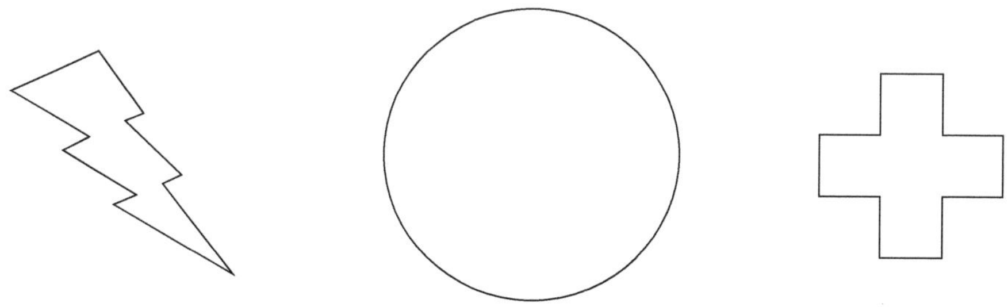

Verhalten verändern

Gefühle haben immer ihre Berechtigung. Trotzdem kann es passieren, dass ein Gefühl nicht zur Situation passt, es zu stark ausgeprägt ist. Oder das Gefühl passt zwar, es wäre aber trotzdem ungut, hiernach zu handeln, da man damit sich selbst oder anderen schaden würde.

Frage dich also, ob ...
- das Gefühl zur Situation passt?
- du noch vernünftig handeln kannst oder das Gefühl zu stark ist?
- es in Ordnung ist, deinem Handlungsdrang zu folgen oder ob das ungünstig wäre?

Lautet die Antwort auf mindestens eine dieser Fragen »Nein«, dann solltest du das Gefühl lieber abschwächen, indem du entgegengesetzt handelst. Das kannst du auf vier verschiedenen Ebenen tun:

(1) Entgegengesetzte Wahrnehmung
Versuche, deine Aufmerksamkeit bewusst auf etwas zu lenken, was dein Gefühl abschwächt. Wenn du z. B. traurig bist, kannst du ein lustiges Video anschauen.

(2) Entgegengesetztes Denken
Nimm nicht sofort den ersten Gedanken, den dir dein Gefühl anbietet. Wenn du z. B. Angst hast, denke nicht daran, was schon alles Schlimmes passiert ist, sondern daran, welche Situationen du bereits gemeistert hast.

(3) Entgegengesetzte Körperhaltung
Bringe deinen Körper in eine Haltung, die dem Gefühl entgegengesetzt ist. Bei Scham ziehst du nicht die Schultern hoch und versteckst dein Gesicht, sondern stellst dich aufrecht mit erhobenem Kopf hin.

(4) Entgegengesetztes Handeln
Du tust das Gegenteil dessen, was du eigentlich tun möchtest. Bei Angst rennst du nicht weg, sondern stellst dich der Situation.

Verhalten verändern

Und jetzt du!

Meine Situation:

....

....

....

Mein Gefühl in dieser Situation:

....

Frage dich:

Passt das Gefühl zur Situation?
☐ Ja ☐ Nein

Kann ich noch vernünftig handeln?
☐ Ja ☐ Nein

Ist es okay, dem Handlungsdrang zu folgen?
☐ Ja ☐ Nein

Lautet mindestens eine Antwort »Nein«?

Dann überlege dir Folgendes:

(1) Entgegengesetzte Wahrnehmung
Worauf kann ich meine Aufmerksamkeit lenken, um mein Gefühl abzuschwächen?

....

....

....

(2) Entgegengesetztes Denken
An was kann ich denken, um mein Gefühl abzuschwächen?

....

....

....

Verhalten verändern

(3) Entgegengesetzte Körperhaltung
Wie kann ich meinen Körper ausrichten, um mein Gefühl abzuschwächen?

....

....

....

(4) Entgegengesetztes Handeln
Was kann ich jetzt tun, um mein Gefühl abzuschwächen?

....

....

....

INFO 28 • T

Emotionstoleranz

Neben der Vermittlung von Fertigkeiten zur Emotionsregulation geht es ebenso darum, Patient:innen mit einer gewissen Emotionstoleranz auszustatten. Diese Toleranz sollte einerseits gegenüber aversiven Emotionen, aber auch gegenüber positiv erlebten Emotionen aufgebaut werden.

Vielen Patient:innen fällt es schwer, positive Emotionen auszuhalten. Sie lenken die Aufmerksamkeit lieber auf aversive Emotionen, da diese ihnen vertrauter erscheinen (Ebener-Priemer et al., 2015). Besonders schwierig empfunden werden Gefühle wie Nähe, Geborgenheit oder Stolz, da diese häufig Angst und Unsicherheit auslösen.

Ein wichtiger Weg zur Steigerung der Emotionstoleranz gegenüber ganz verschiedenen Gefühlen stellt die Emotionsexposition dar. Diese hat zum Ziel, die verhaltenssteuernde Wirkung von Emotionen abzumildern. Im Folgenden werden die verschiedenen Phasen der Emotionsexposition erläutert.

Emotionsexposition

Vorbereitung

- Patient:innen sollen eine Aktivität auswählen, um eine bestimmte emotionale Reaktion hervorzurufen.
- Sammeln Sie gemeinsam vorab negative automatische Gedanken, die zur Durchführung der Exposition auftreten.
- Sammeln Sie gemeinsam alternative Interpretationsmöglichkeiten zur Emotionsexposition. Es geht darum, das Denken hinsichtlich der bevorstehenden Exposition zu flexibilisieren.
- Sammeln Sie gemeinsam mögliche hinderliche Verhaltensweisen, die Patient:innen davon abhalten könnten, die Emotionen während der Exposition voll zu erleben.
- Sammeln Sie außerdem Verhaltensweisen, die das Einlassen auf die Exposition und damit das volle Erleben der Emotionen begünstigen.

Durchführung

- Achtsames Wahrnehmen früher Emotionssignale
- Patient:innen entscheiden sich dazu, sich der Emotion zu stellen.
- Akzeptanz der Emotion; Verhalten, das Gefühl zu beeinflussen, wird unterlassen
- Die Exposition selbst: Beobachten des Gefühls ohne Einflussnahme, bis das Gefühl von selbst schwächer wird oder verschwindet.
- Verstärkung der Patient:innen

Auswertung

- Sammeln Sie gemeinsam diejenigen Emotionen, welche aufgetreten sind, und betrachten Sie die entsprechenden Auswirkungen auf kognitiver, behavioraler und körperlicher Ebene.
- Analysieren Sie mit den Patient:innen förderliche und hinderliche Parameter während der Exposition und schließen Sie mit einem Fazit für eine künftige Exposition.

Emotionsexposition

Manchmal kommt es uns so vor, als wären unsere Gefühle unaushaltbar. Sie überrollen uns dann wie ein Tsunami. Oder aber sie bestimmen immer wieder unser Verhalten und beeinflussen uns. Doch die Gefühle nehmen in ihrer Stärke auch wieder ab und dann geht es darum zu lernen, bestimmte Gefühle einfach auszuhalten. Das bedeutet, sie nicht verändern oder vermeiden zu wollen, während wir sie erleben, sondern sie so zu nehmen, wie sie sind, bis sie von alleine wieder verschwinden.

Denn ein Gefühl ist nur ein Gefühl. Es fühlt sich vielleicht schwierig an, macht aber nichts Schlimmes mit uns. Wir entscheiden immer noch selbst, wie wir damit umgehen!

Daher geht es im Folgenden darum, dich deinen Gefühlen zu stellen.

Vorbereitung
Welches Gefühl möchte ich hervorrufen?

....

Wie möchte ich dieses Gefühl hervorrufen? Was werde ich tun, damit dieses Gefühl auftaucht?

....

Welche (negativen) Gedanken habe ich, wenn ich daran denke, mich meinem Gefühl zu stellen?

....

....

....

Welche alternativen Gedanken könnte ich haben, wenn ich daran denke, mich meinem Gefühl zu stellen?

....

....

....

Welche Verhaltensweisen könnten während der Konfrontation mit meinem Gefühl auftreten, die mich davon abhalten, das hervorgerufene Gefühl voll zu erleben?

....

....

....

Emotionsexposition

Welche Verhaltensweisen könnten mir während der Konfrontation helfen, das hervorgerufene Gefühl voll zu erleben?

....

....

....

Wichtig

- ▶ Denke daran, eine nicht bewertende Haltung gegenüber den Gefühlen einzunehmen, die während der Konfrontation auftauchen.
- ▶ Bleibe in der Gegenwart verankert. Versuche gedanklich weder in die Vergangenheit noch in die Zukunft abzudriften.

Durchführung

Beachte bei der Durchführung der Konfrontation mit deinen Gefühlen die nachfolgenden Punkte:

- ▶ Sei achtsam und versuche, bereits frühe Gefühlssignale wahrzunehmen.
- ▶ Akzeptiere, dass das Gefühl da ist.
- ▶ Entscheide dich ganz bewusst dazu, das Gefühl zuzulassen und nichts zu unternehmen, um das Gefühl zu verhindern.
- ▶ Wenn das Gefühl da ist, beobachte es, gib ihm Raum und versuche nicht, es zu beeinflussen. Warte einfach ab, bis es schwächer wird und schließlich wieder verschwindet.
- ▶ Lobe dich unbedingt selbst: Du hast das toll gemacht!

Auswertung

Welche Gefühle hast du während der Konfrontation erlebt?

....

Welche Gedanken hast du während der Konfrontation mit deinem Gefühl gehabt?

....

....

....

Emotionsexposition

Welche körperlichen Empfindungen hast du während der Konfrontation mit deinem Gefühl gehabt?

....

....

....

Welches Verhalten hast du während der Konfrontation mit deinem Gefühl gezeigt?

....

....

....

Was hat dir während der Konfrontation geholfen, das hervorgerufene Gefühl voll zu erleben?

....

....

....

Was hat dich während der Konfrontation daran gehindert, dein Gefühl voll zu erleben?

....

....

....

Beantworte für dich selbst noch die folgenden Fragen:

- ▶ Wie bereit warst du, die aufkommenden Gefühle während der Konfrontation zu erleben?
- ▶ Wie gut warst du in der Gegenwart verankert?
- ▶ Wie gut ist es dir während der Konfrontation gelungen, vermeidende Gedanken zu unterlassen?
- ▶ Wie gut ist es dir während der Konfrontation gelungen, vermeidendes Verhalten zu unterlassen?

Emotionsexposition

Fazit

Was hast du bei der Durchführung der Konfrontation mit deinem Gefühl gelernt?

Was hast du während der Konfrontation mit deinem Gefühl über deine Gefühle gelernt?

Was hast du während der Konfrontation mit deinem Gefühl über dich und deine Bewältigungsfähigkeiten gelernt? Sind deine negativen Erwartungen in Bezug auf die Konfrontation mit deinem Gefühl eingetreten?

Gibt es etwas, das du bei deiner nächsten Konfrontation mit deinen Gefühlen anders machen kannst oder möchtest?

Was steckt hinter dem Gefühl?

Unsere Gefühle zeigen uns Bedürfnisse an, die erfüllt werden möchten. Wenn ein Bedürfnis erfüllt ist, führt das häufig zu einem angenehmen Gefühl. Bleibt ein Bedürfnis unerfüllt, stellt sich ein eher unangenehmes Gefühl ein. Die nachfolgende Übersicht zeigt, welche Bedürfnisse hinter welchen Gefühlen stecken können.

Gefühl	**Bedürfnis**
Zufriedenheit	Bedürfnis nach Erfolg
Freude	Bedürfnis nach Kontakt
Ärger	Bedürfnis nach Gerechtigkeit
Schuld	Bedürfnis, sich zu entschuldigen
Langeweile	Bedürfnis nach Abwechslung
Traurigkeit	Bedürfnis nach Kontakt und Unterstützung
Angst	Bedürfnis nach Sicherheit

Du kennst bestimmt schon die körperlichen Grundbedürfnisse eines Menschen, nämlich die Bedürfnisse nach Nahrung, Wasser, Sauerstoff, Schlaf, Obdach und Kleidung. Auch auf seelischer Ebene gibt es Grundbedürfnisse, die alle Menschen haben. Das sind die folgenden:

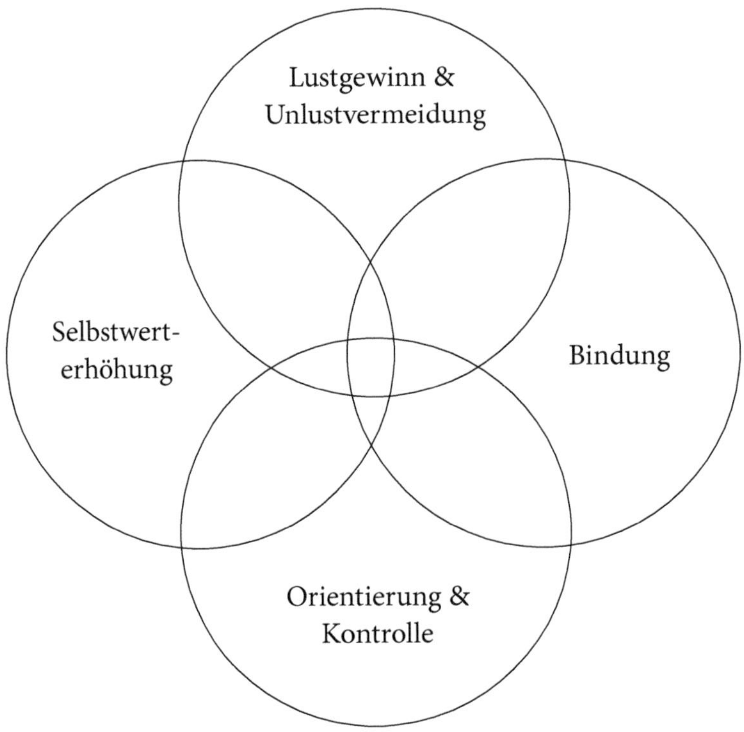

Was steckt hinter dem Gefühl?

Bindung: das Vorhandensein einer Bezugsperson und sozialer Beziehungen
Orientierung und Kontrolle: die Möglichkeit zur selbstständigen Gestaltung des eigenen Lebens
Selbstwerterhöhung: Anerkennung und Vertrauen durch andere und durch uns selbst
Lustgewinn und Unlustvermeidung: Dinge lieber tun, die uns Spaß machen als solche, die uns lästig erscheinen

Es ist ganz normal, dass nicht immer alle Bedürfnisse gleichermaßen befriedigt werden können. In einer stressigen Arbeits- oder Lernphase steht das Bedürfnis nach Lustgewinn, also Spaß, sicherlich eine Weile hinten an. Das ist auch völlig in Ordnung. Bleiben Grundbedürfnisse aber auf Dauer vernachlässigt, fühlen wir uns unzufrieden und schlecht und wissen oft gar nicht warum. Daher ist es wichtig, auf seine (Grund-)Bedürfnisse Acht zu geben und diese immer gut im Blick zu haben. Dabei hilft uns Achtsamkeit. Unsere Gefühle verraten uns also, inwiefern unsere Bedürfnisse erfüllt oder eben unerfüllt sind.

Überlege doch mal, welches Gefühl dich in letzter Zeit sehr häufig begleitet hat. Welches (unerfüllte) Bedürfnis könnte dahinterstecken?

Mein Gefühl:

....

Welches Bedürfnis könnte dahinterstecken?

....

Wie könnte ich das Bedürfnis befriedigen? Was könnte ich dafür tun?

....

....

....

Wie verändert sich das Gefühl, nachdem ich mein Bedürfnis erfüllt habe?

....

....

....

6 Aufbau funktionaler Verhaltensweisen

Selbstverletzendes Verhalten stellt für die Betroffenen eine wichtige Methode im Umgang mit aversiven Emotionen und Kognitionen dar. Daher ist es in der Behandlung von großer Bedeutung, alternative Bewältigungsstrategien zu etablieren. In der Praxis kann sich dies jedoch häufig als schwierig erweisen, da alternative Verhaltensweisen eine deutlich geringere Potenz aufweisen. Für Therapeut:innen ist es daher gut zu wissen, dass die möglichen positiven Effekte des selbstverletzenden Verhaltens wahrscheinlich weniger als eine Stunde anhalten (König et al., 2021). Diese Befunde gehen aus einer Studie basierend auf dem *Ecological Momentary Assessment (EMA)* hervor und erbrachten, dass das selbstverletzende Verhalten mit einem gleichzeitigen Anstieg des negativen Affekts assoziiert war. Prospektiv wurde ebenfalls ein weiterer Anstieg des negativen Affekts gefunden. Daher kann die Verbesserung im Affekt nach oder während des selbstverletzenden Verhaltens, wenn überhaupt vorhanden, nur kurz anhalten. Diese Information kann auch psychoedukativ mit Patient:innen geteilt und besprochen werden.

Die Basis, um funktionale Verhaltensweisen zu etablieren, stellt zunächst die Arbeit an Selbstwertthemen dar. Daher umfasst dieses Kapitel sowohl den Aufbau konkreter adaptiver Strategien als auch die Stärkung des Selbstwerts der Betroffenen.

Arbeits- und Informationsmaterial

AB 38 Angenehme Aktivitäten
Das Arbeitsblatt bietet eine Übersicht über mögliche angenehme Aktivitäten. Kommen Sie mit den Patient:innen hierüber ins Gespräch. Welche Aktivitäten empfinden diese als angenehm? Welche sollen ausprobiert oder in den eigenen Alltag integriert werden?

AB 39 Meine angenehmen Aktivitäten
Hier werden konkrete Aktivitäten gesammelt und notiert. Achten Sie gemeinsam mit Ihren Patient:innen darauf, dass es sich um wirklich positiv besetzte Aktivitäten für den jeweiligen Patienten oder die jeweilige Patientin handelt.

AB 40 Die Balance finden
Mithilfe dieses Arbeitsblatts werden Patient:innen angeleitet, ein Gleichgewicht zwischen Anforderungen und positiven Aktivitäten in ihrem Alltag zu etablieren.

AB 41 Verantwortung übernehmen
Die Übernahme von Verantwortung soll Patient:innen dabei helfen, ein Gefühl der Kontrolle zu erlangen. Besprechen Sie mit diesen, in welchen Bereichen sie bereits Verantwortung übernehmen und welche Aspekte sie noch ausbauen bzw. etablieren könnten. Achten Sie bei der Bearbeitung darauf, dass sich Patient:innen nicht überfordern. Die Übernahme kleiner Verantwortungsbereiche reicht für den Anfang bereits aus.

AB 42 Mein bester Freund bin ich
Die Patient:innen werden zu einer Realitätsüberprüfung angeleitet. Wie bewerten sie eine selbstwertbedrohende Situation, wenn diese ihnen selbst widerfährt bzw. wenn diese einer Freundin oder einem Freund widerfährt? Analysieren Sie gemeinsam die unterschiedlichen Perspektiven und eruieren nach dem Prinzip des geleiteten Entdeckens mögliche Diskrepanzen sowie die Gründe hierfür.

AB 43 Mich selbst im Blick haben

Die Übung zielt auf die Wahrnehmung eigener Bedürfnisse ab. Beachten Sie, dass dies Betroffenen von selbstverletzendem Verhalten möglicherweise sehr schwerfällt und hier ein gewisser Widerstand zu erwarten ist, da die eigenen Bedürfnisse häufig nicht im Fokus stehen und der Zugang hierzu erschwert sein könnte. Beginnen Sie daher am besten mit leicht zugänglichen Bereichen, wie bestimmten Körperstellen, bevor Sie Patient:innen darin anleiten, den Blick nach innen zu richten (nach von Auer & Bohus, 2018).

AB 44 Nein!

Das Arbeitsblatt unterstützt den Ausbau der sozialen Kompetenz »Nein sagen«. Dies ist insbesondere vor dem Hintergrund der Wahrung eigener Grenzen wichtig. Zunächst erfolgt die Analyse einer konkreten Situation mithilfe eines Entscheidungsbaums. Anschließend stehen den Patient:innen Tipps zur konkreten Umsetzung zur Verfügung (nach von Auer & Bohus, 2018). Selbstverständlich besteht auch die Möglichkeit, diese Kompetenz im Weiteren in vivo zu üben. Ein erster Schritt könnte hierbei die Durchführung eines Rollenspiels darstellen, bevor Patient:innen in der Realität üben.

AB 45 Um Hilfe bitten

Insbesondere Patient:innen mit selbstverletzenden Verhaltensweisen fällt die verbale Kommunikation nach außen und hierbei vorrangig die Bitte um Hilfe schwer. Daher wird auch hier zunächst eine konkrete Situation, die Patient:innen bewältigen möchten, mithilfe eines Entscheidungsbaums analysiert. Anschließend werden Hinweise zum konkreten Vorgehen vermittelt (nach von Auer & Bohus, 2018). Auch hierbei bietet sich die Einübung der Fähigkeit mithilfe eines Rollenspiels und weiterer In-vivo-Übungen an.

AB 46 Probleme lösen

Häufig weisen Betroffene nur gering ausgeprägte Problemlösefähigkeiten auf, weshalb bestehende Probleme schnell als überwältigend wahrgenommen werden. Dies wiederum erhöht das Risiko für selbstverletzendes Verhalten. Mithilfe der Schritt-für-Schritt-Anleitung auf diesem Arbeitsblatt lernen Patient:innen, wie sie eigene Probleme bewältigen können, ohne sich selbst dabei zu überfordern (nach Taylor et al., 2015).

AB 47 Sich selbst behaupten

Patient:innen sollen gemeinsam mit ihren Therapeut:innen eine konkrete Situationsanalyse hinsichtlich ihres selbstsicheren Auftretens durchführen. Dabei geht es darum, die soziale Kompetenz »Sich selbst behaupten« auszubauen (nach Taylor et al., 2015). In einem weiteren Schritt wären ebenfalls In-vivo-Expositionen denkbar.

Angenehme Aktivitäten

Viel zu oft vergessen wir, uns etwas Gutes zu tun. Manchmal wissen wir gar nicht, was uns überhaupt guttut. Dabei müssen es keine großen Aktivitäten oder Ausflüge sein, die uns einen Ausgleich zum sonst stressigen Alltag verschaffen können. Schau dir die nachfolgende Liste an und prüfe, welche Aktivitäten dir guttun könnten. Vielleicht sind Dinge dabei, die du früher gerne getan hast, oder ganz neue Ideen, die du ausprobieren möchtest. Diese kannst du markieren.

ein Bad nehmen
puzzeln
ein Brettspiel spielen
telefonieren
fotografieren
ein Mandala ausmalen
schwimmen
backen
kochen
zu einem Konzert gehen
tanzen
singen
jemandem etwas schenken
kegeln oder bowlen
ein Buch lesen
zeichnen oder malen
ganz bewusst nichts tun
spazieren gehen
joggen
Musik hören
faulenzen
handwerken
in die Sauna gehen
putzen
eine Freundin oder einen Freund treffen
flirten
einen interessanten Vortrag anhören
Kampfsport machen
sich die Nägel lackieren
mit einem Hund spazieren gehen
ein Instrument spielen
Tretboot fahren

auf eine Party gehen
ins Kino gehen
mein Zimmer oder meine Wohnung umgestalten
ein Picknick machen
Tagebuch schreiben
Dinge sammeln
einen Kaffee / Tee oder Kakao trinken
mich schön anziehen
jemanden überraschen
zum Friseur gehen
in den Wald gehen
Menschen in der Stadt beobachten
in den Zoo gehen
meine Lieblingsserie streamen
dekorieren
basteln
duschen
ein Sonnenbad nehmen
aufräumen
eine Kerze anzünden
gärtnern
ein Gedicht schreiben
lustige Videos anschauen
auf ein Date gehen
sich wohltätig engagieren
den Kleiderschrank ausmisten
meinen Schreibtisch aufräumen
chatten
sich schminken
sich eine Wärmflasche machen
etwas Neues ausprobieren
wandern

Angenehme Aktivitäten

das Lieblingsgericht essen
sich an schöne Momente erinnern
reiten
Yoga
sich selbst beschenken
sich eincremen
sich die Haare färben
ins Museum gehen
Zeitung lesen
töpfern
eine Fremdsprache lernen
Fahrrad fahren
Blumen pflücken
den Himmel bzw. die Wolken beobachten
Sonnenaufgang/-untergang beobachten
ins Café gehen
träumen
eine Reise planen
eine Pause machen
sich selbst Blumen kaufen
ausgedehnt frühstücken
ein Fußbad nehmen
einen Bauernhof besuchen
in Pfützen springen
jemandem ein Kompliment machen
jemanden umarmen
Rollschuh fahren
einkaufen gehen
alte Dinge verkaufen oder spenden
zelten
im Schnee spazieren gehen
Auto fahren
einen Freizeitpark besuchen
ausschlafen
Theater spielen bzw. schauspielern

Fotos anschauen
sich an Erfolge erinnern
ein Kreuzworträtsel lösen
meditieren
Eis essen
das Lieblingsparfüm tragen
einen unbekannten Ort besuchen
Sport treiben
Zukunftspläne schmieden
ins Theater gehen
Tischtennis spielen
die Sterne beobachten
im Gras liegen
barfuß laufen
angeln
eine Fantasiereise machen
die Familie besuchen
ein Schläfchen machen
tief ein- und ausatmen
sich selbst loben
sich massieren lassen
ein Fotoalbum gestalten
auf einen See oder Fluss schauen
mit einem Kind spielen
sich bedanken
skaten
ein Fußballspiel ansehen
auf den Flohmarkt gehen
sich dehnen
pfeifen oder summen
ein Aquarium besuchen
auf einen Jahrmarkt gehen
das Bett frisch beziehen
am Fahrrad herumbasteln
ein Gedicht auswendig lernen

AB 39 • P T

Meine angenehmen Aktivitäten

Sammle hier Aktivitäten, die dir Spaß machen, dir guttun oder dich entspannen.

Diese Dinge machen mir Spaß

Diese Dinge tun mir gut

Diese Dinge entspannen mich

Die Balance finden

Manchmal verlieren wir uns in unserem Alltag und rennen nur noch unseren To-dos und Pflichten hinterher. Vielleicht fühlen wir uns dann wie ein Roboter, der nur noch funktioniert.

Es ist wichtig, ein Gleichgewicht zwischen Pflichten und angenehmen Aktivitäten herzustellen, damit wir selbst in Balance bleiben. Setze daher jeder deiner Pflichten bzw. To-dos eine angenehme Aktivität entgegen. Denke daran, dich nach einer erledigten Pflicht kurz zu belohnen. Dabei geht es nicht darum, etwas Großes zu unternehmen. Eine kleine Auszeit, dein Lieblingskaffee oder ein nettes Telefonat reichen schon aus.

Pflichten und To-dos	**Angenehme Aktivitäten**

Verantwortung übernehmen

Wenn wir in unserem Leben für etwas Verantwortung übernehmen, gibt uns das ein Gefühl von Kontrolle. Wir haben das Gefühl, einen Beitrag zu leisten und für etwas wichtig zu sein. Daher ist es sinnvoll, dass du dir bewusst Aktivitäten einplanst, bei welchen du die Verantwortung für etwas übernimmst.

Übernimm z. B. die Aufsicht für ein Tier, kümmere dich um Pflanzen, engagiere dich in einem Verein oder für einen guten Zweck, übernimm eine Aufgabe freiwillig oder erledige etwas Unangenehmes. Es geht nicht darum, etwas Großes oder besonders Schwieriges zu tun. Wähle etwas, dass du heute sofort erledigen kannst. Vielleicht übernimmst du bereits Verantwortung. Führe dir ganz bewusst vor Augen, für was.

Sammle gemeinsam mit deiner Therapeutin oder deinem Therapeuten Dinge, für die du vielleicht schon Verantwortung übernimmst, und überlege dir, in welchen Bereichen du gerne mehr Verantwortung übernehmen würdest.

Hier übernehme ich bereits die Verantwortung. Das geht nicht ohne mich!

....

....

....

....

....

....

Wofür möchte ich Verantwortung übernehmen? Was muss ich dafür konkret tun?

....

....

....

....

....

....

Mein bester Freund bin ich

Oft messen wir mit zweierlei Maß und behandeln andere Menschen besser, liebevoller oder wohlwollender als uns selbst. Unterläuft unserem besten Freund ein Fehler, finden wir das vielleicht gar nicht so schlimm. Geschieht uns dasselbe, haben wir das Gefühl, die Welt geht unter. Mit uns selbst gehen wir oft hart ins Gericht. Die Folge ist häufig, dass unser Selbstwert stark leidet.

Es geht also darum, einen freundlicheren Umgang mit uns selbst zu finden und uns genauso gut wie andere Menschen zu behandeln. Nicht mehr und nicht weniger.

Stelle dir folgende Situation vor:

»Gestern war ich auf der Geburtstagsparty eines Freundes eingeladen. Zusammen mit den anderen Gästen haben wir ein größeres Gruppengeschenk geplant. Ich war für die Organisation verantwortlich und habe mir richtig Mühe gegeben, damit alles perfekt ist. Als ich auf der Party ankam, merkte ich, dass ich das Geschenk zu Hause vergessen hatte …«

Stelle dir nun vor, diese Situation sei dir widerfahren.

Wie würdest du dich dabei fühlen?

....

....

....

Wie würdest du dein Verhalten in dieser Situation beurteilen?

....

....

....

Was denkst du: Wie würden die anderen über dich denken?

....

....

....

Mein bester Freund bin ich

Stelle dir nun vor, diese Situation sei deinem besten Freund oder deiner besten Freundin widerfahren.

Was würdest du über deinen besten Freund bzw. deine beste Freundin denken, wenn er oder sie dir diese Geschichte erzählen würde?

....

....

....

Wie beurteilst du das Verhalten, die Gedanken und Gefühle deines Freundes bzw. deiner Freundin?

....

....

....

Was denkst du: Wie würden die anderen über deine Freundin bzw. deinen Freund denken?

....

....

....

Betrachte deine Notizen zu beiden Szenarien. Gibt es Unterschiede, wie du die Situation bewertest, abhängig davon, ob sie dir selbst oder deinem Freund bzw. deiner Freundin widerfahren ist? Was denkst du, warum ist das so?

....

....

....

....

....

....

AB 43 • P T

Mich selbst im Blick haben

Um Verhaltensweisen aufzubauen, die dir guttun, ist es wichtig, erst einmal wahrzunehmen, was du überhaupt brauchst. Es geht also darum, dich selbst in den Blick zu nehmen.

Die folgende Anleitung kann dir dabei helfen:

(1) Konzentriere dich auf dich selbst
Wie fühlt sich dein Körper an? Zum Beispiel: Wie fühlen sich meine Schultern an?

(2) Nimm deine Beobachtung und deine Empfindungen ernst
»Meine Schultern sind wirklich verspannt.« Vermeide: »Immer muss ich mich so anstellen, klar sind Schultern auch mal verspannt. Reiß dich zusammen!«

(3) Überlege dir verschiedene Lösungsmöglichkeiten
Was könntest du tun, um deine Schultern zu entspannen?

(4) Suche dir eine Lösung aus
Was kannst du gerade gut umsetzen? Zum Beispiel: Aufstehen und deine Schultern kreisen.

Versuche, dieser Anleitung im Alltag öfter zu folgen. Beobachte z. B. während der Arbeit oder im Unterricht, ob du bequem sitzt, ob du Schmerzen hast oder dich unwohl fühlst. Unternimm dann die beschriebenen Schritte, um eine Lösung zu finden, damit du dich wieder wohlfühlen kannst.

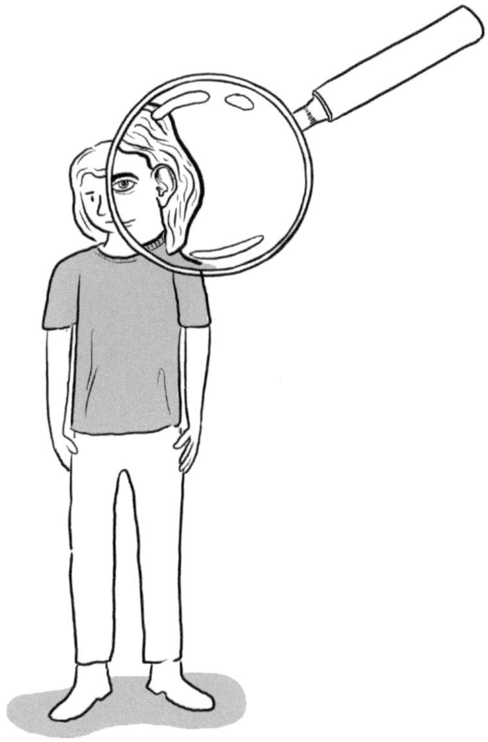

Nein!

Vielen Menschen fällt es schwer, sich abzugrenzen und »Nein« zu sagen. Stattdessen laden sie sich Verpflichtungen auf, die sie gar nicht übernehmen möchten, oder bringen sich selbst in unangenehme oder stressige Situationen. Dies ist ein Risikofaktor, der in der Folge zu selbstverletzenden oder anderen selbstschädigenden Verhaltensweisen führen kann. Daher lohnt es sich, das »Nein« zu üben.

In welcher Situation möchtest du gerne »Nein« sagen?

....

....

....

Überlege zunächst, warum es dir schwerfällt, »Nein« zu sagen. Hast du vielleicht Angst davor, abgelehnt oder ausgeschlossen zu werden? Sorgst du dich, dass dich andere für langweilig oder spießig halten könnten? Oder möchtest du es einfach nur allen recht machen? Mache dir zunächst klar, was dich selbst daran hindert, »Nein« zu sagen.

Was hindert dich daran, »Nein« zu sagen? Wovor hast du Angst?

....

....

....

Der erste wichtige Schritt: Antworte nicht sofort! Ein »Ja« kommt schnell über die Lippen, was man anschließend häufig bereut. Verschaffe dir Bedenkzeit, indem du die Nachricht nicht sofort beantwortest oder indem du im direkten Gespräch sagst, dass du zuerst darüber nachdenken möchtest.

Überlege dann ganz in Ruhe, ob du »Nein« sagen möchtest.

Was möchte die andere Person genau von dir? Wenn dir das unklar ist, sammle weitere Informationen.

....

....

....

Nein!

Kannst du der Person geben, was sie will?
☐ Nein? Dann lehne die Bitte ab.
☐ Ja? Dann stelle dir die nächste Frage.

Kannst du es dir erlauben, »Nein« zu sagen?
☐ Nein (weil die Person z. B. Macht über dich hat, z. B. dein Chef ist). Dann verhandle.
☐ Ja? Dann stelle dir die nächsten Fragen.

Passt die Bitte der Person zu eurer Beziehung?
☐ Wirst du es später bereuen, »Nein« gesagt zu haben?
☐ Wirst du es später bereuen, »Ja« gesagt zu haben?
☐ Schadet es deinem Selbstwert, wenn du »Nein« sagst?
☐ Schadet es deinem Selbstwert, wenn du »Ja« sagst?

Zu welcher Entscheidung kommst du?

....

Tipp • Tipps und Tricks zur Umsetzung

Denke zunächst noch einmal daran, dass du nicht sofort antworten musst. Verschaffe dir Bedenkzeit, um ein leichtfertiges »Ja« zu vermeiden.

Übe das »Nein-Sagen« zunächst in unverfänglichen Situationen. Fragt dich ein Kellner im Restaurant z. B., ob du noch etwas trinken möchtest, sage »Nein«. Lehne zunächst Dinge ab, die dir leichtfallen. So übst du das »Nein-Sagen« schon einmal auf spielerische Weise. Und je öfter du »Nein« sagst, desto leichter wird es dir fallen.

Nutze klare Formulierungen. Rede nicht um den heißen Brei herum und vermeide Ausdrücke wie »eigentlich«, »vielleicht«, »tendenziell« etc.

Sage »Nein« und bleibe dabei. Es kann passieren, dass du dich danach vielleicht schuldig fühlst. Gib diesem Gefühl nicht nach, sondern bleibe bei deinem »Nein«.

Ein »Nein« muss nicht unhöflich oder respektlos sein. Formuliere es wertschätzend, jedoch ohne Rechtfertigung. Bedanke dich z. B., dass die andere Person bei ihrer Bitte an dich gedacht hat. Vielleicht kannst du der anderen Person stattdessen eine Alternative anbieten. Anstatt mit deiner Freundin ihren Vortrag zu erstellen, kannst du die fertige Präsentation vielleicht nur durchlesen – wenn du das möchtest.

Betrachte die positiven Konsequenzen des »Nein-Sagens«. Vielleicht hast du plötzlich mehr Zeit für schöne Dinge, empfindest weniger Stress und fühlst dich selbstbewusster.

Um Hilfe bitten

Um Hilfe zu bitten kann manchmal genauso schwierig sein, wie »Nein« zu sagen. Wir offenbaren uns und laufen Gefahr, dass unsere Bitte abgelehnt wird. Somit machen wir uns verletzlich. Da wir im Leben aber nicht alles alleine schaffen können und uns die Hilfe anderer jede Menge Stress ersparen kann, lohnt es sich zu üben, um Hilfe zu bitten.

Prüfe zuerst, ob du um Hilfe bitten solltest.

In welcher Situation möchtest du gerne um Hilfe bitten?

....

....

....

Überlege zunächst, warum es dir schwerfällt, um Hilfe zu bitten. Hast du vielleicht Angst davor, abgelehnt oder ausgeschlossen zu werden? Sorgst du dich darum, dass andere schlecht von dir denken könnten? Oder willst du niemandem zur Last fallen? Mache dir zunächst klar, was dich selbst daran hindert, um Hilfe zu bitten.

Was hindert dich daran, um Hilfe zu bitten? Wovor hast du Angst?

....

....

....

Überlege dir nun, was genau du möchtest und wie du deine Bitte begründen kannst:

....

....

....

Um Hilfe bitten

Kann dir die andere Person geben, was du willst?
☐ Nein? Dann musst du die andere Person nicht fragen.
☐ Ja? Dann stelle dir die nächste Frage.

Kann die andere Person dir überhaupt zusagen?
☐ Nein? Dann musst du die andere Person nicht fragen.
☐ Ja? Dann stelle dir die nächsten Fragen.

Passt deine Bitte zu eurer Beziehung?
☐ Ja ☐ Nein

Ist deine Bitte wichtig, um deine langfristigen Ziele zu erreichen?
☐ Ja ☐ Nein

Schadet die Bitte deinem Selbstwert?
☐ Ja ☐ Nein

Zu welcher Entscheidung kommst du?

....

Tipp • Tipps und Tricks zur Umsetzung

Formuliere deine Bitte möglichst konkret: Was genau möchtest du? So fällt es anderen Menschen leichter, dir zu helfen.

Entschuldige dich nicht dafür. Es ist niemandem geholfen, wenn du dich nach deiner Bitte schlechter fühlst als zuvor.

Stelle deine Bitte persönlich an die andere Person. Vermeide eine Nachricht per SMS, WhatsApp oder E-Mail.

Denke daran: Die meisten Menschen helfen gerne!

Übe zunächst in einfachen Situationen. Lass dir z. B. von einem Kollegen einen Kaffee mitbringen oder frage die Verkäuferin im Supermarkt, wo du einen bestimmten Artikel findest. Übe dann mit Menschen, bei denen du dich wohl fühlst, z. B. deinem besten Freund. Je öfter du um Hilfe bittest, desto leichter wird es dir auch in Zukunft fallen.

Probleme lösen

Probleme können sich schnell anstauen und zu dauerhaftem Stress führen. Daher ist es eine gute Idee, auftretende Probleme gleich in Angriff zu nehmen. Die nachfolgende Anleitung hilft dir dabei, deine Probleme auf eine gute Art zu lösen.

Überlege, welches Problem dich aktuell belastet, und versuche, dieses Problem im Folgenden Schritt für Schritt zu bearbeiten.

Schritt 1: Benenne das Problem (z. B. »Ich fühle mich von meiner Freundin im Stich gelassen. Ich wünsche mir, mehr Zeit mit ihr zu verbringen, aber sie scheint sich von mir zu distanzieren«).

....

....

....

Schritt 2: Liste alle möglichen Lösungen auf (z. B. »(1) Das Gespräch mit ihr suchen, (2) Abstand nehmen, (3) Die Freundschaft aufkündigen …«).

....

....

....

....

....

Schritt 3: Diskutiere jede mögliche Lösung (z. B. »(2) Pro: Wenn ich Abstand nehme, werde ich weniger oft verletzt, (2) Kontra: Unsere Freundschaft wird vielleicht noch mehr darunter leiden, das möchte ich nicht«).

....

....

....

....

....

Probleme lösen

Schritt 4: Wähle die beste Lösung oder Kombination aus Lösungen (z. B. (1) und (4) sind die besten Lösungen).

....

....

....

Schritt 5: Plane, wie du die Lösung am besten in die Tat umsetzen kannst. Denke darüber nach, welche Hilfe du dabei eventuell benötigst (z. B. »Am besten suche ich das Gespräch, wenn wir beide entspannt sind und genügend Zeit zu zweit haben«).

....

....

....

....

....

Schritt 6: Überlege, wie es geht.

- ▶ Welche Hindernisse könnten auftreten?
- ▶ Wie könntest du diese beseitigen?
- ▶ Was ist ein Plan B?

Tipp: Wenn dein Plan funktioniert und dein Problem löst, toll! Aber wenn nicht, denke daran, dass es noch viele andere Möglichkeiten gibt, die du ausprobieren kannst.
(z. B. »Am Wochenende hatte meine Freundin Stress mit ihren Eltern, daher habe ich einen ruhigen Abend unter der Woche abgewartet …«).

Meine Überlegungen:

....

....

....

....

....

AB 47 • P T

Sich selbst behaupten

Sich gegen andere durchzusetzen, fällt vielen Menschen schwer. Wenn wir uns aber nie selbst behaupten, geraten wir womöglich in Situationen, die uns belasten und überfordern. Wir gehen vielleicht Kompromisse ein, die sich nicht gut anfühlen, und müssen dann mit den unangenehmen Konsequenzen leben. Dies führt oft zu Stress und Belastungen, die uns den Alltag zusätzlich erschweren. Daher ist es sinnvoll, sich in Sachen Selbstbehauptung zu üben.

Fallen dir Beispiele von Situationen ein, in denen du nicht so selbstbewusst oder so konsequent warst, wie du es gerne gewesen wärst?

....

....

Was ist danach passiert? Wie hast du dich gefühlt? Was hast du getan?

....

....

Was hättest du gerne getan oder gesagt?

....

....

....

Denke an jemanden, den du für sehr kompetent und durchsetzungsfähig erachtest. Wie würde diese Person reagieren?

....

....

Tipp • Tipps zum selbstsicheren Auftreten

- **Vorbereitung:** Beschreibe die Situation oder das Problem, anstatt dich auf andere Personen oder ihre Taten zu konzentrieren. Versuche dabei, so genau wie möglich zu sein.
- **Gefühl:** Erkläre, wie du dich mit der Situation oder dem Problem fühlst.
- **Bedürfnis:** Äußere deine Bedürfnisse und was du ändern möchtest.

7 Umgang mit Suizidalität

Epidemiologische Studien weisen auf eine hohe Komorbidität zwischen selbstverletzendem Verhalten und Suizidalität hin. Selbstverletzendes Verhalten stellt darüber hinaus einen wichtigen Prädiktor für suizidale Verhaltensweisen dar (Asarnow et al., 2011; Koenig et al., 2017). Daher ist eine genaue Exploration von hoher Bedeutung. Dabei können die Grenzen zwischen beiden Phänomenen verschwimmen. Schwere Selbstverletzungen könnten als Suizidversuch gewertet werden, sich im Nachhinein aber doch als Selbstverletzung herausstellen. Patient:innen, die sich oft selbst verletzen, könnten Selbstverletzungen ebenfalls mit suizidaler Intention ausführen und Suizidversuche verfolgen nicht unbedingt das Ziel der Selbsttötung (Parasuizid).

Nichtsdestotrotz gibt es einige Punkte, mithilfe derer beide Phänomene unterschieden werden können.

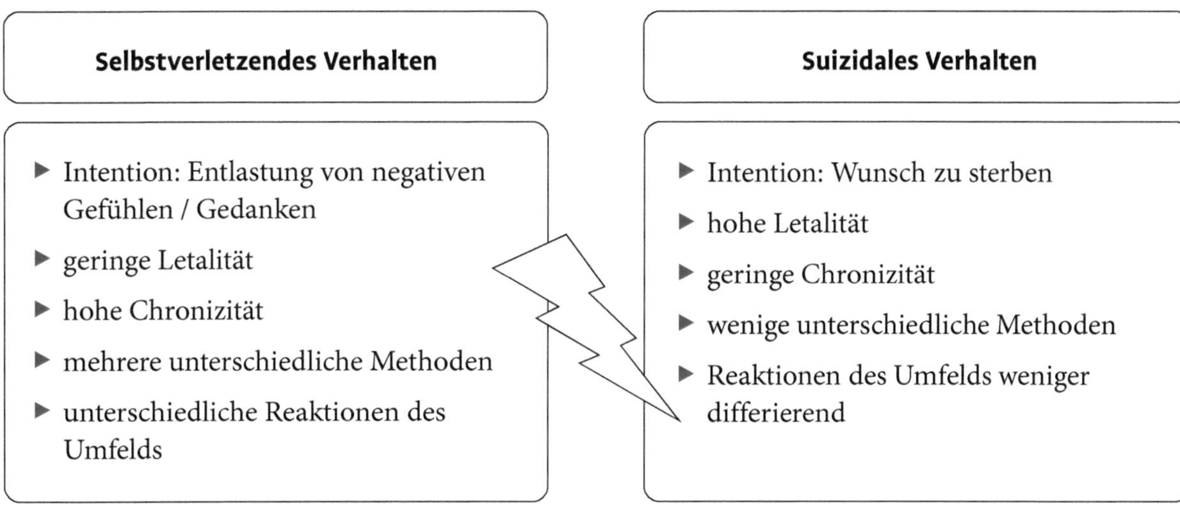

Abbildung 7.1 Unterschiede von selbstverletzendem und suizidalem Verhalten

Grundsätzlich gilt es, die Intention hinter dem selbstverletzenden Verhalten zu explorieren. Diese unterscheidet sich zwischen ausschließlich selbstverletzenden sowie suizidalen Verhaltensweisen grundlegend. Während hinter dem selbstverletzenden Verhalten häufig eine lebensbejahende Funktion steckt, bei der es darum geht, aversive Gefühle und Gedanken zu regulieren, beinhalten suizidale Verhaltensweisen einen direkten Wunsch zu sterben.

Aufgrund der Nähe zwischen beiden Phänomenen kann es dazu kommen, dass in den Therapiestunden immer wieder Abklärungen hinsichtlich einer bestehenden Suizidalität erfolgen müssen. Diese sollten selbstverständlich immer durchgeführt und auch ernst genommen werden.

Non-Suizid-Vertrag. Es kann durchaus sinnvoll sein, gemeinsam mit Patient:innen einen Non-Suizid-Vertrag in schriftlicher Form aufzusetzen, um das Commitment diesbezüglich zu stärken. Mit diesem verpflichten sich Patient:innen für einen bestimmten Zeitraum keinen Suizidversuch zu unternehmen, unabhängig von äußeren Faktoren. Beachten Sie hierbei bitte, dass es nicht darum geht, ein Versprechen hinsichtlich der Beendigung suizidaler Gedanken abzuringen. Es geht darum, bestehende Suizidgedanken nicht in die Tat umzusetzen. Somit wird Patient:innen ebenfalls verdeutlicht, dass Gedanken nicht automatisch zu Verhalten führen, sondern dieses auf Patient:innenseite kontrolliert werden kann. Weiterhin wird somit das verstärkte Auftreten von Suizidgedanken verhindert, das einsetzen kann, wenn Patient:innen versuchen, diese zu unterdrücken.

Bedenken Sie bitte außerdem, dass Sie trotzdem verpflichtet sind, das Thema »Suizidalität« weiterhin mit der notwendigen Ernst- und Gewissenhaftigkeit zu behandeln. Der Non-Suizid-Vertrag stellt zudem kein juristisch bindendes Mittel dar. Es zählt nach wie vor Ihre schriftliche Dokumentation zur (juristischen) Einschätzung der Lage. Diese schriftliche Dokumentation wird im Notfall herangezogen.

Arbeits- und Informationsmaterial

AB 48 Haltung zu Suizidalität
Suizidalität im therapeutischen Setting ist häufig mit Sorgen, Ängsten und bestimmten Erwartungen auf Therapeut:innenseite verbunden. Das Arbeitsblatt hilft, die eigene Haltung in Bezug auf die Thematik zu eruieren und kritisch zu reflektieren (nach Brüderl et al., 2021).

INFO 29 How to Suizidalität
Das Informationsblatt gibt Therapeut:innen wichtige Hinweise im Umgang mit suizidalen Patient:innen (nach Teismann & Dorrmann, 2013).

AB 49 Leitfaden Exploration Suizidalität
Voraussetzung für einen guten Umgang mit suizidalen Patient:innen ist die genaue Exploration der Suizidalität. Vermeiden Sie das Thema keinesfalls, sprechen Sie es immer explizit an. Die aufgeführten Fragen helfen bei der detaillierten Exploration.

AB 50 Notfallplan
Mithilfe des Arbeitsblatts kann ein Notfallplan mit Patient:innen erarbeitet werden. Dies sollte möglichst zu Beginn der Behandlung geschehen.

AB 51 Non-Suizid-Vertrag
Das Arbeitsblatt bietet eine mögliche Vorlage zur Verschriftlichung eines Non-Suizid-Vertrags. Selbstverständlich kann es aber auch sinnvoll sein, diesen Vertrag in den Worten der Patient:innen zu verfassen.

INFO 30 Non-Suizid-Entschluss
Die Etablierung eines Non-Suizid-Entschlusses kann einen bedeutenden Meilenstein in der Behandlung von Patient:innen darstellen. Dieses Informationsblatt für Therapeut:innen gibt einen Überblick über die Bedeutung des Non-Suizid-Entschlusses sowie hilfreiche Hinweise zu dessen Etablierung.

AB 52 Einen Non-Suizid-Entschluss fassen
Das Arbeitsblatt führt Patient:innen und Therapeut:innen durch verschiedene Schritte hin zu einem Non-Suizid-Entschluss. Zunächst soll im Rahmen einer SORKC-Analyse (nach Kanfer & Saslow, 1965) eine Bedingungsanalyse hinsichtlich des suizidalen Verhaltens erstellt werden. Hierdurch werden sowohl für Therapeut:innen als auch für Patient:innen Auslöser des Verhaltens sowie aufrechterhaltende Faktoren sichtbar. Die Analyse dieser Faktoren bietet die Möglichkeit, neue Ansatzpunkte für künftiges Verhalten zu identifizieren. In einem nächsten Schritt geht es um die Abwägung der Vor- und Nachteile eines Non-Suizid-Entschlusses. Die Etablierung dieses Entschlusses stellt jedoch häufig einen Prozess dar, da Patient:innen eine wichtige Exit-Strategie aufgeben. Daher ist es wahrscheinlich, dass die einmalige Durchführung dieser Schritte nicht ausreichend ist, um einen gefestigten Entschluss bei Patient:innen herbeizuführen. Möglicherweise ist es notwendig, die Schritte des Öfteren zu wiederholen.

AB 53 Metapher – Abgrenzung von Suizidalität
Die wiederholte Thematisierung von Suizidalität durch Patient:innen kann manchmal der Vermeidung anderer therapierelevanter Themen dienen. Besteht dieser Verdacht, da z. B. in jeder Therapiestunde viel Zeit auf dieses Thema verwendet wird, kann die dargestellte Übung helfen.

Haltung zu Suizidalität

Die folgenden Fragen dienen dazu, Ihre persönliche Haltung zum Thema Suizidalität genauer zu betrachten. Welche Befürchtungen und Erwartungen haben Sie in Bezug auf das Thema? Wie beeinflusst dies Ihre therapeutische Arbeit?

Welche Einstellung haben Sie zum Thema »Suizid«?

....

....

Welche Gedanken erleben Sie, wenn Sie an den potenziellen Suizid einer Patientin bzw. eines Patienten denken?

....

....

Welche Gefühle erleben Sie, wenn Sie an den potenziellen Suizid einer Patientin bzw. eines Patienten denken?

....

....

Fühlen Sie sich in der Lage, mit suizidalen Patient:innen zu arbeiten?

....

....

Welche Bedingungen müssen erfüllt sein, damit Sie sich in der Lage fühlen, mit suizidalen Patient:innen zu arbeiten?

....

....

Unter welchen Umständen würden Sie auf gar keinen Fall mit suizidalen Patient:innen arbeiten?

....

....

Haltung zu Suizidalität

Welche Konsequenzen befürchten Sie, sollten sich Patient:innen suizidieren?

....

....

Kennen Sie von sich selbst Suizidgedanken?

....

....

Was hat diese ausgelöst?

....

....

Wie sind Sie selbst mit diesen umgegangen?

....

....

Welche Umstände stellen für Sie ein nachvollziehbares Motiv für einen Suizid dar?

....

....

Inwiefern könnte Ihre persönliche Haltung zum Thema Suizid hilfreich für Ihre Patient:innen sein?

....

....

Inwiefern könnte Ihre persönliche Haltung zum Thema Suizid nicht hilfreich bzw. problematisch für Ihre Patient:innen sein?

....

....

How to Suizidalität

Suizidalität hat einen hohen Alarmcharakter und führt rasch zu diversen Reaktionen und Emotionen, auch aufseiten der Therapeut:innen. Suizidale Patient:innen lösen häufig Angst aus, Angst vor Fehleinschätzungen, Schuld oder juristischen Konsequenzen. Diese Ängste sind erst einmal unproblematisch. Wichtig ist aber, dass diese Ängste nicht dazu führen, dass das Thema Suizidalität vermieden wird. Ein angstfreier und professioneller Umgang mit der Thematik ist daher von besonderer Bedeutung.

Was ist Ihre Aufgabe?

Machen Sie sich klar: Die sichere Vorhersage suizidalen Verhaltens ist nicht möglich! Durch niemanden. Das hat nichts mit mangelnder Kompetenz zu tun. Ebenso wenig können Autounfälle vorhergesagt werden, obwohl die Risikofaktoren (z. B. junges Alter, männliches Geschlecht) durchaus bekannt sind. Das würde im Übrigen auch niemand erwarten. Die Aufgabe besteht darin, das Thema konsequent anzusprechen, es nicht zu vermeiden, eine tragfähige therapeutische Beziehung aufzubauen und in deren Kontext herauszuarbeiten, wie die Suizidalität der Patient:innen beschaffen ist und welche Form der Unterstützung diese benötigen. Eine Exploration der Suizidalität der Patient:innen ist daher ein erster wichtiger Schritt. Ebenso wichtig ist die ausführliche Aufklärung darüber, was im Falle einer suizidalen Zuspitzung passieren wird, die zu Beginn stattfinden sollte. Erläutern Sie in diesem Zuge, welche Rahmenbedingungen für ambulantes Arbeiten erforderlich sind und unter welchen Umständen eine (freiwillige oder unfreiwillige) stationäre Aufnahme notwendig wird. Gerade im Umgang mit sich selbstverletzenden und suizidalen Patient:innen sind eine partizipative Entscheidungsfindung und ein informierter Konsens wichtig.

Was können Sie tun?

Eine Vorhersage des Verhaltens ist also nicht möglich. Das heißt aber nicht, dass Sie nichts zur Prävention oder dem funktionalen Umgang mit dem Verhalten beitragen können. Hierzu dienen die Therapie-Tools-Materialien. Aber auch die Zugangsbeschränkung zu letalen Mitteln im Sinne einer Stimuluskontrolle oder aber der Aufbau von Ressourcen und protektiven Faktoren sollten in diesem Zuge thematisiert werden.

How to Suizidalität

Die Basis bildet Wissen zum Thema

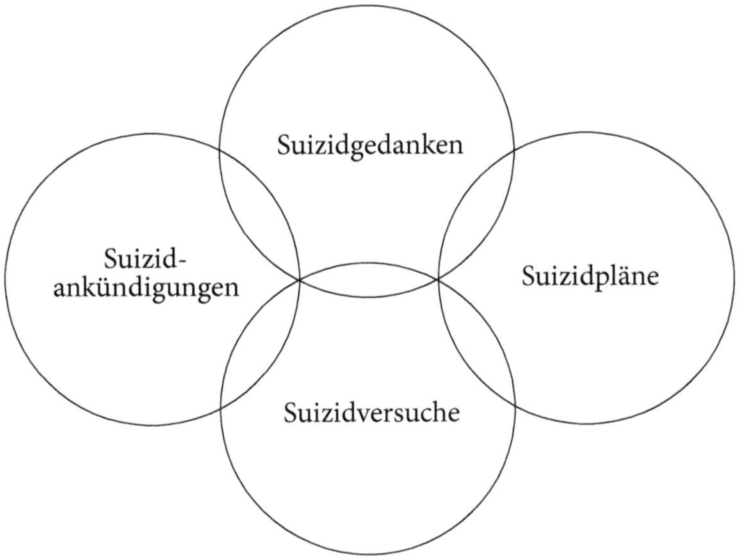

Suizidalität besteht aus verschiedenen Komponenten, die ineinandergreifen können, grundsätzlich jedoch eigenständige Entitäten bilden. Suizidgedanken stellen erst einmal Gedanken dar, wie alle anderen auch. Sie führen nicht automatisch zu suizidalen Verhaltensweisen. Unser Gehirn ist unentwegt damit beschäftigt, Gedanken zu produzieren, positive sowie negative. Suizidgedanken können alle Menschen betreffen, auch jene, die keine psychische Störung aufweisen. Daher geht von den Gedanken selbst erst einmal keine Gefahr aus. Sie sind einfach ein Symptom dessen, dass es betroffenen Patient:innen gerade nicht gutgeht. Daher sollten Sie das Thema auch immer ansprechen und nicht vermeiden. Es wird Ihre Patient:innen entlasten, mit Ihnen über ein tabuisiertes Thema offen reden zu können.

Ab wann sollten Sie handeln?

Gehen die Gedanken in konkrete Planungen über, wie z. B. das Besorgen von Medikamenten oder Waffen, das Verfassen eines konkreten Zeitplans etc., dann sollten Sie noch einmal genau explorieren, ob eine akute Gefährdung besteht. Auch Suizidankündigungen sollten immer ernst genommen und exploriert werden.

Eine akute Gefährdung besteht dann, wenn Sie einen Patienten oder eine Patientin nicht mehr guten Gewissens gehenlassen können, da Sie befürchten müssen, dass sich die Person konkret etwas antun wird. Patient:innen können sich dann häufig auch nicht mehr davon distanzieren.

In diesem Fall sollte eine stationäre Vorstellung in einer psychiatrischen (ab 18 Jahren) oder einer kinder- und jugendpsychiatrischen Klinik (< 18 Jahre) erfolgen. Ziehen Sie bei minderjährigen Patient:innen auch immer die Eltern bzw. Erziehungsberechtigten hinzu.

Wichtig

Es geht nicht darum vorherzusagen, ob sich eine Patientin oder ein Patient bis zur nächsten Sitzung nichts antun wird. Ein solches Versprechen abzuringen, wäre auch nur wenig sinnvoll. Viel wichtiger ist die direkte Einführung eines Notfallplans, sodass Patient:innen im Falle einer Krise genau wissen, was zu tun ist.

Leitfaden Exploration Suizidalität

Die nachfolgenden Fragen sollen Ihnen bei der umfassenden Exploration der Suizidalität bei Patient:innen helfen. Diese sollte unbedingt bei allen Patient:innen mit selbstverletzendem Verhalten erfolgen. Häufig sind Betroffene erleichtert, wenn dieses Thema angesprochen wird, ist es doch häufig mit Ängsten, Scham- und Schuldgefühlen verbunden.

Hast du in letzter Zeit gedacht, es wäre besser, nicht mehr zu leben?

....

Hast du den Eindruck, dass dein Leben nicht mehr lebenswert ist? Hast du ein Gefühl der Hoffnungs- oder Aussichtslosigkeit?

....

Hast du daran gedacht, dir etwas anzutun?

....

Hast du schon einmal mit jemandem über solche Gedanken gesprochen?

....

Seit wann hast du solche Gedanken?

....

Was hat zu diesen Gedanken geführt?

....

....

Hast du bereits konkrete Ideen, wie du dir das Leben nehmen könntest? Wenn ja, welche?

....

....

Hast du bereits Vorbereitungen hierzu getroffen? Medikamente beschafft? Eine Waffe besorgt? etc. Wenn ja, welche?

....

....

Leitfaden Exploration Suizidalität

Hat sich in deiner Familie oder in deinem Freundeskreis bereits jemand das Leben genommen?

....

Was hält dich bisher in der Welt? Was hat dich bisher davon abgehalten, dir das Leben zu nehmen? (Explorieren Sie hier protektive Faktoren, wie Eltern, Freunde, Geschwister, Zukunftspläne etc.)

....

....

Hast du Pläne für deine Zukunft? (Beruf, Familie, Ausland etc.)

....

....

Was steht in naher Zukunft bei dir an? (kurzfristige Pläne, z. B. für die nächste Woche, erfragen)

....

....

Hast du schon einmal versucht, dir das Leben zu nehmen?

....

Wenn ja, wann?

....

Wenn ja, wie?

....

....

Wenn ja, wie oft?

....

Leitfaden Exploration Suizidalität

Was waren die Auslöser bzw. Umstände?

....

....

Hast du damals Hilfe gesucht?

....

Wie konnte der Suizid verhindert werden?

....

....

Wie hast du dich danach gefühlt?

....

....

Haben sich deine Einstellungen zum Leben dadurch verändert?

....

....

Notfallplan

Wenn du dich in einer Krise befindest, kann es schwierig sein, einen klaren Gedanken zu fassen und zu überlegen, was nun zu tun ist. Daher ergibt es Sinn, sich bereits vorher auf mögliche Krisen vorzubereiten. Dabei ist es hilfreich, wenn du dir gemeinsam mit deiner Therapeutin oder deinem Therapeuten überlegst, was im Notfall konkret zu tun ist.

Der nachfolgende Notfallplan kann dir dabei helfen.

Am besten hast du deinen Notfallplan immer bei dir, um genau zu wissen, was zu tun ist. Du kannst ihn ausschneiden oder in eine Folie stecken. Wichtig ist nur, dass du in einer Krise schnellen Zugriff darauf hast.

Was kann ich selbst tun?
Im ersten Schritt des Notfallplans geht es darum zu überlegen, was du selbst tun kannst, damit es dir wieder besser geht. Hier können dir deine Hochstressskills helfen, um akute Anspannung zu reduzieren und wieder klar denken zu können.

Wer kann mir helfen?
Zu wem kann ich in meiner Krise Kontakt aufnehmen? Wer tut mir gut? Meine beste Freundin? Meine Mutter? Mein Bruder?

Dabei kannst du mit dieser Person natürlich über deine Probleme sprechen, musst es aber nicht. Manchmal reicht es schon, nicht alleine zu sein oder eine vertraute Stimme zu hören. Vielleicht willst du auch rausgehen, spazieren oder einfach nur woanders als zu Hause sein.

Psychiatrische Notaufnahme oder Krisendienste
Wo kann ich mich im Notfall vorstellen? Welche Klinik ist für mich zuständig? Wie mache ich das?

Gemeinsam mit deiner Therapeutin oder deinem Therapeuten kannst du klären, welche Stelle im Notfall zuständig ist. Es ergibt Sinn, sich die entsprechenden Telefonnummern vorab im Handy einzuspeichern. Du kannst auch gemeinsam mit deiner Therapeutin oder deinem Therapeuten einmal dort anrufen, um zu sehen, was dich genau erwartet. Das kann mögliche Ängste schon im Vorfeld abbauen. Du kannst gemeinsam mit deiner Therapeutin oder deinem Therapeuten auch konkret überlegen, was du im Falle einer Krise am Telefon genau sagen möchtest. Notiere dir den Text oder die Stichpunkte hierzu. Somit weißt du, was du sagen willst, auch wenn du vielleicht nicht mehr klar denken kannst.

Erarbeite nun deinen ganz persönlichen Notfallplan und besprich diesen in der Therapiestunde.

Notfallplan

Mein Notfallplan
Schritt 1: Das kann ich selbst tun

....

....

....

Schritt 2: Diese Personen können mir helfen, zu diesen Personen kann ich Kontakt aufnehmen (Namen und Telefonnummern)

....

....

....

Schritt 3: Psychiatrische Notaufnahme oder Krisendienste (zuständige Klinik und Telefonnummer)

....

....

....

Das möchte ich am Telefon sagen, wenn ich bei einer Klinik oder einem Notdienst anrufe:

....

....

....

....

....

....

Non-Suizid-Vertrag

Non-Suizid-Vertrag zwischen

.... (Patient:in) und

.... (Therapeut:in)

Hiermit versichere ich, dass ich bis zum .... (Datum) keinen Suizidversuch unternehmen und mein Leben auch nicht unabsichtlich in Gefahr bringen werde, egal, was passiert und egal, wie ich mich fühle.

Ich werde mich im Falle einer Krise an meinen Notfallplan halten.

....	....	....
Datum	Unterschrift Patient:in	Unterschrift Therapeut:in

Non-Suizid-Entschluss

Die bewusste Entscheidung gegen einen Suizid stellt in der Behandlung sich selbstverletzender Patient:innen einen wichtigen Meilenstein dar und geht in ihrer Tragweite sowie der Bedeutung innerhalb des Behandlungsverlaufes deutlich über die des Non-Suizid-Vertrags hinaus. Ein Non-Suizid-Entschluss ist zeitlich unbegrenzt und wird von Patient:innen für sich selbst und nicht für andere getroffen. Es gibt keinen weiteren Vertragspartner. Durch die Erarbeitung eines Non-Suizid-Entschlusses besteht für Patient:innen die Möglichkeit einer aktiven Lebensgestaltung sowie die Bearbeitung anderer therapeutisch relevanter Themen, da Betroffene die Möglichkeit eines Suizids für sich selbst ausschließen. Bedenken Sie erneut, dass es ausschließlich um die Nichtumsetzung von Suizidgedanken in Handlungen geht und nicht darum, keine suizidalen Gedanken mehr zu haben.

Um Patient:innen hinsichtlich dieser Entscheidung zu unterstützen, sollte zunächst eine Verhaltensanalyse zu Suizidalität erarbeitet werden (z. B. anhand des SORKC-Modells). Hierdurch kann die Rolle der Suizidalität sowie deren Funktionalität im Leben der Patient:innen genauer nachvollzogen werden. Diese explizite Analyse bietet die Möglichkeit, Ansätze für veränderte Verhaltensweisen zu identifizieren.

In einem nächsten Schritt geht es darum, die Vor- und Nachteile des suizidalen Verhaltens abzuwägen. Nehmen Sie hierbei ebenfalls eine ausbalancierte und wertfreie Haltung ein. Ein Anti-Suizid-Entschluss ist für viele Betroffene zunächst angstbesetzt. Sie geben hiermit eine wichtige Exit-Strategie sowie kognitive Regulationsstrategie ab. Die nächsten Schritte können bei der Etablierung eines Non-Suizid-Entschlusses hilfreich sein. Beachten Sie aber bitte, dass diese Schritte möglicherweise öfter wiederholt werden müssen, bis Patient:innen einen tatsächlichen Entschluss fassen.

Einen Non-Suizid-Entschluss fassen

Die bewusste Entscheidung gegen Suizidalität stellt einen großen Schritt dar. Vielleicht empfindest du Angst bei dem Gedanken, diese Möglichkeit aus deinem Leben zu streichen. Vielleicht hat dir der Gedanke, einfach alles zu beenden, wenn es nicht mehr geht, geholfen. Vielleicht hat dich dieser Gedanke aber auch eingeschränkt und davon abgehalten, Dinge in deinem Leben anzugehen, die dir wichtig sind, weil du dachtest, dass dein Leben ohnehin bald enden wird.

Schritt 1

In einem ersten Schritt geht es darum, zu verstehen, was deine Suizidalität für dich tut. Warum ist sie da? Für was ist sie gut? Vielleicht klingen diese Fragen komisch, es ist aber wichtig zu verstehen, warum die Suizidalität in deinem Leben eine Rolle spielt. Nur so kannst du andere Ansatzpunkte finden und die Suizidalität entmachten.

Auslösende Situation (S)	Regeln, Einstellungen, körperliche Faktoren (O)	Gedanken, Körperreaktionen, Gefühle, Verhalten (R)	Kurz- und langfristige Konsequenzen des Verhaltens (C)
z. B. Absage Bewerbung	»Ich muss perfekt sein.« »Ich muss alles schaffen.« »Eine Absage bedeutet eine Ablehnung meiner Person.« Hohe Sensibilität	Gedanke: »Es hat doch alles keinen Sinn!« Körperreaktion: beschleunigter Puls Gefühl: Hoffnungslosigkeit Verhalten: Suizidversuch	Kurzfristig: Entlastung, Flucht aus der Situation, Vermeidung Langfristig: enttäuschte Eltern, noch mehr Probleme, fühle mich als Versager, bei »erfolgreichem« Suizidversuch, keine Möglichkeit, etwas zu ändern

Einen Non-Suizid-Entschluss fassen

Schritt 2
Prüfe in einem nächsten Schritt gemeinsam mit deiner Therapeutin oder deinem Therapeuten, welche Vor- und Nachteile es hat, sich ganz bewusst gegen Suizidalität in deinem Leben zu entscheiden. Wäge dabei ganz genau ab und betrachte alle Aspekte auch hinsichtlich ihrer Kurz- und Langfristigkeit. Markiere die für dich wichtigsten Punkte, die für oder gegen einen Non-Suizid-Entschluss sprechen.

	Vorteile	**Nachteile**
kurzfristig		
langfristig		

Schritt 3
Solltest du bereits zu einem Entschluss gekommen sein, kannst du diesen hier in deinen eigenen Worten formulieren. Vielleicht möchtest du ihn auch ausschneiden und bei dir tragen, um dich immer wieder an ihn zu erinnern.

Mein ganz persönlicher Entschluss

....

....

....

....

....

Metapher – Abgrenzung von Suizidalität

Die folgende Metapher dient dazu, bei Patient:innen ein Commitment hinsichtlich eines Non-Suizid-Entschlusses zu etablieren. Häufig sind sich Betroffene nicht bewusst, wie stark sie sich selbst durch ihre Suizidalität in ihrer Lebensgestaltung einschränken. Die folgende Metapher verdeutlicht dies auf einfache, aber effektive Weise.

Sie können die Metapher auch dann einsetzen, wenn Suizidalität in den Therapiestunden aufseiten der Patient:innen immer wieder thematisiert wird und bereits als therapiegefährdendes Verhalten gewertet werden kann.

Methode

Legen Sie ein Blatt Papier in die Mitte des Raumes. Erklären Sie, dass dieses Blatt Papier die Suizidalität des Patienten bzw. der Patientin repräsentiert. Stellen Sie nun einen Fuß darauf und erklären, dass wenn nur immer wieder dieses kleine Stück besprochen wird, viele andere Themen, die sich z. B. in der Ecke des Raumes befinden, niemals besprochen werden können. Sagen Sie, dass Sie das Thema für den Verlauf der Therapie gerne verlassen würden, und nehmen den Fuß vom Blatt. Erklären Sie, dass die Suizidalität natürlich da ist und auch den Raum nicht verlassen muss, dass, wenn Sie aber den Fuß wegnehmen können, Sie beide plötzlich Bewegungsfreiheit haben und auch ganz andere Themen erreichen können, die weiter weg liegen.

Dieses Bild verdeutlicht Patient:innen, dass sie sich durch die wiederholte Thematisierung der Suizidalität häufig selbst einschränken und somit andere Themen, die auch sie gerne besprechen würden, in den Hintergrund geraten.

8 Rückfallprophylaxe

Selbstverletzendes Verhalten stellt in der Regel ein repetitives Verhalten dar, welches im Verlauf der Behandlung immer wieder auftreten kann. Auch nach erfolgreich abgeschlossener Therapie sind erneute selbstverletzende Verhaltensweisen möglich. Daher stellt die Rückfallprophylaxe einen wichtigen Therapiebaustein dar. Hier ist es aufseiten des Therapeuten bzw. der Therapeutin wichtig, dialektisch vorzugehen. Das bedeutet, dass neben der Antizipation möglicher Rückfälle unbedingt eine Betonung der erzielten Erfolge stattfinden soll.

Arbeits- und Informationsmaterial

AB 54 Meine Erfolge

Mithilfe des Arbeitsblatts können Behandlungserfolge notiert und rekapituliert werden. Besonders wichtig hierbei ist die Betrachtung des Beitrags der Patient:innen, um Erfolge nicht auf externale Zustände zu attribuieren. Die Validierung erzielter Erfolge ist wichtig und sollte bestenfalls vor der Antizipation künftiger Krisen erfolgen, um eine ausreichende Motivation hierfür zu schaffen bzw. eine Demotivierung der Patient:innen durch einen zu starken Fokus auf eine defizitorientierte Vorgehensweise zu vermeiden.

AB 55 Selbstverletzendes Verhalten in der Zukunft

Hier geht es darum, gemeinsam mit Patient:innen mögliche Faktoren zu betrachten, die in der Zukunft zu erneutem selbstverletzendem Verhalten führen könnten (nach Taylor et al., 2015).

AB 56 Wie gehe ich künftig mit einer Krise um?

Patient:innen sollen Strategien rekapitulieren, die sie in einer künftigen Krise anwenden wollen. Es geht um akutes Trouble-Shooting.

AB 57 Künftige Krisen vermeiden

Hier sollen Strategien gesammelt werden, die eher einen präventiven Charakter aufweisen. Wie können Patient:innen verhindern, dass sie überhaupt in eine Krise geraten?

AB 58 Meine Ressourcen

Das Arbeitsblatt legt den Fokus auf Ressourcen der Patient:innen. Welche Ressourcen bestehen bereits und welche können noch etabliert werden?

AB 59 Über den Tellerrand blicken

Patient:innen sollen darin angeleitet werden, darüber nachzudenken, wie ihr Leben in der Zukunft aussehen soll. Welche Pläne bestehen bereits? Was sind Ziele? Es geht darum, den Blick zu weiten und nicht mehr nur die aktuelle Lebenssituation, welche häufig durch das selbstverletzende Verhalten bestimmt wird, zu betrachten.

Meine Erfolge

Sammle gemeinsam mit deiner Therapeutin oder deinem Therapeuten, welche Erfolge du bisher erzielt hast. Was hast du im Laufe der Behandlung geschafft, worauf bist du besonders stolz?

Was habe ich geschafft?

....

....

....

Was hat sich in meinem Leben verändert?

....

....

....

Was habe ich dafür getan? Wie habe ich es geschafft, mein selbstverletzendes Verhalten in den Griff zu bekommen?

....

....

....

Auf welchen Erfolg bin ich besonders stolz? Warum?

....

....

....

Was habe ich im Verlauf der Therapie gelernt?

....

....

....

Meine Erfolge

Welche wichtigen Erfahrungen habe ich gesammelt?

....

....

....

Welche wichtigen Erkenntnisse konnte ich gewinnen?

....

....

....

Was würde ich im Nachhinein gerne anders machen?

....

....

....

AB 55 • P

Selbstverletzendes Verhalten in der Zukunft

Du hast bereits viel geschafft und kannst wirklich stolz auf dich sein. Jetzt ist es wichtig, noch einmal zurückzublicken, damit das selbstverletzende Verhalten auch in Zukunft kein Thema mehr sein wird.

Überlege gemeinsam mit deiner Therapeutin oder deinem Therapeuten, was passieren muss, damit du dich in Zukunft wieder selbst verletzen würdest. Die nachfolgenden Fragen helfen dir dabei.

In welche Situation müsste ich geraten, damit ich mich wieder selbst verletze?

....

....

....

Welches Ereignis könnte dazu führen, dass ich mich wieder selbst verletze?

....

....

....

Welche Gedanken könnten dazu führen, dass ich mich wieder selbst verletze?

....

....

....

Welche Gefühle könnten dazu führen, dass ich mich wieder selbst verletze?

....

....

....

Welche tatsächlichen Herausforderungen oder Belastungen stehen mir bevor, von denen ich jetzt schon weiß?

....

....

....

Wie gehe ich künftig mit einer Krise um?

Das Leben ist oft unberechenbar. Manchmal fühlen wir uns stabil und unbesiegbar und im nächsten Moment sieht plötzlich alles anders aus. Überlege gemeinsam mit deiner Therapeutin bzw. deinem Therapeuten, wie du dich in solchen Situationen gut verhalten kannst, damit es nicht zu selbstverletzendem Verhalten kommt. Welche Strategien hast du kennengelernt, welche sind hilfreich für dich? Verschaffe dir einen Überblick, was für dich funktioniert, und sammle die Methoden hier.

Welche Strategien helfen mir, auch in Zukunft gut mit Krisen umzugehen und mich nicht mehr selbst zu verletzen?

....

....

....

....

....

Wie möchte ich mich konkret in einer Krise verhalten?

....

....

....

....

....

Wer könnte mir in einer Krise helfen? An wen kann ich mich wenden?

....

....

....

....

....

Künftige Krisen vermeiden

Überlege gemeinsam mit deiner Therapeutin oder deinem Therapeuten, wie du dich gegen künftige Krisen wappnen kannst, um dich auch weiterhin vor selbstverletzendem Verhalten zu schützen. Natürlich hat niemand die volle Kontrolle darüber, was passiert, aber es gibt Möglichkeiten, bestimmte Risiken auszuschalten. Wir können z. B. Menschen meiden, die uns nicht guttun, oder Dinge unternehmen, die uns glücklich machen.

Sammle deine Ideen auf diesem Arbeitsblatt.

Außerdem ist es wichtig, Frühwarnzeichen gut im Blick zu behalten. Was an dir zeigt dir, dass es dir wieder schlechter geht und du kurz vor einer Krise stehst? Sammle auch diese Warnsignale hier.

Was sind wichtige Strategien, damit es mir auch in Zukunft gutgeht?

....

....

....

....

Was kann ich täglich tun, damit ich nicht in eine Krise gerate?

....

....

....

....

Künftige Krisen vermeiden

Woran merke ich, dass ich kurz vor einer Krise stehe und mich möglicherweise wieder selbst verletze? Was sind die wichtigsten Warnsignale?

Welche Warnsignale gibt es auf der Gefühlsebene?

....

....

....

Welche Warnsignale gibt es auf der gedanklichen Ebene?

....

....

....

Welche Warnsignale gibt es auf der körperlichen Ebene?

....

....

....

Welche Warnsignale gibt es auf der Verhaltensebene?

....

....

....

Was hilft mir dabei, meine Warnsignale frühzeitig wahrzunehmen?

....

....

....

Meine Ressourcen

Wir Menschen brauchen, ähnlich wie ein Auto, Treibstoff, um gut funktionieren zu können. Auf körperlicher Ebene benötigen wir z. B. Nahrung und Flüssigkeit. Für unsere psychische Gesundheit brauchen wir Dinge, die uns glücklich machen, schöne Momente, liebe Menschen usw. Diese Ressourcen oder auch Kraftquellen helfen uns, auch schwierige Zeiten zu überwinden, und wirken wie ein Polster gegen Stress.

Überlege, auf welche Ressourcen du zurückgreifen kannst. Markiere in einem ersten Schritt, welche Ressourcen du bei dir erkennst, und fasse in einem zweiten Schritt mithilfe der Fragen deine Ressourcen zusammen.

Körperliche Ressourcen

Aussehen

Gesundheit

Kraft / Fitness

Geschicklichkeit

Ausgeglichenes Temperament

Soziale Ressourcen

Beziehung zum Vater

Beziehung zur Mutter

Verwandte

Geschwister

Andere Angehörige

Freunde

Großeltern

Bekannte

Gruppen / Vereine

Meine Ressourcen

Psychische Ressourcen

Motivation

Selbstwirksamkeit

Soziale Kompetenzen

Arbeits- / Lernverhalten

Interessen

Problembewältigung

Ausdauer

Kreativität

Leistungsfähigkeit

Intelligenz

Selbstbild

Umweltressourcen

Taschengeld / Verdienst

Garten / Balkon

Werte

Eigenes Zimmer / Wohnung / Haus

Religion / Glaube

Familieneinkommen

Meine Ressourcen

Zusammenfassung

Welche Ressourcen wohnen bereits in mir? Welche Eigenschaften helfen mir, gesund zu bleiben (z. B. Humor, Selbstbewusstsein …)?

....

....

....

Welche Ressourcen kann ich aus meinem Umfeld ziehen (z. B. soziale Unterstützung, liebevolle Freunde …)?

....

....

....

Was kann ich selbst für meine psychische Gesundheit tun (z. B. Kontakte pflegen, körperlich aktiv sein, auf eigene Bedürfnisse achten …)?

....

....

....

Auf welche Ressourcen möchte ich künftig stärker zurückgreifen? Welche Ressourcen möchte ich neu etablieren?

....

....

....

AB 59 • P

Über den Tellerrand blicken

Unsere aktuelle Lebenssituation kommt uns manchmal groß und überwältigend vor. Dabei kann schnell in Vergessenheit geraten, dass es sich hierbei lediglich um eine Situation, maximal um eine Phase oder einen Abschnitt unseres Lebens handelt, der nicht für immer so weiter bestehen wird. Daher geht es nun darum, den Blick zu weiten und in die Zukunft zu schauen.

Was ist dir wichtig? Was möchtest du erreichen? Wie stellst du dir dein künftiges Leben vor? Was wird dich erwarten?

Wie stelle ich mir mein Leben in der Zukunft vor?

Welchen Job werde ich haben? Habe ich einen Partner oder eine Partnerin? Habe ich Kinder? Wo werde ich wohnen?

....

....

Was möchte ich erreichen?

....

....

Welche Bereiche sind mir dabei wichtig (Beruf, Familie, Partnerschaft, Gesundheit, soziale Kontakte, Reisen, persönliche Entwicklung …)?

....

....

Welche Eigenschaften habe ich in der Zukunft?

....

....

Was möchte ich hinter mir lassen? Welche Bereiche sollen in der Zukunft keine Rolle mehr spielen?

....

....

9 Eltern- bzw. Angehörigenarbeit

Bei den meisten Eltern und Angehörigen von Jugendlichen und jungen Erwachsenen, die sich selbst verletzen, löst das Phänomen häufig tiefgreifende Ängste aus.

In einem **ersten Schritt** geht es daher darum, eine ausführliche Besprechung und Validierung der Emotionen, Sorgen und Unsicherheiten auf Eltern- bzw. Angehörigenseite vorzunehmen. In einem **zweiten Schritt** sollte eine umfangreiche Aufklärung über das Phänomen, die Funktionen sowie häufige Kontexte selbstverletzenden Verhaltens erfolgen. Erst wenn die Eltern bzw. Angehörigen in ihren eigenen Emotionen bezüglich des selbstverletzenden Verhaltens ihrer Kinder stabilisiert sind, können sie als tatsächliche Ressource in der Behandlung eingesetzt werden. Planen Sie daher ausreichend Zeit für die Stabilisierung und Validierung der Eltern bzw. Angehörigen ein. In einem **dritten Schritt** sollen die Eltern bzw. Angehörigen dazu angeleitet werden, mit ihren Kindern über das Thema zu sprechen. Hierzu dienen die nachfolgenden Arbeitsmaterialien.

Die Arbeit in diesem Kapitel erfolgt auf zwei verschiedenen Ebenen: Einerseits werden Eltern bzw. Angehörige in einem funktionalen Umgang und in einer hilfreichen Kommunikation mit den Betroffenen angeleitet. Andererseits durchlaufen sie therapeutische Interventionen mit dem Ziel der Perspektivflexibilisierung sowie der Vertrautmachung bestimmter Vorgehensweisen in der Behandlung ihres Kindes.

Arbeits- und Informationsmaterial

INFO 31 Elterliche Gefühle in Bezug auf selbstverletzendes Verhalten

Das Informationsblatt gibt einen Überblick über mögliche elterliche Emotionen in Bezug auf das selbstverletzende Verhalten des eigenen Kindes. Diese werden erläutert und eingeordnet (nach Sweet & Whitlock, 2009).

INFO 32 Was ist selbstverletzendes Verhalten und warum verletzt mein Kind sich selbst?

Das Informationsblatt gibt einen Überblick über Definition und Funktionen von selbstverletzendem Verhalten. Eltern schildern erfahrungsgemäß große Sorgen davor, dass sich ihr Kind durch das selbstverletzende Verhalten suizidieren könnte oder dies intendiert. Hierbei ist es von großer Bedeutung, diese Sorgen validierend aufzugreifen und die Risiken transparent aufzuzeigen. Gleichzeitig wird den Eltern erklärt, dass selbstverletzendes Verhalten einen nicht-suizidalen Charakter hat und meist mit ganz anderen Funktionen einhergeht.

INFO 33 Ideen für eine hilfreiche Kommunikation

Die Anweisungen auf diesem Informationsblatt entstammen dem *Cornell-Forschungsprogramm für selbstverletzendes Verhalten bei Jugendlichen und jungen Erwachsenen* (nach Sweet & Whitlock, 2009). Sie helfen, eine günstige Kommunikation mit den Betroffenen zu etablieren.

INFO 34 Dos und Don'ts für Eltern bzw. Angehörige

Das Informationsblatt beinhaltet Hinweise für einen funktionalen Umgang mit Betroffenen (nach Sweet & Whitlock, 2009).

INFO 35 Was ist Kognitive Verhaltenstherapie?

Das Informationsblatt soll einen knappen Überblick über die Behandlungsmöglichkeiten des selbstverletzenden Verhaltens im Rahmen der Kognitiven Verhaltenstherapie (KVT) geben. Die Eltern sollen ein Verständnis dafür gewinnen, wie Gedanken, Gefühle und Verhaltensweisen miteinander in Zusammenhang stehen und sowohl bei ihrem Kind als auch bei sich selbst wirksam werden.

AB 60 ABC-Modell

Auf Basis des ABC-Modells (Ellis, 1962, 2008) lernen Eltern anhand der letzten Selbstverletzung ihres Kindes ihre eigenen Gedanken und Gefühle in einem ersten Schritt kennen. Insbesondere dienen die erhaltenen Informationen als diagnostische Merkmale, auf deren Basis aufrechterhaltende oder beeinflussende Faktoren bereits identifiziert werden können.

AB 61 Störungsmodell aus Elternsicht

Mithilfe des Arbeitsblatts erfolgt die Bearbeitung des Störungsmodells des Kindes durch die Eltern. Hierbei sollen biologische, aber auch individuums- sowie umfeldspezifische Faktoren und Belastungen identifiziert werden, die das Problemverhalten beeinflussen, welches im Sinne eines Teufelskreises diese Dispositionen möglicherweise verhärtet.

AB 62 Meine Stärken als Elternteil

Die Eltern bzw. Angehörigen sollen dazu angeleitet werden, eigene hilfreiche Parameter zu identifizieren, die Betroffenen helfen können, das selbstverletzende Verhalten zu beenden. Das Arbeitsblatt kann dazu eingesetzt werden, Ressourcen auf Eltern- bzw. Angehörigenseite zu sammeln.

AB 63 Pro- und Kontra-Liste

Das Arbeitsblatt soll dazu dienen, die Eltern bzw. Angehörigen zur Mitarbeit anzuregen und ein tiefergehendes Verständnis für die Symptomatik der Betroffenen zu erhalten. Exemplarisch soll daher eine Pro-/Kontra-Liste zu den kurz- und langfristigen Vor- und Nachteilen des selbstverletzenden Verhaltens erarbeitet werden. Den Eltern bzw. Angehörigen wird erklärt, dass Pro-/Kontra-Listen ein wesentliches Instrument zur Commitmentförderung bei den Jugendlichen darstellen und letztlich als Fertigkeit einsetzbar sind, entgegen der üblichen Impulse zu reagieren. In einem nächsten Schritt kann die Pro-/Kontra-Liste auf sich selbst angewandt werden. Schließlich kennt auch jeder Erwachsene Verhaltensweisen an sich, die er / sie gerne beenden würde. Sollte sich zeigen, dass es den Eltern bzw. Angehörigen sehr schwer fällt, eigene Anteile am familiären Zusammenleben und die Notwendigkeit des Elterneinbezugs in die Therapie des Kindes anzuerkennen, lässt sich die Pro-/Kontra-Liste in Bezug auf die Frage »Warum lohnt es sich, mich gemeinsam mit meinem Kind der Behandlung zu unterziehen?« erarbeiten.

AB 64 Verhaltensanalyse

Verhaltensanalysen können ebenfalls mit den Eltern bzw. Angehörigen erarbeitet werden, beispielsweise wenn es darum geht, den letzten großen Konflikt (z. B. nach einer Selbstverletzung des Kindes) und einhergehende Gefühle und Reaktionen auf Eltern- bzw. Angehörigenseite zu erarbeiten.

AB 65 Meine Gefühle

Das Arbeitsblatt gibt einen Überblick über verschiedene Gefühle. Die Eltern bzw. Angehörigen sollen markieren, welche ihnen am bekanntesten sind und welche Gefühle sie gar nicht bei sich selbst kennen. Darüber kann ein Diskurs mit psychoedukativen Elementen entstehen.

AB 66 Positive Aspekte von Gefühlen

Das Arbeitsblatt soll genutzt werden, um die Funktion und den Nutzen bestimmter Emotionen mit Eltern bzw. Angehörigen zu thematisieren.

INFO 36 Primäre und sekundäre Gefühle

Das Informationsblatt beleuchtet das Zusammenspiel von Gedanken, Gefühlen und Handlungsimpulsen genauer. Vorab kann als Einstieg erneut das ABC-Modell (Ellis, 1962, 2008) zu Hilfe genommen werden. Auch die gemeinsam erarbeitete Verhaltensanalyse lässt sich dafür nutzen. Den Eltern bzw. Angehörigen wird vermittelt, dass Primärgefühle aus primären Bedürfnissen resultieren. Auf Basis der eigenen Lernerfahrung und Biografie führen kognitive Bewertungsprozesse jedoch oft zu sekundären Emotionen, aus denen andere Handlungsimpulse als die ursprünglichen erwachsen.

AB 67 Automatische negative Gedanken

Das Arbeitsblatt soll dabei helfen, automatische negative Gedanken als solche in verschiedenen Situationen zu erkennen.

AB 68 Gedanken, Gefühle und Verhalten
Mithilfe des Arbeitsblatts wird der Zusammenhang zwischen Gedanken, Gefühlen und Verhalten im Kontext der Eltern-Kind-Beziehung genauer beleuchtet. Dies soll als Grundlage zur Verhaltensänderung seitens der Eltern dienen.

INFO 37 Denkfallen
Im Rahmen des Informationsblatts werden typische Denkfallen erläutert. Wurden bereits Denkfallen identifiziert, können diese hier thematisiert werden.

AB 69 Gedanken herausfordern
Mithilfe des Arbeitsblatts sollen die eigenen Gedanken einem Realitätsabgleich unterzogen werden. Auch hierbei sollten Situationen zur Eltern-Kind-Beziehung analysiert werden. Fällt es den Eltern bzw. Angehörigen schwer, eine passende Situation zu finden, kann zunächst auch eine andere Situation (z. B. aus dem Arbeitskontext) bearbeitet werden.

AB 70 Positive Aktivitäten
Das Arbeitsblatt soll dabei helfen, angenehme Aktivitäten (alleine und mit dem Kind) strukturierter zu planen und zu beobachten, wie sich die Stimmung verändert. Dieses Arbeitsblatt kann im Rahmen eines gemeinsamen Eltern-Kind-Termins bearbeitet werden, um beiden Parteien die Möglichkeit zu geben, Vorschläge für gemeinsame Aktivitäten einzubringen, und somit eine größere Verbindlichkeit zu schaffen.

INFO 38 Verstärkerprinzipien
Die Prinzipien der Belohnung, Bestrafung, Löschung und Verhaltensformung werden auf diesem Informationsblatt dargestellt und erläutert.

AB 71 Probleme lösen
Die Eltern bzw. Angehörigen werden darin angeleitet, Probleme mit ihrem Kind sowie im Allgemeinen zu bearbeiten, anstatt diese zu vermeiden. Das Arbeitsblatt unterstützt die strukturierte Auseinandersetzung.

AB 72 Selbstbehauptung
Eltern bzw. Angehörige von selbstverletzenden Jugendlichen tendieren häufig dazu, Grenzen und Regeln zu lockern oder auszusetzen, aus Angst, das Kind könne sich erneut selbst verletzen. Das Arbeitsblatt dient dazu, Eltern in dieser Thematik zu unterstützen und einen selbstbewussten sowie konsequenten Umgang in derartigen Situationen zu finden.

INFO 39 Achtsamkeit
Das Informationsblatt bietet eine theoretische Einführung in das Konzept der Achtsamkeit.

AB 73 In den geordneten Gemütszustand übergehen
Das Arbeitsblatt leitet die Eltern bzw. Angehörigen in der konkreten Einübung von Achtsamkeitstechniken an.

INFO 40 Skills
Nach dem Einüben von Achtsamkeitstechniken wird mit den Eltern bzw. Angehörigen psychoedukativ das Thema »Skills« erarbeitet. Ziel soll dabei sein, den Eltern bzw. Angehörigen zu vermitteln, welche Fertigkeiten das Kind im Rahmen der eigenen Therapie erlernen kann, um mit sehr hohen Anspannungszuständen umzugehen und zu besprechen, wie eine unterstützende Rolle der Eltern bzw. Angehörigen dabei aussehen kann.

AB 74 Notfallkoffer
Das Arbeitsblatt dient dazu, mögliche schwierige Situationen in der Zukunft zu antizipieren, um bereits vorab Handlungsalternativen zu entwickeln.

INFO 31 • E

Elterliche Gefühle in Bezug auf selbstverletzendes Verhalten

Wenn Sie das selbstverletzende Verhalten Ihres Kindes bemerken (entweder erstmalig oder zum wiederholten Male), erleben Sie vermutlich eine Flut an ganz verschiedenen Gefühlen. Die häufigsten Gefühle, die Eltern bzw. Angehörige von Betroffenen erleben, finden Sie hier.

Schock und Verleugnung

Selbstverletzendes Verhalten wird in aller Regel heimlich ausgeführt, weshalb es Sie zunächst vermutlich schockiert hat herauszufinden, dass Ihr Kind betroffen ist. Leugnen Sie das Verhalten nicht. Denn das selbstverletzende Verhalten nicht wahrhaben zu wollen, heißt auch, die emotionale Belastung Ihres Kindes zu leugnen.

Wut und Frustration

Möglicherweise erleben Sie Wut oder Frustration, wenn Sie herausfinden, dass Ihr Kind Sie in Bezug auf das selbstverletzende Verhalten belogen hat oder weil Sie das Verhalten nicht nachvollziehen können. Gedanken wie »Hör doch einfach damit auf!« drängen sich vielleicht auf. Hier kann es helfen, die Funktionen des Verhaltens kennenzulernen sowie die Tatsache anzuerkennen, dass das Verhalten einer anderen Person nicht kontrolliert werden kann und der Versuch, dies zu tun, die Lage häufig noch verschlimmert.

Traurigkeit und Mitleid

Natürlich hilft ein gewisses Maß an Empathie, sich in die Lage Ihres Kindes hineinzuversetzen. Manche Betroffene empfinden Mitleid jedoch als sehr herablassend.

Schuld

Eventuell fühlen Sie sich schuldig an dem Verhalten Ihres Kindes. Sie fragen sich vielleicht, ob Sie etwas falsch gemacht haben, ob Sie Ihrem Kind genügend Aufmerksamkeit, Liebe und Halt geschenkt haben. Bedenken Sie bitte, dass, auch wenn Ihr Verhalten das Ihres Kindes beeinflussen kann, es sein Verhalten jedoch nicht verursacht.

Was ist selbstverletzendes Verhalten und warum verletzt mein Kind sich selbst?

Selbstverletzendes Verhalten wird als »bewusste Schmerzzufügung am eigenen Körper« definiert. Die Person verletzt oder schädigt dabei ihren eigenen Körper. Diese Handlungen sind sozial nicht akzeptiert und in den meisten Fällen nicht suizidal intendiert. Das heißt, die Person verletzt sich nicht mit dem Motiv selbst, sich umzubringen.

Selbstverletzendes Verhalten kann als eigenständiges Krankheitsbild oder im Rahmen anderer psychischer Erkrankungen, wie einer Depression oder Borderline-Persönlichkeitsstörung, auftreten. In einigen Fällen kann das selbstverletzende Verhalten auch ohne Krankheitswert auftreten.

Welche Arten selbstverletzenden Verhaltens gibt es?
Selbstverletzendes Verhalten tritt in vielen Formen auf. Einige davon sind:

- sich mit scharfen oder spitzen Gegenständen wie Messern, Rasierklingen, Scherben oder Nadeln schneiden
- sich verbrennen oder verätzen
- sich die Haut aufkratzen
- sich selbst schlagen
- Haare ausreißen
- Wunden nicht heilen lassen

Was sind die Ursachen selbstverletzenden Verhaltens?
Die Gründe dafür, dass Ihr Kind sich selbst verletzt, können sehr vielfältig sein. Jede:r Jugendliche ist unterschiedlich. In den meisten Fällen ist es jedoch ein Ausdruck von Problemen und Verzweiflung. Viele Jugendliche, die sich selbst verletzen, schildern Gefühle wie Traurigkeit, Einsamkeit oder fühlen sich in ihrem Umfeld unverstanden. Der Zeitraum vor einer Selbstverletzung ist meist durch große Anspannung gekennzeichnet. Häufig fühlt es sich an, als gebe es keine anderen Lösungsmöglichkeiten. Nach einer Selbstverletzung berichten Jugendliche meist eine Mischung unterschiedlicher Gedanken und Gefühle.

Welche Funktion kann selbstverletzendes Verhalten haben?
Basierend auf fundierten wissenschaftlichen Erkenntnissen über die letzten Jahre lassen sich unter anderem folgende Funktionen des selbstverletzenden Verhaltens beschreiben:

- Das selbstverletzende Verhalten kann dazu dienen, Emotionen zu regulieren, das heißt, negative Gefühle und Anspannung zu reduzieren.
- Das selbstverletzende Verhalten kann dazu dienen, dissoziative Zustände und Depersonalisationserleben zu beenden.
- Das selbstverletzende Verhalten kann dazu dienen, Suizidimpulsen zu widerstehen und sich wieder selbst zu spüren und lebendig zu fühlen.
- Das selbstverletzende Verhalten kann dazu dienen, sich auszudrücken, Bedürfnisse und Gefühle an andere zu übermitteln und Zuwendung und Trost zu erhalten.
- Das selbstverletzende Verhalten kann dazu dienen, ein Gefühl von eigener Identität zu vermitteln und sich darüber auch von anderen Gleichaltrigen abzugrenzen.
- Das selbstverletzende Verhalten kann ein Zeichen von Autoaggression und Wut gegen sich selbst sein und als eine Art Selbstbestrafung dienen.
- Das selbstverletzende Verhalten kann ein Hochgefühl und positive Gefühle erzeugen.

Ideen für eine hilfreiche Kommunikation

- Sprechen Sie das Thema Selbstverletzung so früh wie möglich an. Glauben Sie nicht, dass Ihr Kind aus diesem Verhalten »herauswachsen« und es von selbst aufhören wird.
- Versuchen Sie, Ihre Sorge konstruktiv zu verwenden, indem Sie Ihrem Kind dabei helfen, den Einfluss ihrer / seiner selbstverletzenden Handlungen auf sich selbst und auf andere zu verstehen.
- Es ist sehr wichtig, dass Sie die Gefühle Ihres Kindes ernst nehmen und wertschätzen. Erinnern Sie sich daran, dass dies nicht bedeutet, das selbstverletzende Verhalten gutzuheißen.
  - Sie müssen zuerst den Blickkontakt aufnehmen und
  - ein respektvoller Zuhörer / eine respektvolle Zuhörerin sein, bevor Sie Ihre Meinung kundtun.
  - Sprechen Sie in einem ruhigen und ermutigenden Ton.
  - Erinnern Sie sich daran, was in Ihrer Jugendzeit hilfreich dabei war, wenn Sie ein Gefühlschaos erlebt haben.
- Üben Sie keinen Druck auf Ihr Kind aus, wenn es nicht mit Ihnen sprechen will. Selbstverletzendes Verhalten ist ein sehr emotionales Thema und das Verhalten selbst ist häufig ein Hinweis darauf, dass Ihr Kind Schwierigkeiten dabei hat, Emotionen verbal auszudrücken.
- Nehmen Sie Rücksicht darauf, dass direkte Fragen zuerst meist als beängstigend und invasiv erlebt werden – vor allem wenn sie von jemandem gestellt werden, der einen kennt und an dem einem etwas liegt, wie etwa von Ihnen.
- Vermeiden Sie Machtkämpfe. Sie können das Verhalten eines anderen Menschen nicht kontrollieren und es ist meistens nicht zielführend, von einer geliebten Person zu verlangen, das selbstverletzende Verhalten zu beenden.
- Helfen Sie Ihrem Kind dabei, das Problem und die Notwendigkeit, sich helfen zu lassen, zu erkennen. Versuchen Sie nicht, das Problem ohne professionelle Hilfe in den Griff zu bekommen.

Was können Sie konkret fragen?

- »Wie fühlst du dich, bevor du dich selbst verletzt? Wie fühlst du dich danach?« Verfolgen Sie gemeinsam die Schritte, die zu einer selbstverletzenden Handlung führen, die auslösenden Ereignisse, Gedanken und Gefühle.
- »Wie hilft dir selbstverletzendes Verhalten dabei, dich besser zu fühlen?«
- »Wie geht es dir damit, mit mir darüber zu sprechen?«
- »Gibt es irgendetwas, das dich im Moment sehr belastet, bei dem ich dir helfen kann?«
- »Vermisst du irgendetwas in unserer Beziehung zueinander, das einen Unterschied machen würde, wenn es vorhanden wäre?«
- »Ich kann verstehen, wenn du im Augenblick nicht mit mir darüber reden willst. Ich will nur, dass du weißt, dass ich da bin, wenn du bereit bist, mit mir zu sprechen. Ist es okay für dich, wenn ich dich später noch einmal danach frage, oder möchtest du lieber auf mich zukommen?«

Wichtig • Die folgenden Bespiele sind NICHT hilfreich:

- »Ich weiß genau, wie du dich fühlst.«
  → Das kann Ihrem Kind das Gefühl vermitteln, dass seine Probleme als trivial wahrgenommen werden.
- »Wie kannst du nur so verrückt sein, dir das anzutun?«
- »Du machst das nur, damit ich mich schuldig fühle / um mich zu ärgern!«

Dos und Don’ts für Eltern bzw. Angehörige

Dos

- Leben Sie einen gesunden Umgang mit Stress vor.
- Suchen Sie den Austausch mit Ihrem Kind und seien Sie offen für Kommunikation.
- Betonen Sie die Wichtigkeit von »Familienzeiten« und achten Sie auf deren Einhaltung.
- Erwarten Sie von Ihrem Kind, dass es sich an den familiären Aktivitäten und Haushaltspflichten beteiligt.
- Setzen Sie Grenzen und berechenbare, gleichbleibende Konsequenzen, wenn diese Grenzen überschritten werden.
- Arbeiten Sie mit positiven Konsequenzen, etwa der Verpflichtung zu gemeinnützigen Arbeiten.
- Respektieren Sie die Entwicklung von Individualität bei Ihrem Kind.
- Nehmen Sie Ihrem Kind nicht die Werkzeuge weg, mit denen es sich selbst verletzt. Wenn Ihr Kind den starken Druck verspürt, sich selbst zu verletzen, wird es einen Weg dazu finden (der möglicherweise weniger sicher ist).
- Sorgen Sie dafür, dass die familiäre Atmosphäre einladend, positiv und aufbauend ist.
- Üben Sie positive Bewältigungsstrategien gemeinsam, um besser mit seelischem Stress umzugehen.
- Vermeiden Sie es, den Kalender Ihres Kindes zu sehr zu füllen oder zu viel Leistungsdruck aufzubauen.
- Erwarten Sie keine schnellen Resultate in Bezug auf die Reduktion des selbstverletzenden Verhaltens. Es wird Rückschläge auf dem Weg zur Besserung geben. Auftretende Verzögerungen auf diesem Weg heißen nicht, dass Ihr Kind nicht vorwärtskommt.

Don’ts

- anschreien
- belehren
- herabsetzen
- strenge und lange Strafen
- Verletzungen der Privatsphäre (sich heimlich im Zimmer des Kindes umsehen)
- Ultimatum setzen
- Drohungen

Woher weiß ich, ob ich mich richtig verhalte?

- Bitten Sie Ihr Kind um Rückmeldung!
  → Das zeigt, dass Sie wirklich motiviert sind, das Verhältnis zu Ihrem Kind zu verbessern.
  → Eltern bzw. Angehörige können so herausfinden, wie sie ihr Kind bestmöglich unterstützen können.

Was ist Kognitive Verhaltenstherapie?

Die Kognitive Verhaltenstherapie ist eine effektive Weise, Leuten zu helfen, mit ihren Problemen umzugehen. Sie untersucht die Verbindung zwischen dem, was wir denken, wie wir fühlen und was wir tun, also unserem Verhalten. Denn unsere Gefühle und Gedanken haben einen großen Einfluss darauf, wie wir uns verhalten. Und auch unser Verhalten hat wiederum einen Einfluss auf Gefühle und Gedanken. Alles hängt zusammen.

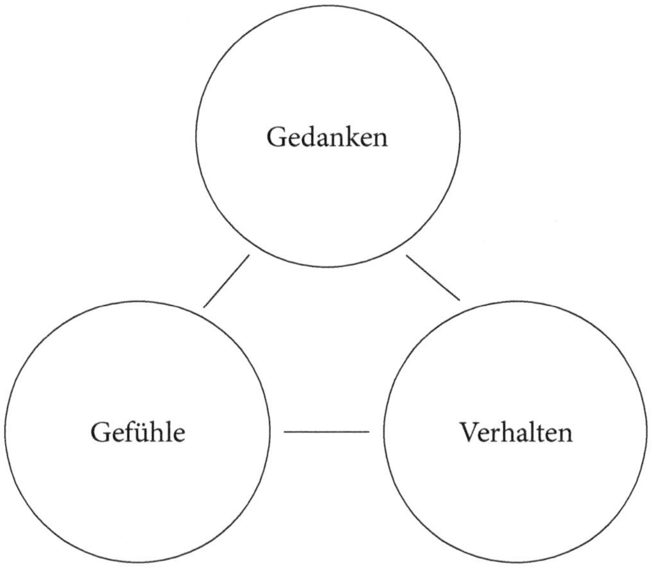

Das Modell lässt sich auch bezogen auf Ihre Situation als Elternteil eines Kindes mit selbstverletzendem Verhalten anwenden. Lassen Sie uns hierzu ein Beispiel anschauen.

Beispiel

Sie stellen fest, dass Ihr Kind sich abends vor dem Zu-Bett-Gehen selbst verletzt hat, da Sie benutzte Klingen im Mülleimer des Bades vorfinden. Gedanken, die Ihnen womöglich in den Sinn kommen, sind: »Wie konnte das schon wieder passieren?«, »Der Abend war doch eigentlich schön«, »Ich habe bestimmt etwas Falsches gesagt«. Sie werden unruhig und fühlen sich traurig. Vielleicht empfinden Sie sogar Wut auf Ihr Kind, da es sich Ihnen nicht mitgeteilt hat. Ihr Herz klopft schneller und Sie beginnen zu weinen. Vielleicht stürmen Sie sogar ins Zimmer Ihres Kindes, um mit ihm zu sprechen.

Durch den Zusammenhang von Gedanken, Gefühlen und Verhalten haben Sie aber auch die Möglichkeit, Ihre Gefühle zu beeinflussen. Dies kann nicht auf direktem Wege geschehen, aber indirekt über Ihr Verhalten und Ihre Gedanken. Anstatt also zu denken: »Ich habe bestimmt etwas Falsches gesagt«, könnten Sie denken: »Ich weiß, dass das selbstverletzende Verhalten nicht von heute auf morgen verschwindet. Das ist ganz normal und ich kann nichts dafür, dass es heute Abend passiert ist.« Vermutlich wird dieser Gedanke dazu führen, dass Sie sich nicht schuldig fühlen.

ABC-Modell

Unsere Gedanken und Bewertungen zu einer bestimmten Situation beeinflussen maßgeblich unser Gefühl und Verhalten, das auf die Situation folgt. Oft läuft diese Bewertung aber so schnell ab, dass sie uns gar nicht bewusst ist. Daher geht es im Folgenden darum, genau zu betrachten, welche Bewertung Sie in einer bestimmten Situation vornehmen, um Ihr resultierendes Gefühl und Verhalten besser verstehen zu können. Das ist die Grundlage, um künftig Bewertungen und Gedanken in Bezug auf bestimmte Situationen verändern zu können und somit auch die nachfolgenden Gefühle und Verhaltensweisen.

Erarbeiten Sie Ihr eigenes Beispiel in Bezug auf die letzte Selbstverletzung Ihres Kindes oder eines anderen Ereignisses, das Sie beschäftigt hat. So bekommen Sie ein besseres Gefühl dafür, wie sich auch bei Ihnen Gedanken, Gefühle und Verhaltensweisen beeinflussen.

A (Auslösendes Ereignis) **Was passiert?**	**B (Bewertung des Ereignisses)** **Was denken Sie?**	**C (Konsequenzen)** **Was fühlen Sie?** **Was tun Sie?**

Störungsmodell aus Elternsicht

Häufig stellen sich Eltern oder Angehörige die Frage, warum gerade das eigene Kind betroffen ist. Zwar lässt sich diese Frage nicht zu 100 % beantworten, jedoch können Sie wichtige Faktoren, die möglicherweise zur Entstehung des selbstverletzenden Verhaltens beigetragen haben, identifizieren. So kommen Sie dem Verhalten etwas besser auf die Spur und können in der Folge auch besser damit umgehen.

Biologische Faktoren: Was bringt mein Kind bereits von Natur aus mit?
Denken Sie hierbei auch an mögliche familiäre Vorbelastungen, z. B. hitziges Temperament, psychische Störungen in der Familie …

....

....

Eigenschaften meines Kindes: Welche Eigenschaften bringt mein Kind mit?
Zum Beispiel hohe Sensibilität, Schwierigkeiten im Umgang mit Gefühlen, nicht gut um Hilfe bitten können …

....

....

Eigenschaften des Umfeldes meines Kindes: Welche Eigenschaften hat das Umfeld meines Kindes?
Denken Sie hierbei sowohl an den Freundeskreis Ihres Kindes, aber auch an sich als Familie, z. B. ich als Vater bin häufig gereizt und kann nur schlecht mit Stress umgehen; im Freundeskreis meines Kindes gibt es bereits Personen, die sich selbst verletzen …

....

....

Belastungen: Was hat mein Kind bereits erlebt?
Zum Beispiel Traumatisierungen, Mobbing …

....

....

Störungsmodell aus Elternsicht

Verhalten: Wie verhält sich mein Kind aktuell?
Zum Beispiel: Mein Kind verletzt sich selbst, wenn ihm alles zu viel wird.

....

....

Führen Sie Ihre Erkenntnisse im untenstehenden Schaubild nun zusammen und sehen Sie sich an, wie alles zusammenhängt.

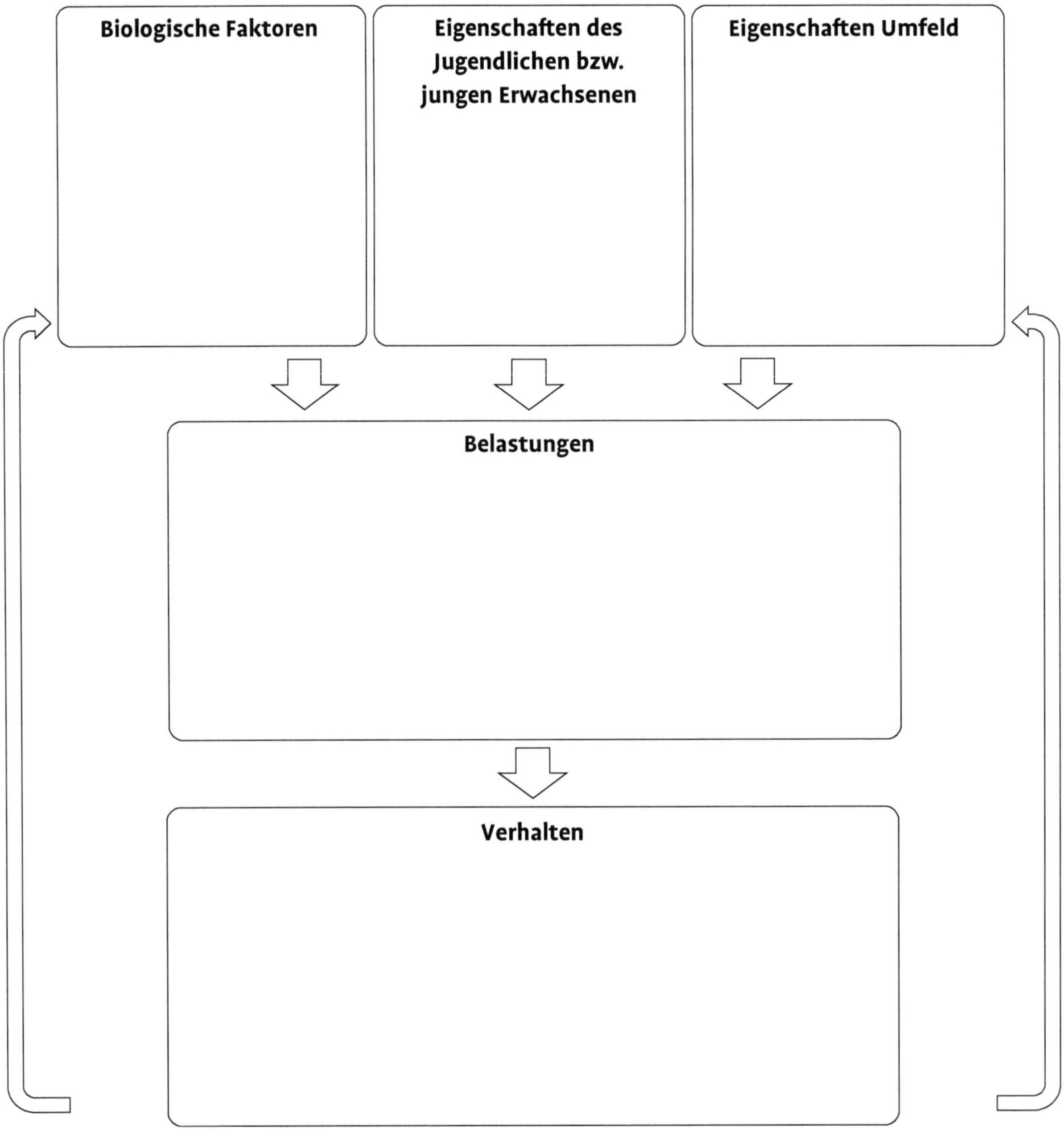

Meine Stärken als Elternteil

Insbesondere wenn sich Ihr Kind selbst verletzt, fragen Sie sich vielleicht, was Sie falsch gemacht haben könnten. Diese defizitorientierte Sichtweise hilft jedoch weder Ihnen noch Ihrem Kind. Sie führt häufig dazu, dass Sie sich schlecht fühlen und zurückziehen, obwohl Ihr Kind Sie gerade jetzt besonders braucht. Daher ist es wichtig zu überprüfen, welche Stärken und positiven Eigenschaften Sie einbringen. Es geht dabei nicht darum, sich etwas schön zu reden oder alles positiv zu sehen. Es geht darum, neben eigenen Schwächen, die jeder Mensch hat, in einer realistischen Sichtweise auch Ihre positiven Eigenschaften zu betrachten, um so ein ausbalanciertes Bild zu erhalten.

Überlegen Sie, worin Ihre Stärken als Mensch und als Elternteil liegen.

....

....

....

Welche Stärken würde Ihr Partner oder Ihre Partnerin nennen? Welche Stärken Ihr Kind?

....

....

....

Warum mögen Ihre Freunde Sie?

....

....

....

Welche Dinge haben Sie als Elternteil geschafft?

....

....

....

AB 63 • E

Pro- und Kontra-Liste

Vielleicht klingt es komisch, aber das selbstverletzende Verhalten hat auch positive Aspekte für Ihr Kind. Es ist wichtig zu überlegen, welche das sein könnten, um die Beweggründe Ihres Kindes zu verstehen. Nur so können Sie empathisch auf seine Gefühle eingehen. Auch die Therapie-Teilnahme stellt für Ihr Kind einen großen Schritt dar, der nicht nur positiv ist. Überlegen Sie, welche Vor- und Nachteile diese für Ihr Kind haben könnte. Somit gelingt es Ihnen leichter, sich in die Situation Ihres Kindes hineinzuversetzen.

(Problem-)Verhalten meines Kindes: ....

	Vorteile	Nachteile
kurzfristig		
langfristig		

Therapie-Teilnahme

	Vorteile	Nachteile
kurzfristig		
langfristig		

Verhaltensanalyse

Um das selbstverletzende Verhalten Ihres Kindes besser nachvollziehen zu können, ist es wichtig, dieses genau anhand konkreter Situationen zu betrachten. Ihr Kind lernt dies im Verlauf seiner Therapie. Auch für Sie als Elternteil ist es sinnvoll, eine solche Verhaltensanalyse kennenzulernen. Hierbei wird eine bestimmte Situation genau analysiert und aus verschiedenen Blickwinkeln betrachtet, um ein genaues Verständnis der Situation zu erreichen.

Denken Sie an den letzten Konflikt mit Ihrem Kind in Bezug auf sein selbstverletzendes Verhalten zurück und beantworten Sie die folgenden Fragen:

Was ist passiert?

....

....

....

War die Selbstverletzung Auslöser des Streits oder etwas anderes?

....

....

....

Was haben Sie vorher gefühlt?

....

....

....

Was war in dem Moment sonst wichtig für Sie (Ereignisse, Gedanken, Erinnerungen, Erschöpfung usw.)?

....

....

....

Verhaltensanalyse

War sonst noch etwas im Hintergrund (etwas Aktuelles oder etwas aus der Vergangenheit)?

....

....

....

War es ein Streit / Konflikt, wie er üblicherweise passiert, oder war diesmal etwas anders?

....

....

....

Wie haben Sie sich direkt nach dem Streit mit Ihrem Kind gefühlt?

....

....

....

Wie haben Sie sich etwas später gefühlt?

....

....

....

Wie fühlen Sie sich jetzt damit?

....

....

....

Verhaltensanalyse

Wie denken Sie hat Ihre Reaktion in der Situation geholfen?

....

....

....

Warum denken Sie, war sie nicht hilfreich?

....

....

....

Hätten Sie gerne etwas anderes gemacht?

....

....

....

Verhalten Sie sich immer so (wenn nicht, was war der Unterschied)?

....

....

....

Wie fühlen Sie sich jetzt?

....

....

....

Meine Gefühle

Wenn sich Ihr Kind selbst verletzt, kann das ganz verschiedene, teilweise sehr heftige Emotionen, auslösen. Es ist daher wichtig, Ihre Gefühle genau wahrzunehmen und diese benennen zu können. Das bildet die Basis für einen adäquaten Umgang mit Gefühlen.

Wir werden uns Ihre Gefühle nun detaillierter anschauen.

Betrachten Sie die nachfolgende Gefühlsliste und wählen Sie drei verschiedene Emotionen aus. Es können Gefühle sein, die Sie gerade ansprechen, oder solche, die Sie schon lange nicht mehr wahrgenommen haben. Sie entscheiden.

- ▶ Können Sie ein Beispiel geben, wann Sie sich das letzte Mal so gefühlt haben oder wann ein:e Freund:in oder ein:e Bekannte:r sich so gefühlt hat?
- ▶ Können Sie versuchen zu beschreiben, was genau passiert ist, als Sie sich so gefühlt haben?
- ▶ Beantworten Sie die letzten Fragen auch für die anderen Gefühle, die Sie ausgesucht haben, und versuchen Sie zu beschreiben, wie sich Ihr Partner bzw. Ihre Partnerin oder Freund / Freundin verhalten und denken würde, wenn er / sie sich so fühlt?

neidisch
hasserfüllt
sauer
rachsüchtig
deprimiert
wütend
ärgerlich
ängstlich
vorsichtig
angespannt
eingeschüchtert
besorgt
misstrauisch
nervös
mutlos
zerbrechlich
verletzlich
panisch
stolz
glücklich
interessiert
begeistert
lebenslustig
stark
aufgewühlt
abgelehnt
feindselig
traurig

unbekümmert
abgewertet
missmutig
locker
hoffnungsvoll
vergnügt
zufrieden
hingerissen
hocherfreut
inspiriert
unbeschwert
euphorisch
unternehmungslustig
aktiv
schockiert
erschrocken
dankbar
erfreut
neugierig
überwältigt
sprachlos
ohnmächtig
verblüfft
überfordert
depressiv
weinerlich
einsam
betrübt

beeindruckt
befriedigt
verzaubert
verwirrt
fasziniert
angeekelt
scheußlich
skeptisch
mutig
taktlos
widerwärtig
irritiert
alarmiert
unbehaglich
schuldig
verstört
beschämt
argwöhnisch
leer
mürrisch
eifersüchtig
gleichgültig
aggressiv
genervt
resigniert
verzweifelt
unglücklich
verliebt

Meine Gefühle

enttäuscht
verletzt
abgehängt
abwesend
albern
fassungslos
gedemütigt
lustlos
melancholisch
heiter
orientierungslos
schläfrig
unterlegen
zerstreut
überlegen
aufgeregt
nutzlos
beschützt
eingeengt
erfüllt
unwohl
verkrampft
entspannt
ausgeschlossen
beschwingt
empört
gewürdigt
angestrengt
hin- und hergerissen
gestresst
betäubt
erleichtert
zappelig
frei
verstimmt
ausgenutzt
wild
behaglich
energiegeladen
beobachtet
zerrissen

frustriert
hoffnungslos
abhängig
ahnungslos
antriebslos
furchtlos
jämmerlich
lebendig
motiviert
leicht
perplex
schutzlos
verbittert
verraten
aufgekratzt
verrückt
entschlossen
dünnhäutig
geborgen
selig
träge
behütet
streitlustig
verlegen
durcheinander
mächtig
zugehörig
bestürzt
belustigt
geliebt
mitgenommen
gelangweilt
zerknirscht
gerädert
enthemmt
geehrt
bedroht
ruhig
erstaunt
gelöst
beflügelt

verbunden
zugeneigt
angezogen
berührt
leidenschaftlich
fröhlich
klar
hektisch
sicher
kraftlos
rastlos
unausgeglichen
nachdenklich
schlaff
ausgeruht
zuversichtlich
schwach
belastet
scheu
respektiert
gereizt
teilnahmslos
überrumpelt
betrogen
agil
chancenlos
geladen
beklommen
elektrisiert
zornig
aufgebraucht
begierig
ausgeliefert
ertappt
überdrüssig
handlungsunfähig
befangen
entlastet
wehmütig
ausgelassen
unverstanden

Positive Aspekte von Gefühlen

Es gibt Gefühle, die wir lieber wahrnehmen als andere. Das ist ganz normal. Niemand fühlt sich gerne traurig, wütend oder ängstlich. Doch auch diese Emotionen haben ihre Daseinsberechtigung. Es ist daher wichtig zu überlegen, warum solche negativ empfundenen Gefühle überhaupt existieren und welche Vorteile sie uns bringen. Das hilft uns dabei, diese Gefühle nicht zu vermeiden oder zu unterdrücken, sondern sie zuzulassen. Das wiederum führt dazu, dass wir einen guten Umgang mit diesen Emotionen finden.

Überlegen Sie daher einmal in Ruhe, welche guten Seiten Ihre schwierigen Gefühle haben können. Haben Sie Ihnen vielleicht schon einmal bei etwas geholfen?

WUT: Kann Ihnen Kraft geben, für etwas einzutreten.
Was macht Ihre Wut für Sie?

....

....

....

....

NEID: Kann Ihnen helfen, nach etwas zu streben.
Wann hat es Ihnen geholfen, neidisch zu sein?

....

....

....

....

SCHULD: Kann Ihnen helfen, Ihr Verhalten zu verändern.
Wie hat es Ihnen geholfen, sich schuldig zu fühlen?

....

....

....

....

Positive Aspekte von Gefühlen

ANGST: Kann Ihnen helfen, sich zu schützen.
Wie hat Angst Ihnen einmal geholfen?

....

....

....

....

SCHAM: Kann Ihnen helfen, in Zukunft mehr auf diejenigen zu achten, die Sie lieben.
Hat Scham Ihnen einmal geholfen?

....

....

....

....

TRAURIGKEIT: Kann Ihnen helfen, weiterzumachen.
Wie hat Ihnen Traurigkeit geholfen?

....

....

....

....

ENTTÄUSCHUNG: Hilft Ihnen, realistischer in Ihren Erwartungen an andere und sich selbst zu sein.
Wann hat Ihnen Ihre Enttäuschung einmal geholfen?

....

....

....

....

Primäre und sekundäre Gefühle

Oftmals empfinden wir im ersten Augenblick ein bestimmtes Gefühl und verhalten uns dann ganz anders, also nicht diesem Gefühl entsprechend. Wie kann das sein?

Dazwischen schaltet sich häufig noch ein weiteres Gefühl, das **Sekundärgefühl**, das wir viel präsenter wahrnehmen. Das Gefühl, das eigentlich zuerst aufkam, gerät schnell in Vergessenheit.

Dieses erste Gefühl wird **Primärgefühl** genannt und basiert auf menschlichen Grundbedürfnissen. Primäre Gefühle bedürfen keiner tiefergehenden kognitiven, also gedanklichen Verarbeitung. Primärgefühle treten spontan und adäquat auf einen auslösenden Reiz auf und lösen meist einen sofortigen Handlungsimpuls aus. Ist das Bedürfnis gestillt, so ist auch das Primärgefühl rasch vorbei.

Wir Menschen sind jedoch »Lerntiere«. Wir machen kontinuierlich Erfahrungen, wie unsere Umwelt auf uns reagiert und umgekehrt. Dadurch sind wir gewissen äußeren und inneren Regeln unterworfen. Zum Beispiel haben wir im Laufe unseres Lebens gelernt, dass wir eher einen Preisnachlass bekommen, wenn wir uns der anderen Person gegenüber freundlich verhalten, obwohl man sich womöglich sehr darüber ärgert, dass das gekaufte Oberteil kaputt war. Die gedankliche Bewertung spielt beim sekundären Gefühlssystem somit eine zentrale Rolle. Unsere gezeigten Sekundärgefühle fußen auf der eigenen Biografie und dem eigenen soziokulturellen Hintergrund. Handlungsimpulse, die durch sekundäre Gefühle ausgelöst werden, sind häufig ganz andere als die, die durch primäre Gefühle ausgelöst werden.

Lassen Sie uns ein Beispiel vieler Eltern von sich selbst schädigenden Jugendlichen anschauen.

Beispiel

Ihr Sohn ist auf einer Party. Eigentlich wissen Sie, wo er sich aufhält, dennoch werden Sie unruhig und sorgen sich, da es schon viel später ist als sonst. Auch über sein Smartphone ist er nicht zu erreichen. Endlich hören Sie, wie die Tür aufgeht. Ihr Sohn taumelt betrunken in die Wohnung, Sie sehen Schnittverletzungen an seinem Arm. Er sagt, alles sei in Ordnung, und möchte in Richtung Bad laufen. Sie versperren ihm den Weg und schreien Ihr Kind an: »Wo zur Hölle warst du und was soll schon wieder das ganze Blut überall? Mit deinem Verhalten weckst du wieder mal alle anderen auf. Du weißt doch, dass dein Vater morgen früh raus muss.« Es entwickelt sich eine hitzige Diskussion, die in einem lauten Türknall endet.

Versuchen Sie, sich einmal in das Elternteil hineinzuversetzen. Die gezeigte Reaktion und das darauffolgende Verhalten basieren auf dem Gefühl Wut. Das Primärgefühl ist jedoch Angst und Besorgnis um das Kind. Wie hätte ein Handlungsimpuls hierauf aussehen können? Was wären entsprechende Konsequenzen?

Automatische negative Gedanken

Erleben wir eine bestimmte Situation, scheint diese blitzschnell ein Gefühl auszulösen. Dazwischen geschaltet sind jedoch Gedanken und Bewertungen. Bestimmte Bewertungen nehmen wir so häufig vor, dass die Gedanken wie automatisiert auftreten. Sie erscheinen so schnell, dass wir sie gar nicht mehr bewusst wahrnehmen. Daher tragen sie auch den Namen »Automatische Gedanken«. Oftmals sind diese Gedanken eher negativ gefärbt und führen somit auch zu eher negativen Gefühlen. Meist nehmen wir gar nicht mehr wahr, dass wir die Möglichkeit haben, auch anders über die Situation zu denken, da der Automatismus der Gedanken viel zu groß geworden ist.

In dieser Übung geht es darum zu überprüfen, wie Sie eine bestimmte Situation bewerten. Beobachten Sie hierbei Ihren ersten Impuls und überlegen Sie in einem zweiten Schritt, wie Sie vielleicht noch über die Situation denken könnten und wie sich dieser alternative Gedanke auf Ihr Verhalten und Ihr Gefühl auswirken könnte. Vielleicht fallen Ihnen mehrere Möglichkeiten ein.

(1) Sie sitzen mit einem Arbeitskollegen in der Mittagspause zusammen, als Ihr Chef vorbeikommt und zu Ihnen sagt: »Bitte kommen Sie nachher so schnell wie möglich zu mir ins Büro.«
Wie könnten Sie reagieren?

Gefühl (z. B. »Ich fühle mich ängstlich.«)

....

....

....

Körper (z. B. »Meine Hände zittern leicht.«)

....

....

....

Verhalten (z. B. »Ich beende meine Pause sofort.«)

....

....

....

Automatische negative Gedanken

Welche automatischen Gedanken könnten Sie haben (z. B. »Ich werde Ärger bekommen«)?

...

...

...

(2) Der Klassenlehrer Ihrer Tochter spricht Ihnen auf den Anrufbeantworter und sagt: »Frau XY / Herr XY, wir müssen über Ihre Tochter sprechen, bitte vereinbaren Sie einen Termin über das Sekretariat.«
Wie könnten Sie reagieren?

Gefühl (z. B. »Ich ärgere mich über meine Tochter.«)

...

...

...

Körper (z. B. »Mein Herz schlägt schneller.«)

...

...

...

Verhalten (z. B. »Ich rufe meinen Mann an und beschwere mich.«)

...

...

...

Welche automatischen Gedanken könnten Sie haben? (z. B. »Er hat bestimmt ihre Narbe am Arm gesehen und denkt, wir kümmern uns nicht gut genug als Eltern.«)

...

...

...

Gedanken, Gefühle und Verhalten

Um den Teufelskreis automatischer Gedanken zu durchbrechen, ist es wichtig, Situationen genau zu analysieren. Nur so können Sie alternative Bewertungen einer Situation und somit alternative Gedanken etablieren, die wiederum zu alternativen Konsequenzen führen. Betrachten Sie hier eine problematische Situation mit Ihrem Kind, die Sie besser verstehen möchten, ganz genau. Beschreiben Sie, was Sie in dieser Situation gedacht, gefühlt und getan haben.

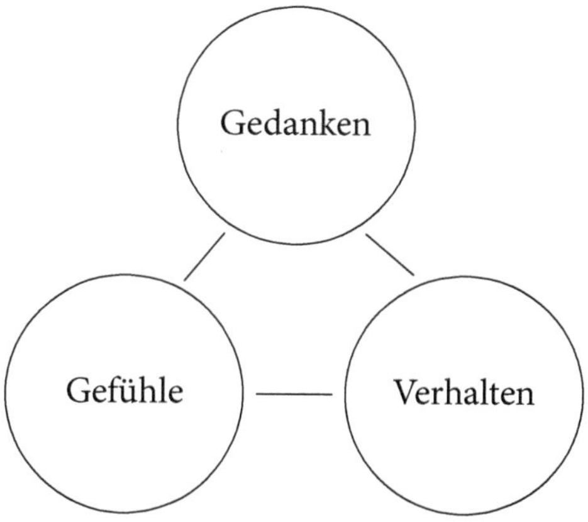

Meine Situation

Beispiel: »Ich habe gesehen, wie mein Sohn vor der Schule mit einer Gruppe von Jugendlichen zusammen war und rauchte, obwohl der Unterricht schon angefangen hatte. Außerdem hatten wir besprochen, dass diese Jugendlichen kein guter Umgang für ihn sind.«

Was haben Sie gedacht?

Beispiel: »Das gibt es doch nicht. Mal wieder widersetzt er sich und hält sich nicht an Absprachen. Ich habe versagt.«

Was haben Sie gefühlt?

Beispiel: Enttäuschung, Ärger, Wut

Gedanken, Gefühle und Verhalten

Wie haben Sie sich verhalten?
Beispiel: »Ich bin ausgestiegen und habe ihn vor allen zur Rede gestellt.«

....

....

....

Die Alternative
Bleiben Sie bei der beschriebenen Situation. Überlegen Sie jedoch nun anhand der folgenden Fragen, was Sie alternativ hätten denken und tun können und welchen Einfluss dies auf Ihre Gefühle gehabt hätte.

Was hätten Sie in dieser Situation alternativ denken können?
Beispiel: »Ich finde es zwar nicht gut, dass er sich nicht an unsere Absprachen hält, weiß aber, dass ihm diese Freunde wichtig sind.«

....

....

....

Wie hätten Sie sich in dieser Situation alternativ verhalten können?
Beispiel: »Ich hätte tief durchatmen und nach Hause fahren können. Das Gespräch mit meinem Sohn hätte ich dann am Nachmittag gesucht.«

....

....

....

Zu welchen Gefühlen hätten diese alternativen Gedanken und Verhaltensweisen geführt?
Beispiel: Verständnis

....

....

....

Denkfallen

Vielleicht haben Sie schon einmal den Ausdruck »Die Welt durch die rosarote Brille sehen« gehört, um jemanden zu beschreiben, der immer eine hoffnungsvolle Sicht auf die Dinge hat, auch wenn sie schlecht sind. Diese Art zu denken ist unrealistisch und damit eine Denkfalle. Diese Person sieht die Situation nur von einem Standpunkt aus und bemerkt die negativen Seiten nicht. In Denkfallen zu denken ist keine hilfreiche Art zu denken. Jeder tappt einmal in Denkfallen. Wenn sie jedoch regelmäßig auftreten, können sie Ihr Verhalten beeinflussen und dazu bringen, sich schlecht zu fühlen. Es gibt fünf Hauptformen, die Sie kennen sollten:

(1) Schwarz-Weiß-Denken
Die Dinge als »Alles oder Nichts« sehen.
Beispiel: Jemand, der Dinge entweder als wunderbar oder als fürchterlich ansieht, entweder als totalen Erfolg oder Versagen, ohne etwas dazwischen gelten zu lassen.

(2) Voreilige Schlüsse ziehen
Sie haben das Gefühl zu wissen, was jemand anderes denkt oder fühlt (»Gedanken lesen«), oder zu wissen, was passieren wird (»Wahrsagerei«).
Beispiel: Nicht zum Elternabend gehen, weil Sie denken, dass die anderen Eltern Sie nicht für erziehungskompetent halten, da Sie zuletzt ein anderes Elternteil »komisch« angeschaut hat.

(3) Übergeneralisieren
Die Dinge übertreiben. In diese Denkfalle tappen Sie oft, wenn die Worte »immer«, »niemals«, »alle« oder »niemand« in Ihren Gedanken auftauchen.
Beispiel: Sie haben einen Konflikt mit Ihrem Kind um das Thema Schule und denken: »Mein Kind wird nie das tun, was ich sage. Alle anderen Mütter / Väter sind besser als ich.«

(4) Sollen und Müssen
Sie machen Ihnen das Leben schwer! »Ich muss es besser machen«, »Ich sollte besser sein«, »Ich hätte es wissen müssen«. Sie treten oft mit Übergeneralisierungen auf, wie z. B. »Ich sollte immer …«.
Beispiel: »Ich sollte mein Kind dringend besser im Auge behalten, damit es sich nicht mehr selbst verletzt!«

(5) Sich selbst die Schuld geben
Wenn Sie sich für etwas verantwortlich fühlen, für das Sie nichts können und das außerhalb Ihrer Kontrolle liegt.
Beispiel: »Es ist meine Schuld, dass mein Kind sich selbst verletzt«, »Meine Eltern haben sich damals getrennt, weil ich ein schlechtes Kind war. Jetzt wiederholt sich alles bei meiner Familie.«

Gedanken herausfordern

Insbesondere unsere automatischen Gedanken führen häufig dazu, dass wir uns schlecht fühlen. Diese Gedanken treten meist so schnell auf, dass wir sie gar nicht bewusst wahrnehmen, sondern der Eindruck entsteht, die Situation würde unser schlechtes Gefühl direkt auslösen. Dem ist jedoch nicht so. Eine Situation löst niemals direkt ein Gefühl aus, dazwischen geschaltet befinden sich immer Gedanken und Bewertungen der Situation, die zu dem nachfolgenden Gefühl führen. Diese Gedanken und Bewertungen können wir identifizieren und verändern, um somit unser resultierendes Gefühl zu verändern. Es geht daher darum, unsere Gedanken herauszufordern.

Wählen Sie eine Situation aus, in der Sie sich nicht gut gefühlt haben, und beantworten Sie die untenstehenden Fragen. Die Fragen helfen Ihnen, die Situation realistisch und genau einzuschätzen. Vielleicht fühlen Sie sich danach schon besser.

Situation (z. B. »Mein Kind ist heute nicht zur Therapie gegangen, ohne mir Bescheid zu geben.«)

....

....

....

Was haben Sie gefühlt (z. B. »Ich war enttäuscht«)?

....

....

....

Welche Gedanken hatten Sie (z. B. »Und wieder einmal bringen unsere Mühen nichts«)?

....

....

....

Wie sehr haben Sie diesem Gedanken geglaubt (0–100 %)? (z. B. 60 %)

....

Welche Gedanken unterstützen Ihren Glauben an diese Gedanken (z. B. »Die vorhergehende Therapie haben wir auch schon nach vier Sitzungen abbrechen müssen, weil sich nichts verändert hat.«)?

....

....

Gedanken herausfordern

Welche Beweise stellen Ihre Gedanken infrage (z. B. »Mein Kind hat viel Positives von der Therapeutin berichtet und dass es sich unterstützt fühlt«)?

....

....

....

Können Sie Denkfallen entdecken (z. B. »Voreilige Schlüsse ziehen«)?

....

....

....

Wie sehr glauben Sie Ihrem Gedanken jetzt (0–100 %)? (z. B. 40 %)

....

Mögliche Denkalternativen (z. B. »Bestimmt ging es meinem Kind körperlich nicht gut, schließlich war die Grippe noch nicht ganz auskuriert«)?

....

....

....

Wie bewerten Sie Ihre Gefühle jetzt (z. B. »Jetzt fühle ich mich besser und finde, dass mein Kind selbstfürsorglich war«)?

....

....

....

AB 70 • E

Positive Aktivitäten

Unser Verhalten hat einen großen Einfluss auf unsere Gedanken und Gefühle. Daher ist es wichtig, diese durch angenehme Aktivitäten positiv zu beeinflussen. Dies gelingt, indem Sie ganz bewusst solche angenehmen Aktivitäten in Ihren Alltag einplanen. Wählen Sie für jeden Wochentag eine positive Aktivität aus. Mindestens an einem Tag der Woche sollten Sie gemeinsam mit Ihrem Kind eine positive Aktivität (z. B. ins Kino gehen, einen Film schauen, einen Kaffee trinken, einkaufen gehen …) planen und unternehmen.

Versuchen Sie einzuschätzen, wie Ihre Stimmung vor und nach der angenehmen Aktivität war (0 = extrem schlecht, 10 = sehr gut).

Tag	Aktivität	Stimmung vorher	Stimmung nachher
Montag			
Dienstag			
Mittwoch			
Donnerstag			
Freitag			
Samstag			
Sonntag			

Verstärkerprinzipien

Unser Verhalten wird stark davon beeinflusst, welche Konsequenzen darauf folgen. Das bedeutet, dass wir aus den Folgen unseres Verhaltens lernen. Bei Ihrem Kind funktioniert das gleichermaßen. Sie können versuchen, das Verhalten Ihres Kindes auf verschiedene Weisen zu beeinflussen. Grundsätzlich sind alle Lernprinzipien wirksam, erfolgen sie direkt auf ein Verhalten. Dennoch sollten Sie versuchen, eher erwünschtes Verhalten zu verstärken als unerwünschtes jedes Mal zu bestrafen. Denn dies kann dazu führen, dass Ihr Kind sich gemerkt hat: »Es ist egal, was ich tue, ich werde sowieso bestraft.«

Belohnung

Wenn die Folgen des Verhaltens angenehm sind, wird Ihr Kind es öfter auf diese Art und Weise versuchen.

Nehmen wir das Beispiel der Selbstverletzung: Das Kind hat gelernt: Wenn ich mich selbst verletze, verbringen meine Eltern am Wochenende viel Zeit mit mir. Das heißt, es erhält positive Verstärkung.

Sie als Eltern haben womöglich durch dieses Verhalten gelernt, dass Sie auf diese Weise Konflikte mit Ihrem Kind vermeiden können. Das bedeutet, dass Sie eine negative Verstärkung erhalten. Etwas Unliebsames oder Negatives hört auf oder tritt erst gar nicht ein.

Bestrafung

Wenn auf ein gezeigtes Verhalten eine unangenehme Konsequenz erfolgt, ist die Wahrscheinlichkeit sehr groß, dass das Verhalten nicht mehr gezeigt wird.

Beispiel: Sie bitten eine Freundin, Ihnen bei Ihrem Umzug zu helfen. Diese macht eine blöde Bemerkung und fragt Sie: »Hast du etwa keinen Partner, der dir da helfen kann?« Vermutlich werden Sie beim nächsten Problem diese Freundin eher nicht mehr um Hilfe bitten.

Löschung

Wenn auf ein gezeigtes Verhalten plötzlich keine positiven Konsequenzen mehr folgen, werden Sie es vermutlich noch einige Male versuchen, es dann aber irgendwann sein lassen. Vielleicht kennen Sie das von früher, wenn Ihr Kind an der Supermarktkasse quengelte, weil es etwas Süßes wollte. Wenn Sie jedes Mal standhaft geblieben sind, hat Ihr Kind wahrscheinlich kurzfristig mehr protestiert und geschrien, aber irgendwann damit aufgehört.

Shaping (Verhaltensformung)

Bei diesem Prinzip wird durch Belohnung ein bestimmtes, mehrschrittiges oder komplexes Verhalten zu »formen« versucht, indem zunächst Einzelschritte in Richtung des Zielverhaltens verstärkt werden und zum Schluss nur noch das Zielverhalten selbst verstärkt wird.

Dieses Prinzip haben Sie als Elternteil womöglich angewandt, als Sie Ihrem Kind beibrachten, sich die Schuhe eigenständig zu binden. Zunächst haben Sie es dafür gelobt, dass es die Schnürsenkel in die Hand nahm, dann, dass es eine Schleife binden konnte, und zuletzt wurde nur noch die fertige Schleife gelobt.

Probleme lösen

Um Stress durch die Anhäufung von Problemen zu vermeiden, ist es wichtig, die eigenen Probleme regelmäßig anzugehen. Manchmal fällt uns das sehr schwer, da wir gar nicht wissen, wo wir anfangen sollen. Die nachfolgende Anleitung zeigt Ihnen daher, wie Sie konkret vorgehen können.

Überlegen Sie, welches Problem Sie aktuell belastet, und versuchen Sie, dieses Problem im Folgenden Schritt für Schritt zu bearbeiten.

Schritt 1: Bezeichnen Sie das Problem (z. B. »Ich möchte, dass meine Partnerin / mein Partner mich mehr bei der Erziehung unterstützt, aber sie / er zieht sich mehr und mehr zurück«).

....

....

....

Schritt 2: Listen Sie alle möglichen Lösungen auf (z. B. »(1) das Gespräch mit ihr / ihm suchen, (2) mit einer Trennung drohen, (3) sich tatsächlich trennen …).

....

....

....

Schritt 3: Diskutieren Sie jede mögliche Lösung (z. B. »(3) Pro: Wenn ich mich trenne, hören diese ständigen Diskussionen auf, die unseren Alltag so belasten, (3) Kontra: Wenn ich es tue, werden die Kinder sehr leiden, und das möchte ich nicht …«).

....

....

....

Schritt 4: Wählen Sie die beste Lösung oder Kombination aus Lösungen (z. B. (1) und (4) sind die besten Lösungen).

....

....

....

Probleme lösen

Schritt 5: Planen Sie, wie Sie die Lösung am besten in die Tat umsetzen können. Denken Sie darüber nach, welche Hilfe Sie dabei eventuell benötigen (z. B. »Am besten thematisiere ich meinen Wunsch am Wochenende, wenn sie / er nicht so gestresst von der Arbeit ist«).

....

....

....

Schritt 6: Überlegen Sie, wie es geht. Welche Hindernisse könnten auftreten? Wie könnten Sie diese beseitigen? Was ist ein Plan B?

Tipp: Wenn Ihr Plan funktioniert und Ihr Problem löst, toll! Aber wenn nicht, denken Sie daran, dass es noch viele andere Optionen gibt, die Sie ausprobieren könnten (z. B. »Am Wochenende kamen spontan Freunde zu Besuch, daher habe ich einen ruhigen Abend unter der Woche abgewartet …«).

....

....

....

AB 72 • E

Selbstbehauptung

Wenn wir uns nicht gut durchsetzen können, geraten wir häufig in Situationen, die uns überfordern oder belasten. Wir gehen vielleicht Kompromisse ein, die sich nicht gut anfühlen, und müssen dann mit den unangenehmen Konsequenzen leben. Dies mündet oft in Stress und Belastungen, die uns den Alltag zusätzlich erschweren. Daher ist es sinnvoll, sich in Sachen Selbstbehauptung zu üben. Mit dieser Kompetenz können Sie auch für Ihr Kind eine Vorbildfunktion einnehmen.

Fallen Ihnen Beispiele von Situationen ein, in denen Sie nicht so selbstbewusst oder konsequent gewesen sind, wie Sie es gerne gewesen wären?

....

....

Was ist danach passiert? Wie haben Sie sich gefühlt? Was haben Sie getan?

....

....

Was hätten Sie gerne getan oder gesagt?

....

....

Denken Sie an jemanden, den Sie für sehr kompetent und durchsetzungsfähig erachten. Wie würde diese Person reagieren?

....

....

Tipp • Tipps zum selbstsicheren Auftreten

- Vorbereitung: Beschreiben Sie die Situation oder das Problem, anstatt sich auf andere Personen oder ihre Taten zu konzentrieren. Versuchen Sie dabei, so genau wie möglich zu sein.
- Gefühl: Erklären Sie, wie Sie sich mit der Situation oder dem Problem fühlen.
- Bedürfnis: Äußern Sie Ihre Bedürfnisse und was Sie ändern wollen.

Achtsamkeit

Definition

Achtsamkeit bedeutet, sich mit seiner Aufmerksamkeit im Hier und Jetzt zu befinden.

Häufig sind wir mit unseren Gedanken gar nicht bei dem, was wir gerade tun, sondern ganz woanders. Bestimmt kennen Sie die Situation: Sie fahren morgens mit dem Auto zur Arbeit und fragen sich, wenn Sie auf den Parkplatz einfahren, wie Sie eigentlich hergekommen sind. Vermutlich waren Sie auf dem Weg in Gedanken versunken. Vielleicht haben Sie überlegt, was Sie heute Abend kochen möchten, an einen Streit mit Ihrem Partner gedacht oder auch an einen anstehenden Urlaub.

Diese Fähigkeit unterscheidet den Menschen von allen anderen Lebewesen: Wir können vorausplanen und in die Vergangenheit blicken. Und das ist eine sehr wichtige Eigenschaft. Nur manchmal passiert es, dass es uns schwerfällt, in der Gegenwart zu sein und mitzubekommen, wie es uns und anderen eigentlich geht.

Wir sind im **Autopilot** unterwegs.

Achtsamkeit meint nun, die Aufmerksamkeit gezielt zu richten. Das kann bezogen sein auf äußere, aber auch innere Zustände. Eine Voraussetzung, um etwas an unserer Gefühls- und Gedankenwelt zu verändern, besteht darin, diese erst einmal aktiv wahrzunehmen.

Hierbei können wir verschiedene Zustände unterscheiden. Manchmal befinden wir uns in einem sehr emotionalen, also **gefühlsbezogenen Zustand**. Hier werden wir von unseren Gefühlen geleitet. In diesem Zustand ist es nur schwer möglich, rational über Dinge nachzudenken. Auch Handlungen basieren auf Gefühlen und so geschieht es, dass wir manchmal überreagieren – das klare Denken ist erschwert.

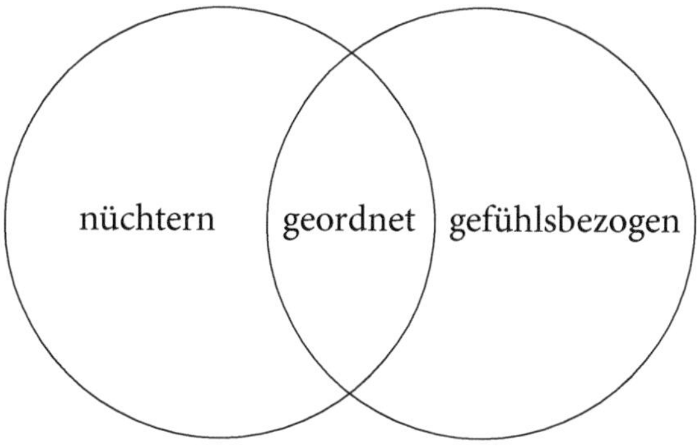

Befinden wir uns hingegen in einem **nüchternen Zustand**, sind wir gut in der Lage, logisch zu denken. Unsere Handlungen sind ruhig und vernünftig – in diesem Zustand ist klares Denken möglich. Die Gefühle treten in den Hintergrund.

Der **geordnete Zustand** vereint nun die Vorteile des nüchternen und gefühlsbezogenen Zustands. Eigene Gefühle können erkannt werden, wir sind aber gleichzeitig in der Lage, vernünftig zu denken – sowohl klares Denken als auch Fühlen ist möglich. In diesem Zustand können wir hilfreiche Entscheidungen treffen.

Achtsamkeit kann also dazu führen, dass wir den nüchternen und gefühlsbezogenen Zustand ausbalancieren, um den geordneten Zustand herzustellen.

Denn sowohl Gefühle als auch vernünftiges, nüchternes Denken sind wichtig, um gute Entscheidungen treffen zu können. Keiner der beiden Zustände sollte ständig die alleinige Kontrolle übernehmen.

AB 73 • E

In den geordneten Gemütszustand übergehen

Es benötigt Übung, in den geordneten Gemütszustand überzugehen. Probieren Sie die nachfolgenden Vorschläge einmal aus.

Schritt 1: Beobachten

- Das bedeutet, Dinge oder Vorgänge (egal ob im Äußeren oder Inneren) ausschließlich zu beobachten, ohne diese zu beschreiben oder zu benennen.
- Betrachten Sie, was Ihnen in diesem Moment durch den Kopf geht – stellen Sie sich vor, der Moment ist eingefroren.

Schritt 2: Beschreiben

- Das bedeutet, Worte zu benutzen, die das abbilden, was man sieht.
- Nachdem Sie beobachtet haben, was Ihnen gerade durch den Kopf geht, beschreiben Sie es so genau wie möglich.
- Verzichten Sie dabei auf Bewertungen (z. B. »blöd«, »dumm«, »hässlich«, »gut«).

Tipp

- Versuchen Sie das, was passiert, nicht zu bewerten. Es ist weder gut noch schlecht.
- Konzentrieren Sie sich nur auf eine Sache.
- Kommen Gedanken oder Sorgen auf, die Sie ablenken, lassen Sie diese vorbeiziehen und lenken Sie Ihre Aufmerksamkeit erneut aktiv.

Beobachten

- Erfahren Sie, wie es ist, Ihre Hand auf eine kühle Oberfläche zu legen (z. B. auf einen Tisch oder eine Steinplatte).
- Stellen Sie sich vor, Ihr Verstand sei ein Fließband, auf welchem Ihre Gedanken und Gefühle entlanglaufen. Legen Sie jeden Gedanken und jedes Gefühl in eine Kiste neben dem Fließband.
- Streichen Sie über Ihre Oberlippe. Achten Sie darauf, wie lange es dauert, bis Sie Ihre Lippe nicht mehr spüren.
- Essen Sie achtsam: Was spüren, was empfinden, was schmecken Sie?
- Hören Sie Musik und beobachten Sie entstehende Gedanken und Gefühle.

Beschreiben

- Versuchen Sie, ein paar Situationen zu beschreiben. Notieren Sie ggf., was Ihnen in den Sinn kommt.
- Wenn Sie z. B. Streit haben, versuchen Sie, achtsam zu sein und zu beobachten: Was haben Sie gesehen, gehört, gefühlt und gedacht?
- Dasselbe können Sie tun, wenn Ihnen etwas Lustiges bzw. Schönes widerfährt.

Skills

Unter Skills versteht man gedankliche, emotionale und handlungsbezogene Reaktionen, die sowohl kurz- als auch langfristig zu einem Maximum an positiven und einem Minimum an negativen Ergebnissen führen. Das bedeutet, einfach ausgedrückt, dass jedes Verhalten, das in einer schwierigen Situation kurzfristig wirksam und hilfreich ist und dabei langfristig nicht schadet, einen Skill darstellt. Das heißt aber auch, dass das Trinken von Alkohol bei Stress kein Skill wäre, da der Alkohol dem Körper (langfristig) schadet.

Nachfolgend aufgeführt finden Sie verschiedene Skills, die durch Ihr Kind angewandt werden können, wenn es eine sehr hohe Anspannung verspürt. Dabei sollen Skills helfen, diese Anspannung zeitlich zu überdauern und etwas zu reduzieren, bis die Jugendlichen wieder klar denken können.

Aufgeführt werden hierbei Skills, um sich zu beruhigen.

> **Wichtig**
>
> Denken Sie daran: Skills sind kurzfristig hilfreich und langfristig nicht schädlich. Eine Zigarette zu rauchen ist demnach kein Skill!

Dinge zum Anschauen

- schöne Blumen
- Sterne
- Kunstgalerie
- Museum
- Bilder im Internet
- Tanzaufführung
- Ballett
- Film
- Kerzenschein
- …

Dinge zum Hören

- ruhige, entspannende Musik
- laute Musik
- ein Instrument spielen
- Vogelgezwitscher
- ein Lied singen
- auf die Umgebungsgeräusche achten
- …

Skills

Dinge zum Riechen

- eine Duftkerze anzünden
- Gerüche der Natur wahrnehmen: im Wald, auf einer Blumenwiese
- den Duft ätherischer Öle wahrnehmen
- Parfüm verwenden
- Kekse, Kuchen etc. backen
- …

Dinge zum Schmecken

- Kaugummi kauen
- einen Kaffee oder Tee trinken
- Eis essen
- Lieblingsessen essen
- …

Dinge zum Anfassen

- ein Haustier streicheln
- ein weiches Kissen berühren
- jemanden umarmen
- in ein gemütliches Sofa sinken
- sich lange kämmen
- sich mit einem Igelball massieren
- …

AB 74 • E

Notfallkoffer

Rückfälle sind nicht ausgeschlossen. An dieser Stelle ergibt es Sinn, sich mögliche schwierige Situationen in der Zukunft vorzustellen, um bereits vorab Handlungsalternativen zu entwickeln. Vielleicht wissen Sie bereits, dass eine schwierige Phase ansteht (Schulwechsel, eine Trennung von Ihrem Partner / Ihrer Partnerin etc.).

Überlegen Sie in einem ersten Schritt, in welchen Situationen es möglicherweise zu Rückfällen kommen kann.

Beispiel: »Beim nächsten Konflikt mit meinem Kind«

....

....

....

In einem zweiten Schritt sollen nun hilfreiche Techniken rekapituliert werden, um im Falle einer Krise reagieren zu können. Erstellen Sie sich einen individuellen Notfallkoffer: Was können Sie tun, wenn sich Ihr Kind erneut selbst verletzt?

Bleiben Sie realistisch. Welche Handlungsmöglichkeiten können Sie sich tatsächlich vorstellen bzw. haben in der Vergangenheit bereits funktioniert? Nicht alle Maßnahmen sind für jeden geeignet.

Und denken Sie bitte daran, dass es nicht darum geht, Ihr Kind von selbstverletzendem Verhalten abzuhalten – das ist unmöglich und nicht Sinn der Sache. Es geht ausschließlich darum, Ihr Kind in einem solchen Fall adäquat zu unterstützen.

Befüllen Sie nun Ihren Koffer!

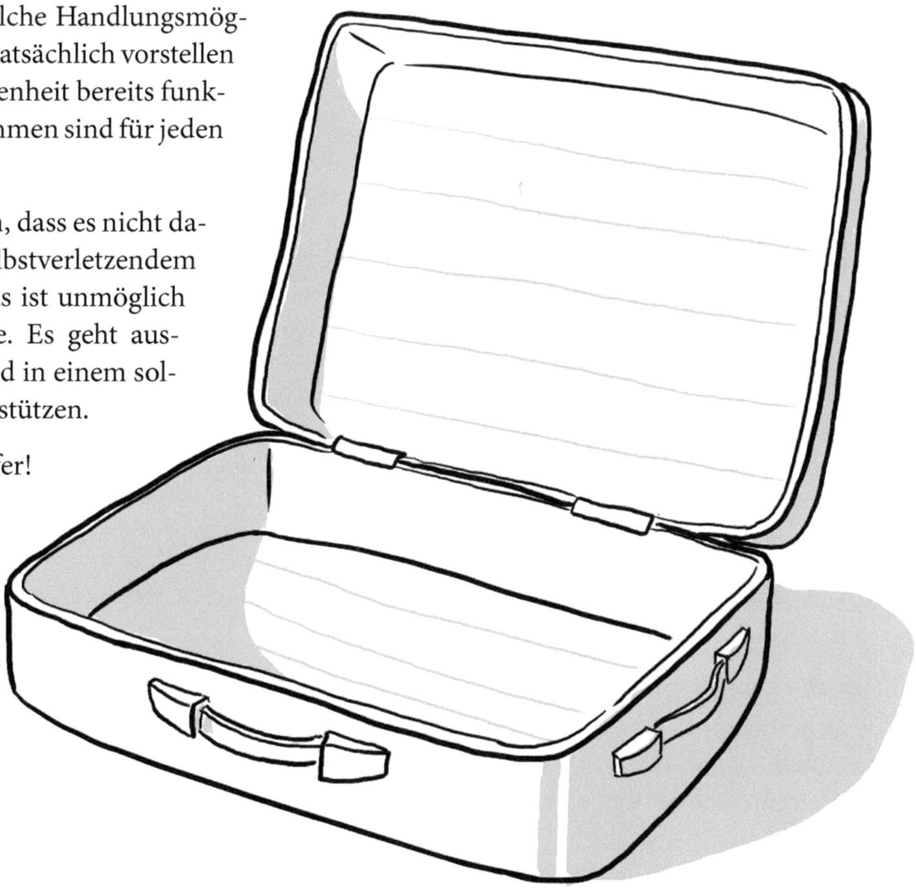

10 Psychohygiene und Selbstfürsorge für Therapeut:innen

Die Arbeit mit sich selbst verletzenden Patient:innen stellt Therapeut:innen immer wieder vor Herausforderungen. Die Konfrontation mit eigenen Ängsten und Ansprüchen ist hierbei besonders zu erwähnen. Daher geht es bei der Behandlung speziell darum, sich als Therapeut:in zu schützen und ein angemessenes Maß an Selbstfürsorge zu praktizieren. Dies geschieht nicht zuletzt auch im Sinne der Patient:innen. Dennoch wird das Thema häufig vermieden, sowohl in der Forschung als auch in der Praxis.

Die dünne Datenlage zeigt jedoch, dass Psychotherapeut:innen durchaus einem gewissen Risiko unterliegen, selbst an depressiven Zuständen, Ängsten, Abhängigkeiten oder Suizidalität zu erkranken (Simpson et al., 2019; Kleespies et al., 2011). Die Annahme, psychotherapeutisch Tätige seien aufgrund ihres Fachwissens oder ihrer Ausbildung gegenüber psychischen Belastungen gefeit, erweist sich somit als falsch. Dennoch erheben viele professionelle Helfer:innen den Anspruch an sich selbst, in diesem Zusammenhang unverwundbar zu sein. Diese Perspektive fördert jedoch die Ignoranz gegenüber möglichen psychischen Krankheitsanzeichen, da diese als Hinweise auf Inkompetenz fehlinterpretiert werden könnten (Jaeggi, 2001, 2019). Somit wird eine Auseinandersetzung mit der Belastungssituation erschwert oder verhindert, was wiederum zu einer Aggravation bestehender Symptome führen kann.

Um eine solche Abwärtsspirale zu verhindern, zielt dieses Kapitel auf die bewusste Betrachtung der eigenen Person sowie die Etablierung einer gelungenen Selbstfürsorge ab.

Arbeits- und Informationsmaterial

INFO 41 Typische Fallen in der Behandlung

Das Informationsblatt gibt eine Übersicht über mögliche Stolpersteine in der Behandlung von sich selbst verletzenden Jugendlichen und jungen Erwachsenen (nach Brüderl et al., 2021).

AB 75 Frustrationen im therapeutischen Prozess

Im Rahmen des Arbeitsblatts wird ein schwieriger Fall hinsichtlich des Erlebens von Therapeut:innen analysiert. In einem finalen Schritt soll ein akzeptierender Umgang hiermit gefunden werden (nach Brüderl et al., 2021).

AB 76 Meine therapeutischen Stärken und Schwächen

Therapeutische Stärken und Schwächen werden beleuchtet und im Kontext konkreter Situationen betrachtet (nach Brüderl et al., 2021).

INFO 42 Selbstfürsorge

Das Thema Selbstfürsorge wird in diesem Rahmen theoretisch eingeführt, mögliche Maßnahmen werden abgeleitet und dargestellt (nach Rehahn-Sommer & Kämmerer, 2020).

AB 77 Meine Selbstfürsorge

Psychotherapeut:innen sehen sich einem vergleichsweise hohen Risiko für Erschöpfungszustände gegenüber, weshalb ein gutes Psychohygiene-Management von großer Bedeutung ist. Insbesondere die Arbeit mit sich selbst verletzenden Patient:innen kann extreme Gefühle von Hilflosigkeit, Wut oder gar Ohnmacht auslösen. Mithilfe der Fragen sollen bereits bestehende selbstfürsorgliche Strategien identifiziert und neue Strategien etabliert werden (nach Brüderl et al., 2021).

AB 78 Protokoll Selbstfürsorge

Ähnlich eines Aktivitätenprotokolls können Therapeut:innen hier die Anwendung selbstfürsorglicher Strategien sowie deren Effekt über eine Woche hinweg protokollieren. Dies soll der Sensibilisierung für die Wichtigkeit der Selbstfürsorge als therapeutisch tätige Person dienen und die Achtsamkeit hinsichtlich der Etablierung und Anwendung selbstfürsorglicher Strategien im Alltag erhöhen.

INFO 41 • T

Typische Fallen in der Behandlung

Versagens- und Unsicherheitserleben
Wenn Ziele in der Therapie nicht schnell genug oder gar nicht erreicht werden, fühlen sich Therapeut:innen häufig schuldig, beschämt oder verunsichert. Auch schwierige Therapiesituationen, wie z. B. Suizidalität oder rezidivierendes selbstverletzendes Verhalten, können ein Gefühl von Versagen auslösen.

Zu hohe Erwartungen
Teilweise werden die Möglichkeiten therapeutischen Handelns überschätzt, zum Teil auch die Möglichkeiten der Patient:innen. Insbesondere in Bezug auf die Behandlung selbstschädigenden Verhaltens ist es wichtig, realistisch zu bleiben. Das selbstverletzende und/oder suizidale Verhalten kann Patient:innen als zentrales Symptom auch im Verlauf der Therapie noch über einen längeren Zeitraum begleiten und muss daher zunächst ausgehalten werden, bis eine Besserung eintritt.

Angst vor starken Emotionen
Ausgeprägte emotionale Zustände bei Patient:innen werden von Therapeut:innen bisweilen als unangenehm oder gar bedrohlich wahrgenommen. Teilweise führt dies zu einer Vermeidung der Arbeit hieran. Jedoch sind starke emotionale Zustände besonders bei Patient:innen mit selbstschädigenden Verhaltensweisen häufig, insbesondere wenn komorbid möglicherweise eine emotional-instabile Persönlichkeitsstörung vom Borderline-Typus vorliegt. Die Arbeit an Emotionen ist daher unabdingbar.

Schwierigkeiten mit Konfrontation und Begrenzung
Die Konfrontation mit dysfunktionalen Verhaltensweisen aufseiten von Patient:innen fällt Therapeut:innen häufig schwer. Meist besteht die Sorge, die therapeutische Beziehung zu belasten oder zu gefährden. Es ist aber von großer Bedeutung, dass Therapeut:innen nicht in eine vermeidende Haltung verfallen, sondern Patient:innen immer wieder konfrontieren und herausfordern, um eine Verhaltensänderung zu erzielen.

Fehlende Abgrenzung und Verantwortungsübernahme
Therapeut:innen übernehmen zu viel Verantwortung für die Veränderung der Patient:innen, setzen sich unter großen Druck und arbeiten in der Folge härter als Patient:innen. Eine Falle, die häufig in der Behandlung selbstschädigender Verhaltensweisen zuschnappt, da eine nachhaltige Verhaltensänderung meist mit großen Herausforderungen verbunden ist.

Frustrationen im therapeutischen Prozess

Schritt 1

Beschreiben Sie einen Fall, in welchem ein Therapiefortschritt kaum oder nur schwer möglich war. Notieren Sie weiterhin, welche Interventionen hilfreich waren und welche Hindernisse (z. B. Rahmenbedingungen) eine Veränderung erschwerten.

Fallbeschreibung:

....

....

....

....

....

Hilfreiche Interventionen bzw. Faktoren:

....

....

....

....

....

Hinderliche Faktoren:

....

....

....

....

....

Frustrationen im therapeutischen Prozess

Schritt 2
Reflektieren Sie im Folgenden Ihre Gedanken und Gefühle zu diesem Fall sowie dessen Verlauf mithilfe der nachfolgenden Fragen:

Welche Gefühle löst dieser Fall in mir aus?

....

....

....

....

Welche Gedanken drängen sich mir in Bezug auf den beschriebenen Fall auf?

....

....

....

....

Welche körperlichen Reaktionen erlebe ich, wenn ich an den beschriebenen Fall denke bzw. diesen schildere?

....

....

....

....

Wie würde ich mich, bezogen auf den geschilderten Fall, am liebsten verhalten?

....

....

....

....

Frustrationen im therapeutischen Prozess

Schritt 3

In einem letzten Schritt geht es darum, die erlebten Frustrationen bezogen auf den geschilderten Fall zu akzeptieren. Formulieren Sie daher Sätze der Akzeptanz für sich, indem Sie die Satzanfänge »Ich akzeptiere, dass …« entsprechend fortführen. Überlegen Sie, welche Gedanken und Gefühle Sie in Bezug auf den beschriebenen Fall akzeptieren möchten.

Beispiel: »Ich akzeptiere, dass ich mich in dieser Behandlung überfordert fühle.«

Ergänzen Sie nun die untenstehenden Satzanfänge. Bilden Sie so viele Sätze, wie Sie möchten.

Ich akzeptiere, dass …

....

....

Ich akzeptiere, dass …

....

....

Ich akzeptiere, dass …

....

....

Ich akzeptiere, dass …

....

....

Ich akzeptiere, dass …

....

....

Meine therapeutischen Stärken und Schwächen

Auch Therapeut:innen tappen manchmal in Denkfallen und erleben sich selbst als nur wenig wirksam. Daher geht es im Folgenden darum, sowohl Stärken als auch Schwächen im therapeutischen Handeln ausgewogen zu betrachten.

Die nachfolgenden Fragen sollen dabei helfen.

Therapeutische Stärken
Erinnern Sie sich an eine bestimmte Situation in Ihrer therapeutischen Arbeit, in der Sie sich als wirksam erlebt haben. Beschreiben Sie hier kurz die Situation.

....

....

....

Was ist Ihnen hierbei besonders gut gelungen?

....

....

....

Auf welche Stärken konnten Sie zurückgreifen?

....

....

....

Wie bewerten Sie Ihre fachliche Kompetenz in dieser Situation?

....

....

....

Meine therapeutischen Stärken und Schwächen

Wie bewerten Sie Ihre Selbstregulationsfähigkeiten in dieser Situation?

....

....

....

Wie bewerten Sie Ihre therapeutische Beziehungsgestaltung in dieser Situation?

....

....

....

Therapeutische Schwächen
Erinnern Sie sich nun an eine bestimmte Situation in Ihrer therapeutischen Arbeit, die Sie als nicht gelungen wahrgenommen haben. Beschreiben Sie hier kurz die Situation.

....

....

....

Was ist Ihnen hierbei nicht gut gelungen?

....

....

....

Auf welche Grenzen oder Schwächen sind Sie gestoßen?

....

....

....

Meine therapeutischen Stärken und Schwächen

Wie bewerten Sie Ihre fachliche Kompetenz in dieser Situation?

....

....

....

Wie bewerten Sie Ihre Selbstregulationsfähigkeiten in dieser Situation?

....

....

....

Wie bewerten Sie Ihre therapeutische Beziehungsgestaltung in dieser Situation?

....

....

....

Was haben Sie aus dieser Situation gelernt? Was würden Sie künftig gerne anders machen?

....

....

....

INFO 42 • T

Selbstfürsorge

Selbstfürsorge – was ist das?

> »Ich verstehe darunter einen liebevollen, wertschätzenden, achtsamen und mitfühlenden Umgang mit mir selbst und das Ernstnehmen meiner Bedürfnisse.«
>
> *Luise Reddemann (2009, S. 565)*

Um eine adäquate Selbstfürsorge etablieren zu können, steht zunächst eine regelhafte Bestandsaufnahme im Sinne einer Stress- bzw. Gesundheitsbilanz im Fokus. Nehmen Sie sich daher Zeit, um sich die folgenden Fragen zu stellen:
- ▶ Wie ist der Status quo?
- ▶ Was raubt mir Energie?
- ▶ Was hilft, meine Energiereserven wieder aufzufüllen?

Maßnahmen zur Selbstfürsorge

- ▶ Bleiben Sie mit sich im Kontakt. Dies funktioniert über Selbstreflexionen, welchen eine achtsame und sich selbst gegenüber mitfühlende Haltung zugrunde liegen sollte.
- ▶ Analysieren Sie regelmäßig die an Sie gestellten Ansprüche, auch Ihre eigenen. Welche Ansprüche begegnen Ihnen im beruflichen, welche im privaten Bereich? Wie fühlen Sie sich mit diesen?
- ▶ Hinterfragen Sie Ihr eigenes Perfektionsstreben kritisch und etablieren Sie Maßnahmen, um diesem entgegenzuwirken.
- ▶ Bilden Sie Strategien im Umgang mit nicht auflösbaren Widersprüchen. Wie können Sie es schaffen, diese gut auszuhalten?
- ▶ Nutzen Sie Techniken zur Abgrenzung und Distanzierung sowie Coping-Strategien gegenüber Stressoren und Risikofaktoren.
- ▶ Erkennen Sie eigene vulnerable Persönlichkeitsmerkmale und etablieren entsprechende Schutzmaßnahmen.
- ▶ Stellen Sie sicher, dass Ihr Privatleben viele Grundbedürfnisse befriedigt und Raum für ausreichend Regeneration bietet.
- ▶ Achten Sie auf eine gute soziale Vernetzung, sowohl beruflich als auch privat.

Ganz konkret

- ▶ Beginnen Sie Ihren Arbeitstag mit einer Achtsamkeitsübung.
- ▶ Bauen Sie auch zwischen den Therapiesitzungen entspannende Aktivitäten bzw. Pausen ein.
- ▶ Setzen Sie Grenzen. Sie müssen keine Therapiestunde in Ihrer Mittagspause anbieten (auch nicht im Notfall!).
- ▶ Beziehen Sie in Ihre psychotherapeutische Arbeit neben der inhaltlichen Ebene und der Beziehungsebene auch die Ebene der Selbstfürsorge mit ein. Rücken Sie während des Patientenkontakts auch Ihre eigene Person sowie Ihre Bedürfnisse, wenn auch nur kurz, in den Fokus.
- ▶ Gestalten Sie Ihre Freizeit: Unternehmen Sie Dinge, die Ihnen Spaß machen und die Sie erholen.
- ▶ Nehmen Sie gegebenenfalls selbst eine Psychotherapie in Anspruch.

Meine Selbstfürsorge

Insbesondere der Beruf Psychotherapeut:in bedarf eines hohen Maßes an Selbstfürsorge, sehen sich Helfer:innen doch tagtäglich leidvollen Erfahrungen der Hilfesuchenden gegenüber. Nicht selten kommt es in der Folge aufseiten von Psychotherapeut:innen zu Erschöpfungszuständen. Daher geht es nun um die Identifikation sowie Etablierung selbstfürsorglicher Strategien. Die nachfolgenden Fragen sollen Ihnen dabei helfen.

Überlegen Sie zunächst, welche konkreten Strategien der Selbstfürsorge Sie bereits anwenden. Denken Sie dabei an den beruflichen, privaten sowie sozialen Bereich.

Welche konkreten selbstfürsorglichen Strategien bestehen bereits im privaten Bereich?

....

....

....

Welche konkreten selbstfürsorglichen Strategien bestehen bereits im beruflichen Bereich?

....

....

....

Welche konkreten selbstfürsorglichen Strategien bestehen bereits im sozialen, also interpersonellen Bereich?

....

....

....

Welche der genannten Strategien sind für Sie besonders wichtig?

....

....

....

Meine Selbstfürsorge

Warum erachten Sie diese Strategien als besonders wichtig?

....

....

....

Unter welchen Umständen gelingt es Ihnen besonders gut, Ihre selbstfürsorglichen Strategien im Alltag anzuwenden?

....

....

....

Wie wirkt sich die Anwendung dieser selbstfürsorglichen Strategien auf Ihr Erleben, Ihr Verhalten und Ihren Alltag aus?

....

....

....

Gibt es weitere Selbstfürsorgestrategien, die Ihnen bekannt sind, die Sie aber nicht anwenden?

....

....

....

Was hindert Sie daran, diese Strategien anzuwenden?

....

....

....

Meine Selbstfürsorge

In welchem Lebensbereich / in welchen Lebensbereichen sehen Sie noch mehr Bedarf an selbstfürsorglichen Strategien?

....

....

....

Wie erklären Sie sich selbst den Mangel an Strategien in diesen Bereichen?

....

....

....

Welche selbstfürsorglichen Strategien möchten Sie in der kommenden Zeit verstärkt anwenden bzw. ausprobieren? In welchen Bereichen möchten Sie diese etablieren?

....

....

....

Welche Wirkung erhoffen Sie sich hiervon?

....

....

....

Protokoll Selbstfürsorge

Notieren Sie hier die Anwendung selbstfürsorglicher Strategien in verschiedenen Lebensbereichen und deren Effekt über einen Beobachtungszeitraum von einer Woche.

Welche bereits bestehende Selbstfürsorgestrategie im beruflichen Bereich haben Sie in der vergangenen Woche wie oft angewandt? Wie würden Sie den Effekt dieser Strategie auf sich und Ihren (Berufs-) Alltag beschreiben?

....

....

....

Welche bereits bestehende Selbstfürsorgestrategie im privaten Bereich haben Sie in der vergangenen Woche wie oft angewandt? Wie würden Sie den Effekt dieser Strategie auf sich und Ihren (Berufs-) Alltag beschreiben?

....

....

....

Welche bereits bestehende Selbstfürsorgestrategie im sozialen Bereich haben Sie in der vergangenen Woche wie oft angewandt? Wie würden Sie den Effekt dieser Strategie auf sich und Ihren (Berufs-) Alltag beschreiben?

....

....

....

Haben Sie in der vergangenen Woche eine neue Selbstfürsorgestrategie im beruflichen Bereich angewandt? Wenn ja, welche und wie würden Sie den Effekt dieser Strategie auf sich und Ihren (Berufs-) Alltag beschreiben?

....

....

....

Protokoll Selbstfürsorge

Haben Sie in der vergangenen Woche eine neue Selbstfürsorgestrategie im privaten Bereich angewandt? Wenn ja, welche und wie würden Sie den Effekt dieser Strategie auf sich und Ihren (Berufs-)Alltag beschreiben?

....

....

....

Haben Sie in der vergangenen Woche eine neue Selbstfürsorgestrategie im sozialen Bereich angewandt? Wenn ja, welche und wie würden Sie den Effekt dieser Strategie auf sich und Ihren (Berufs-)Alltag beschreiben?

....

....

....

Literatur

American Psychiatric Association. (2018). Diagnostisches und Statistisches Manual Psychischer Störungen DSM-5®: Deutsche Ausgabe herausgegeben von P. Falkai und H.-U. Wittchen, mitherausgegeben von M. Döpfner, W. Gaebel, W. Maier, W. Rief, H. Saß und M. Zaudig. Göttingen: Hogrefe.

Asarnow, J.R., Porta, G., Spirito, A., Emslie, G., Clarke, G., Wagner, K.D., … Brent, D.A. (2011). Suicide attempts and nonsuicidal self-injury in the treatment of resistant depression in adolescents: findings from the TORDIA study. Journal of the American Academy of Child and Adolescent Psychiatry, 50 (8), 772–781.

Auer, A.K. v. & Bohus, M. (Hrsg.). (2018). Interaktives Skillstraining für Jugendliche mit Problemen der Gefühlsregulation (DBT-A): Das Therapeutenmanual. Stuttgart: Klett-Cotta.

Barlow, D.H., Ellard, K.K., Farchione, T.J., Sauer-Zavala, S., Latin, H.M., Bullis, J.R., … & Cassiello-Robbins, C. (2019). Transdiagnostische Behandlung emotionaler Störungen. Göttingen: Hogrefe.

Barnow, S., Reinelt, E. & Sauer, C. (2016). Emotionsregulation. Heidelberg: Springer.

Beck, A.T. (1963). Thinking and depression: I. Idiosyncratic content and cognitive distortions. Archives of general psychiatry, 9 (4), 324–333.

Beck, J.S. (1979). Cognitive Behaviour Therapy. Basics and Beyond (2nd ed.: 2011). New York: Guilford.

Bentley, K.H., Nock, M.K. & Barlow, D.H. (2014). The Four-Function Model of Nonsuicidal Self-Injury: Key Directions for Future Research. Clinical Psychological Science, 2 (5), 638–656.

Bohus, M. & Schmahl, C. (2006). Borderline-Persönlichkeitsstörung – Diagnostik, Epidemiologie, Verlauf, Prognose und Psychopathologie. In A. Remmel, O.F. Kernberg, W. Vollmoeller et al. (Hrsg.), Handbuch Körper und Persönlichkeit. Entwicklungspsychologie, Neurobiologie und Therapie von Persönlichkeitsstörungen (S. 102–108). Stuttgart: Schattauer.

Bohus, M. & Wolf-Arehult, M. (2009). Interaktives Skills-Training für Borderline-Patienten. Manual. Stuttgart: Schattauer.

Brausch, A.M. & Woods, S.E. (2019). Emotion regulation deficits and nonsuicidal self-injury prospectively predict suicide ideation in adolescents. Suicide and Life-Threatening Behavior, 49 (3), 868–880.

Brüderl, L., Rießen, I. & Zens, C. (2021). Therapie-Tools Selbsterfahrung (2. Aufl.). Weinheim: Beltz.

Brunner, R., Kaess, M., Parzer, P., Fischer, G., Carli, V., Hoven, C. W., … & Wasserman, D. (2014). Life-time prevalence and psychosocial correlates of adolescent direct self-injurious behavior: A comparative study of findings in 11 European countries. Journal of Child Psychology and Psychiatry, 55 (4), 337–348.

Buerger, A., Fischer-Waldschmidt, G., Hammerle, F., Auer, K.V., Parzer, P. & Kaess, M. (2019). Differential change of borderline personality disorder traits during dialectical behavior therapy for adolescents. Journal of Personality Disorders, 33 (1), 119–134.

Burns, D.D. (1980). Feeling good. The new mood therapy. New York: Signet.

Chawla, N. & Ostafin, B. (2007). Experiential avoidance as a functional dimensional approach to psychopathology: An empirical review. Journal of Clinical Psychology, 63 (9), 871–890.

Chowanec, G.D., Josephson, A.M., Coleman, C. & Davis, H. (1991). Self-harming behavior in incarcerated male delinquent adolescents. Journal of the American Academy of Child & Adolescent Psychiatry, 30 (2), 202–207.

Cloutier, P.F. & Humphreys, L. (2009). Measurement of nonsuicidal self-injury in adolescents. In M.K. Nixon & N.L. Heath (Eds.), Self-injury in youth: The essential guide to assessment and intervention (pp. 115–142). New York: Taylor & Francis.

Cloutier, P.F. & Nixon, M.K. (2003). The Ottawa self-injury inventory: A preliminary evaluation. Abstracts to the 12th International Congress European Society for Child and Adolescent Psychiatry. European Child & Adolescent Psychiatry, 12 (1), 1–94.

Coleman, S.E., Dunlop, B.J., Hartley, S. & Taylor, P.J. (2022). The relationship between rumination and NSSI: A systematic review and meta-analysis. British Journal of Clinical Psychology, 61 (2), 405–443.

Craven, L.A. (2016). Mental health clinicians' perceptions of self-injuring clients. Loisville, KY: Spalding University.

Deutsche Gesellschaft für Kinder- und Jugendpsychiatrie, Psychosomatik und Psychotherapie (DGKJP). S2k-Leitlinie 028/029: Nicht-Suizidales Selbstverletzendes Verhalten (NSSV) im Kindes- und Jugendalter. Stand: 02/2015. https://register.awmf.org/de/leitlinien/detail/028-031

Doyle, L., Treacy, M.P. & Sheridan, A. (2015). Self-harm in young people: Prevalence, associated factors, and help-seeking in school-going adolescents. International Journal of Mental Health Nursing, 24 (6), 485–494.

Ebner-Priemer, U.W., Houben, M., Santangelo, P., Kleindienst, N., Tuerlinckx, F., Oravecz, Z., … & Kuppens, P. (2015). Unraveling affective dysregulation in borderline personality disorder: a theoretical model and empirical evidence. Journal of Abnormal Psychology, 124 (1), 186–198.

Eismann, G. & Lammers, C.H. (2017). Therapie-Tools Emotionsregulation. Weinheim: Beltz.

Ellis, A. (1962). Reason and emotion in psychotherapy. New York, NY: Lyle Stuart.

Ellis, A. (2008). Grundlagen und Methoden der Rational-emotiven Verhaltenstherapie (Vol. 26). Stuttgart: Klett-Cotta.
Epiktet (125/1995). Handbüchlein der Moral (Encheiridion), von Arrian angefertigter Auszug aus den Lehrgesprächen Epiktets. Zürich: Diogenes.
Fassbinder, E., Klein, J.P., Sipos, V. & Schweiger, U. (2015). Therapie-Tools Depression. Weinheim: Beltz.
Fegert, J.M., Libal, G. & Plener, P.L. (2005). Das Modifizierte Ottwa / Ulm Selbstverletzungs-Inventar (MOUSI) II. Unveröffentlichtes Manuskript: Universität Ulm.
Fischer, G., Ameis, N., Parzer, P., Plener, P.L., Groschwitz, R., Vonderlin, E., … & Kaess, M. (2014). The German version of the self-injurious thoughts and behaviors interview (SITBI-G): a tool to assess non-suicidal self-injury and suicidal behavior disorder. BMC Psychiatry, 14, 1–8.
Fleischhaker, C., Sixt, B. & Schulz, E. (2011). DBT-A: Dialektisch-behaviorale Therapie für Jugendliche: Ein Therapiemanual mit Arbeitsbuch auf CD. Heidelberg: Springer.
Fliege, H., Kocalevent, R.D., Walter, O.B., Beck, S., Gratz, K.L., Gutierrez, P.M. & Klapp, B.F. (2006). Three assessment tools for deliberate self-harm and suicide behavior: evaluation and psychopathological correlates. Journal of Psychosomatic Research, 61 (1), 113–121.
Fox, K.R., Hooley, J.M., Smith, D.M., Ribeiro, J.D., Huang, X., Nock, M.K. & Franklin, J.C. (2018). Self-injurious thoughts and behaviors may be more common and severe among people identifying as a sexual minority. Behavior Therapy, 49 (5), 768–780.
Franzke, I., Wabnitz, P. & Catani, C. (2015). Dissociation as a mediator of the relationship between childhood trauma and nonsuicidal self-injury in females: A path analytic approach. Journal of Trauma & Dissociation, 16 (3), 286–302.
Gandhi, A., Luyckx, K., Baetens, I., Kiekens, G., Sleuwaegen, E., Berens, A., … & Claes, L. (2018). Age of onset of non-suicidal self-injury in Dutch-speaking adolescents and emerging adults: An event history analysis of pooled data. Comprehensive Psychiatry, 80, 170–178.
Glassman, L.H., Weierich, M.R., Hooley, J.M., Deliberto, T.L. & Nock, M.K. (2007). Child maltreatment, non-suicidal self-injury, and the mediating role of self-criticism. Behaviour Research and Therapy, 45 (10), 2483–2490.
Glenn, C.R. & Klonsky, E.D. (2011). One-year test-retest reliability of the Inventory of Statements about Self-Injury (ISAS). Assessment, 18 (3), 375–378.
Gratz, K.L. (2001). Measurement of deliberate self-harm: Preliminary data on the Deliberate Self-Harm Inventory. Journal of Psychopathology and Behavioral Assessment, 23, 253–263.
Gratz, K.L. & Roemer, L. (2004). Multidimensional assessment of emotion regulation and dysregulation: Development, factor structure, and initial validation of the difficulties in emotion regulation scale. Journal of Psychopathology and Behavioral Assessment, 26, 41–54.
Grawe, K. (2000). Psychologische Therapie (2. Aufl.). Göttingen: Hogrefe.
Grol, R., Wensing, M., Eccles, M. & Davis, D. (Eds.). (2013). Improving patient care: the implementation of change in health care. Hoboken, NJ: John Wiley & Sons.
Groschwitz, R.C., Kaess, M., Fischer, G., Ameis, N., Schulze, U.M., Brunner, R., … & Plener, P.L. (2015). The association of non-suicidal self-injury and suicidal behavior according to DSM-5 in adolescent psychiatric inpatients. Psychiatry Research, 228 (3), 454–461.
Gross, J.J. (2014). Emotion regulation: conceptual and empirical foundations. In J.J. Gross (Ed.), Handbook of Emotion Regulation. New York: Guilford.
Gross, J. & Thompson, R. (2006). Emotion regulation – conceptual frameworks. In J. Gross (Ed.), Handbook of Emotion Regulation (pp. 3–27). New York: Guilford Press.
Guérin-Marion, C., Martin, J., Deneault, A.A., Lafontaine, M.F. & Bureau, J.F. (2018). The functions and addictive features of non-suicidal self-injury: A confirmatory factor analysis of the Ottawa self-injury inventory in a university sample. Psychiatry Research, 264, 316–321.
Guertin, T., Lloyd-Richardson, E., Spirito, A., Donaldson, D. & Boergers, J. (2001). Self-mutilative behavior in adolescents who attempt suicide by overdose. Journal of the American Academy of Child & Adolescent Psychiatry, 40 (9), 1062–1069.
Gunderson, J.G. (1984). Borderline personality disorder. Albany, NY: SUNY Press.
Gutierrez, P.M., Osman, A., Barrios, F.X. & Kopper, B.A. (2001). Development and initial validation of the Self-Harm Behavior Questionnaire. Journal of Personality Assessment, 77 (3), 475–490.
Hamza, C.A. & Willoughby, T. (2015). Nonsuicidal self-injury and affect regulation: Recent findings from experimental and ecological momentary assessment studies and future directions. Journal of Clinical Psychology, 71 (6), 561–574.
Harrington, R. (2001). Depression, suicide and deliberate self-harm in adolescence. British Medical Bulletin, 57 (1), 47–60.
Hasking, P. & Boyes, M. (2018). The non-suicidal self-injury expectancy questionnaire: Factor structure and initial validation. Clinical Psychologist, 22 (2), 251–261.
Hayes, S.C., Wilson, K.G., Gifford, E.V., Follette, V.M. & Strosahl, K. (1996). Experiential avoidance and behavioral disorders: A functional dimensional approach to diagnosis and treatment. Journal of Consulting and Clinical Psychology, 64 (6), 1152.
Heath, N.L. & Nixon, M.K. (2009). Assessment of non-suicidal self-injury in youth. In M.K. Nixon & N.L.

Heath (Eds.), Self-Injury in Youth (pp. 143–171). New York: Routledge.
Heath, N.L., Toste, J.R., Sornberger, M.J. & Wagner, C. (2011). Teachers' perceptions of non-suicidal self-injury in the schools. School Mental Health, 3, 35–43.
Herpertz, S., Sass, H. & Favazza, A. (1997). Impulsivity in self-mutilative behavior: Psychometric and biological findings. Journal of Psychiatric Research, 31 (4), 451–465.
In-Albon, T., Niedtfeld, I. & Kaess, M. (2017). NSSI Severity Questionnaire (NSSV-SG). Landau: University of Koblenz-Landau.
Jaeggi, E. (2001). Und wer therapiert die Therapeuten? Stuttgart: Klett-Cotta.
Jaeggi, E. (2019). Und wer therapiert die Therapeutinnen heute? Selbstfürsorge in einem heilenden Beruf. G. Corman-Berger im Gespräch mit Eva Jaeggi. Psychotherapeutenjournal, 18 (4), 388–392.
Jenkins, A.L., Connor, B.T. & Alloy, L.B. (2011). The Form and Function of Self-Injury Scale (FAFSI): Development and psychometric evaluation. Poster presented at the annual meeting of the American Psychological Association, Washington, DC.
Kaess, M. & Edinger, A. (2019). Selbstverletzendes Verhalten (2. Aufl.). Weinheim: Beltz.
Kaess, M., Edinger, A., Fischer-Waldschmidt, G., Parzer, P., Brunner, R. & Resch, F. (2019). Effectiveness of a brief psychotherapeutic intervention compared with treatment as usual for adolescent nonsuicidal self-injury: a single-centre, randomised controlled trial. European Child & Adolescent Psychiatry, 29, 881–891.
Kanfer, F.H. & Saslow, G. (1965). Behavioral analysis: An alternative to diagnostic classification. Archives of General Psychiatry, 12 (6), 529–538.
Kleespies, P.M., Van Orden, K.A., Bongar, B., Bridgeman, D., Bufka, L.F., Galper, D.I., … & Yufit, R.I. (2011). Psychologist suicide: Incidence, impact, and suggestions for prevention, intervention, and postvention. Professional Psychology: Research and Practice, 42 (3), 244.
Klonsky, E.D. (2007). The functions of deliberate self-injury: A review of the evidence. Clinical Psychology Review, 27 (2), 226–239.
Klonsky, E.D. & Muehlenkamp, J.J. (2007). Self-injury: A research review for the practitioner. Journal of Clinical Psychology, 63 (11), 1045–1056.
Klonsky, E.D., Oltmanns, T.F. & Turkheimer, E. (2003). Deliberate self-harm in a nonclinical population: Prevalence and psychological correlates. American Journal of Psychiatry, 160 (8), 1501–1508.
Knorr, A.C., Jenkins, A.L. & Conner, B.T. (2013). The role of sensation seeking in non-suicidal self-injury. Cognitive Therapy and Research, 37, 1276–1284.
Koenig, J., Brunner, R., Fischer-Waldschmidt, G., Parzer, P., Plener, P.L., Park, J., … Kaess, M. (2017). Prospective risk for suicidal thoughts and behaviour in adolescents with onset, maintenance or cessation of direct self-injurious behaviour. European Child & Adolescent Psychiatry, 26 (3), 345–354.
Koenig, J., Klier, J., Parzer, P., Santangelo, P., Resch, F., Ebner-Priemer, U. & Kaess, M. (2021). High-frequency ecological momentary assessment of emotional and interpersonal states preceding and following self-injury in female adolescents. European Child & Adolescent Psychiatry, 30, 1299–1308.
Laye-Gindhu, A. & Schonert-Reichl, K.A. (2005). Non-suicidal self-harm among community adolescents: Understanding the »whats« and »whys« of self-harm. Journal of Youth and Adolescence, 34, 447–457.
Lim, K.S., Wong, C.H., McIntyre, R.S., Wang, J., Zhang, Z., Tran, B.X., … & Ho, R.C. (2019). Global lifetime and 12-month prevalence of suicidal behavior, deliberate self-harm and non-suicidal self-injury in children and adolescents between 1989 and 2018: a meta-analysis. International journal of environmental research and public health, 16 (22), 4581.
Linehan, M.M. (1993). Skills training manual for treating borderline personality disorder. New York: Guilford Press.
Linehan, M.M. (1994). Dialektische Verhaltenstherapie bei Borderline-Persönlichkeitsstörungen. In M. Zielke & J. Sturm (Hrsg.), Handbuch stationärer Verhaltenstherapie (S. 796–804). Weinheim: Beltz.
Linehan, M.M., Comtois, K.A., Brown, M.Z., Heard, H.L. & Wagner, A. (2006). Suicide Attempt Self-Injury Interview (SASII): development, reliability, and validity of a scale to assess suicide attempts and intentional self-injury. Psychological Assessment, 18 (3), 303.
Linehan, M.M., Comtois, K.A., Murray, A.M., Brown, M.Z., Gallop, R.J., Heard, H.L., … & Lindenboim, N. (2006). Two-year randomized controlled trial and follow-up of dialectical behavior therapy vs therapy by experts for suicidal behaviors and borderline personality disorder. Archives of General Psychiatry, 63 (7), 757–766.
Lloyd, E., Kelley, M.L. & Hope, T. (1997). Self-mutilation in a community sample of adolescents: descriptive characteristics and porvisional prevalence rates. New Orleans: Annual meeting of the Society for Behavioral Medicine.
Lloyd-Richardson, E.E., Perrine, N., Dierker, L. & Kelley, M. L. (2007). Characteristics and functions of non-suicidal self-injury in a community sample of adolescents. Psychological Medicine, 37 (8), 1183–1192.
Lundh, L.-G., Karim, J. & Quilisch, E.V.A. (2007). Deliberate self-harm in 15-year- old adolescents: A pilot study with a modified version of the Deliberate Self-Harm Inventory. Scandinavian Journal of Psychology, 48 (1), 33–41.
Lustig, S., Koenig, J., Resch, F. & Kaess, M. (2021). Help-seeking duration in adolescents with suicidal behavior and non-suicidal self-injury. Journal of Psychiatric Research, 140, 60–67.

Mahtani, S., Melvin, G.A. & Hasking, P. (2018). Shame proneness, shame coping, and functions of nonsuicidal self-injury (NSSI) among emerging adults: A developmental analysis. Emerging Adulthood, 6 (3), 159–171.

Martin, J., Cloutier, P.F., Levesque, C., Bureau, J.F., Lafontaine, M.F. & Nixon, M.K. (2013). Psychometric properties of the functions and addictive features scales of the Ottawa Self-Injury Inventory: a preliminary investigation using a university sample. Psychological Assessment, 25 (3), 1013.

McCauley, E., Berk, M.S., Asarnow, J.R., Adrian, M., Cohen, J., Korslund, K., … & Linehan, M.M. (2018). Efficacy of dialectical behavior therapy for adolescents at high risk for suicide: a randomized clinical trial. JAMA Psychiatry, 75 (8), 777–785.

McMain, S.F., Guimond, T., Streiner, D.L., Cardish, R.J. & Links, P.S. (2012). Dialectical behavior therapy compared with general psychiatric management for borderline personality disorder: clinical outcomes and functioning over a 2-year follow-up. American Journal of Psychiatry, 169 (6), 650–661.

Mehlum, L., Ramberg, M., Tørmoen, A.J., Haga, E., Diep, L.M., Stanley, B.H., … Grøholt, B. (2016). Dialectical Behavior Therapy Compared With Enhanced Usual Care for Adolescents With Repeated Suicidal and Self-Harming Behavior: Outcomes Over a One-Year Follow-Up. Journal of the American Academy of Child & Adolescent Psychiatry, 55 (4), 295–300.

Mehlum, L., Tørmoen, A.J., Ramberg, M., Haga, E., Diep, L.M., Laberg, S., … Grøholt, B. (2014). Dialectical Behavior Therapy for Adolescents With Repeated Suicidal and Self-harming Behavior: A Randomized Trial. Journal of the American Academy of Child & Adolescent Psychiatry, 53 (10), 1082–1091.

Moran, P., Coffey, C., Romaniuk, H., Olsson, C., Borschmann, R., Carlin, J.B. & Patton, G.C. (2012). The natural history of self-harm from adolescence to young adulthood: a population-based cohort study. The Lancet, 379 (9812), 236–243.

Nixon, M.K., Levesque, C., Preyde, M., Vanderkooy, J. & Cloutier, P.F. (2015). The Ottawa Self-Injury Inventory: Evaluation of an assessment measure of nonsuicidal self-injury in an inpatient sample of adolescents. Child and Adolescent Psychiatry and Mental Health, 9, 1–7.

Nock, M.K. (2009). Why Do People Hurt Themselves? New Insights Into the Nature and Functions of Self-Injury. Current Directions in Psychological Science, 18 (2), 78–83.

Nock, M.K. & Prinstein, M.J. (2004). A functional approach to the assessment of self-mutilative behavior. Journal of Consulting and Clinical Psychology, 72 (5), 885–890.

Nock, M.K., Holmberg, E.B., Photos, V.I. & Michel, B.D. (2007). Self-Injurious Thoughts and Behaviors Interview: development, reliability, and validity in an adolescent sample. Psychological Assessment, 19, 309–317.

Nock, M.K., Prinstein, M.J. & Sterba, S.K. (2009). Revealing the form and function of self-injurious thoughts and behaviors: A real-time ecological assessment study among adolescents and young adults. Journal of Abnormal Psychology, 118 (4), 816–827.

O'Connell, B. & Dowling, M. (2014). Dialectical behaviour therapy (DBT) in the treatment of borderline personality disorder. Journal of Psychiatric and Mental Health Nursing, 21 (6), 518–525.

Ose, S.O., Tveit, T. & Mehlum, L. (2021). Non-suicidal self-injury (NSSI) in adult psychiatric outpatients – A nationwide study. Journal of Psychiatric Research, 133, 1–9.

Ougrin, D., Tranah, T., Stahl, D., Moran, P. & Asarnow, J.R. (2015). Therapeutic interventions for suicide attempts and self-harm in adolescents: systematic review and meta-analysis. Journal of the American Academy of Child & Adolescent Psychiatry, 54 (2), 97–107.

Petermann, F. & Nitkowski, D. (2016). Selbstverletzendes Verhalten: Erscheinungsformen, Ursachen und Interventionsmöglichkeiten (Vol. 9). Göttingen: Hogrefe.

Plener, P.L., Fegert, J.M., Kaess, M., Kapusta, N.D., Brunner, R., Groschwitz, R.C., … & Becker, K. (2016). Nicht-suizidales selbstverletzendes Verhalten (NSSV) im Jugendalter: Klinische Leitlinie zur Diagnostik und Therapie. Zeitschrift für Kinder- und Jugendpsychiatrie und Psychotherapie, 45 (6), 463–474.

Plener, P.L., Fischer, C.J., In-Albon, T., Rollett, B., Nixon, M.K., Groschwitz, R.C. & Schmid, M. (2013). Adolescent non-suicidal self-injury (NSSI) in German-speaking countries: comparing prevalence rates from three community samples. Social Psychiatry and Psychiatric Epidemiology, 48, 1439–1445.

Podvoll, E.M. (1969). Self-mutilation within a hospital setting: a study of identity and social compliance. British Journal of Medical Psychology, 42 (3), 213–221.

Pumpa, M. & Martin, G. (2015). The impact of attitudes as a mediator between sense of autonomy and help-seeking intentions for self-injury. Child and Adolescent Psychiatry and Mental Health, 9, 1–9.

Rathus, J.H. & Miller, A.L. (2002). Dialectical behavior therapy adapted for suicidal adolescents. Suicide and Life-Threatening Behavior, 32 (2), 146–157.

Reddemann, L. (2009). Selbstfürsorge. In O.F. Kernberg, B. Dulz & J. Eckert (Hrsg.), WIR: Psychotherapeuten über sich und ihren »unmöglichen« Beruf (S. 563–568). Stuttgart: Schattauer.

Rehahn-Sommer, S. & Kämmerer, A. (2020). Pflicht zur Selbstfürsorge. Psychische Gesundheit von Psychotherapeuten. Deutsches Ärzteblatt PP, 12, 551–553.

Rizvi, S.L. & Fitzpatrick, S. (2021). Changes in suicide and non-suicidal self-injury ideation and the moderating role of specific emotions over the course of dialectical behavior therapy. Suicide and Life-Threatening Behavior, 51 (3), 429–445.

Robinson, K., Garisch, J.A., Kingi, T., Brocklesby, M., O'Connell, A., Langlands, R.L., … & Wilson, M.S.

(2019). Reciprocal risk: The longitudinal relationship between emotion regulation and non-suicidal self-injury in adolescents. Journal of Abnormal Child Psychology, 47, 325–332.

Rockstroh, F., Edinger, A., Josi, J., Fischer-Waldschmidt, G., Brunner, R., Resch, F. & Kaess, M. (2023). Brief psychotherapeutic intervention compared with treatment as usual for adolescents with nonsuicidal self-injury: outcomes over a 2–4-year follow-up. Psychotherapy and Psychosomatics, 92 (4), 243–254.

Rowe, S.L., French, R.S., Henderson, C., Ougrin, D., Slade, M. & Moran, P. (2014). Help-seeking behaviour and adolescent self-harm: a systematic review. Australian & New Zealand Journal of Psychiatry, 48 (12), 1083–1095.

Sansone, R.A. & Wiederman, M.W. (2015). The self-harm inventory: A meta-analysis of its relationship to the personality diagnostic questionnaire-4 as a measure of borderline personality disorder. International Journal of Psychiatry in Clinical Practice, 19 (4), 290–293.

Sansone, R.A., Wiederman, M.W. & Sansone, L.A. (1998). The self-harm inventory (SHI): Development of a scale for identifying self-destructive behaviors and borderline personality disorder. Journal of Clinical Psychology, 54 (7), 973–983.

Saunders, K.E., Hawton, K., Fortune, S. & Farrell, S. (2012). Attitudes and knowledge of clinical staff regarding people who self-harm: a systematic review. Journal of Affective Disorders, 139 (3), 205–216.

Selby, E.A., Anestis, M.D., Bender, T.W. & Joiner Jr., T.E. (2009). An exploration of the emotional cascade model in borderline personality disorder. Journal of Abnormal Psychology, 118 (2), 375.

Selby, E.A., Anestis, M.D. & Joiner, T.E. (2008). Understanding the relationship between emotional and behavioral dysregulation: Emotional cascades. Behaviour Research and Therapy, 46 (5), 593–611.

Simpson, M.A. (1975). The phenomenology of self-mutilation in a general hospital setting. Los Angeles, CA: Sage Publications.

Simpson, S., Simionato, G., Smout, M., Van Vreeswijk, M.F., Hayes, C., Sougleris, C. & Reid, C. (2019). Burnout amongst clinical and counselling psychologist: The role of early maladaptive schemas and coping modes as vulnerability factors. Clinical Psychology & Psychotherapy, 26 (1), 35–46.

Soloff, P.H., Lis, J.A., Kelly, T., Cornelius, J. & Ulrich, R. (1994). Risk factors for suicidal behavior in borderline personality disorder. The American Journal of Psychiatry, 151 (9), 1316–1323.

Swannell, S.V., Martin, G.E., Page, A., Hasking, P. & St John, N.J. (2014). Prevalence of nonsuicidal self-injury in nonclinical samples: Systematic review, meta-analysis and meta-regression. Suicide and Life-Threatening Behavior, 44 (3), 273–303.

Sweet, M. & Whitlock, J.L. (2009). Information for parents: What you need to know about self-injury. Fact Sheet Series. Cornell Research Program on Self-Injury and Recovery. Cornell University.

Taylor, L.M., Oldershaw, A., Richards, C., Davidson, K., Schmidt, U. & Simic, M. (2011). Development and pilot evaluation of a manualized cognitive-behavioural treatment package for adolescent self-harm. Behavioural and Cognitive Psychotherapy, 39 (5), 619–625.

Taylor, L., Simic, M. & Schmidt, U. (2015). Cutting down: A CBT workbook for treating young people who self-harm. Milton Park, UK: Routledge.

Teismann, T. & Dorrmann, W. (2013). Suizidalität. Psychotherapeut, 58 (3), 297–311.

Vega, D., Torrubia, R., Soto, À., Ribas, J., Soler, J., Pascual, J. C., … & Marco-Pallarés, J. (2017). Exploring the relationship between non suicidal self-injury and borderline personality traits in young adults. Psychiatry Research, 256, 403–411.

Wagner, A.W. & Linehan, M.M. (1994). Relationship between childhood sexual abuse and topography of parasuicide among women with borderline personality disorder. Journal of Personality Disorders, 8 (1), 1–9.

Ystgaard, M., Arensman, E., Hawton, K., Madge, N., van Heeringen, K., Hewitt, A., … & Fekete, S. (2009). Deliberate self-harm in adolescents: comparison between those who receive help following self-harm and those who do not. Journal of Adolescence, 32 (4), 875–891.

Zetterqvist, M., Lundh, L.G., Dahlström, Ö. & Svedin, C.G. (2013). Prevalence and function of non-suicidal self-injury (NSSI) in a community sample of adolescents, using suggested DSM-5 criteria for a potential NSSI disorder. Journal of Abnormal Child Psychology, 41, 759–773.

Kleine Superhelden

»Sich selbst zu lieben ist der Beginn einer lebenslangen Romanze« – sagte bereits Oscar Wilde. Für die gesunde psychische Entwicklung von Kindern und Jugendlichen kann die Bedeutung eines stabilen Selbstwerts nicht hoch genug geschätzt werden. In der Psychotherapie und klinisch-psychologischen Behandlung von Kindern und Jugendlichen nimmt die Arbeit am Selbstwert daher schulenübergreifend und störungsunabhängig eine zentrale Rolle ein.

Das Therapie-Tools-Buch trägt diverse Techniken zusammen, welche einerseits auf die primäre und sekundäre Prävention von Selbstwertproblemen abzielen, andererseits aber auch Ansätze zur Therapie bei bereits bestehenden Beeinträchtigungen des Selbstwerts bieten. Attraktiv gestaltete Materialien für Kinder, Jugendliche und Eltern laden zur Mitarbeit ein.

Aus dem Inhalt

Anamnese und Psychoedukation • Elternberatung und Familienarbeit • Den Selbstwert stärken • Stärkung assoziierter Fähigkeiten • Pubertät, Sexualität, Gender • Schule und Leistung • Soziale Online-Netzwerke • Psychische Störungen • Chronische Erkrankungen • Kinder psychisch kranker Eltern

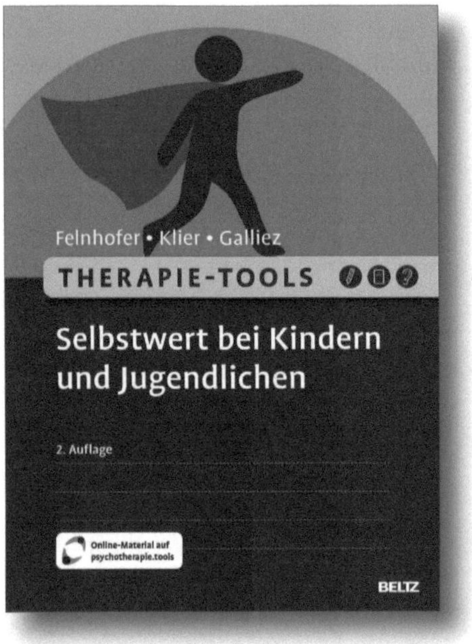

Anna Felnhofer • Claudia Klier •
Stéphanie Galliez
Therapie-Tools Selbstwert bei Kindern und Jugendlichen
Mit Online-Material
2. Auflage 2024. 249 Seiten.
broschiert.
ISBN 978-3-621-29275-7
ISBN 978-3-621-29276-4 (PDF)

www.beltz.de **BELTZ**